LE PETIT LAROUSSE
des Huiles Essentielles

Direction de la publication
Isabelle Jeuge-Meynart & Ghislaine Stora

Direction éditoriale
Catherine Delprat

Édition
Thierry Olivaux

Relecture, corrections et index
Odile Raoul

Conception graphique
Damien Payet

Maquette
J²Graph/Jacqueline Gensollen-Bloch

Dessins
Clémence Daniel

Couverture
Damien Payet

Fabrication
Marie-Laure Vaillé

Photogravure
IGS, L'Isle d'Espagnac

ISBN : 978-2-03-589596-7

MISE EN GARDE : l'auteur et l'éditeur déclinent toute responsabilité concernant l'utilisation qui serait faite des huiles essentielles présentées dans cet ouvrage. Les indications données tiennent compte des données scientifiques les plus sérieuses et des précautions nécessaires quant à l'usage des huiles essentielles. Il est recommandé de lire attentivement ces précautions et en cas de doute de prendre conseil auprès d'un médecin ou d'un pharmacien qualifiés dans la pratique des huiles essentielles.

LE PETIT LAROUSSE
des Huiles Essentielles

LAROUSSE, ÉDITEUR DE QUALITÉ DEPUIS 1852

Thierry Folliard

LAROUSSE
21 rue du Montparnasse 75283 Paris Cedex 06

Sommaire

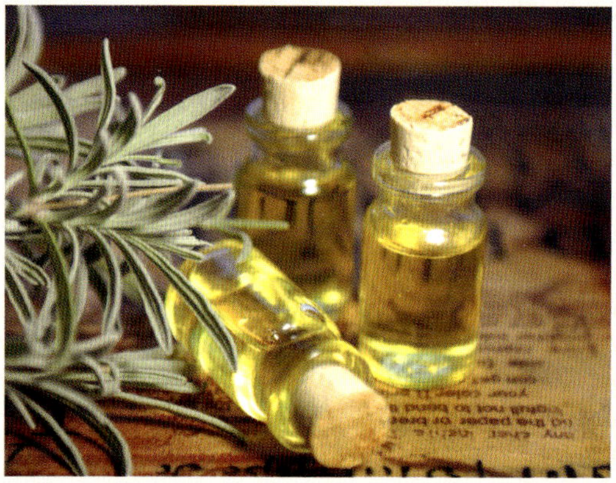

Les huiles essentielles en pratique . . . 35

Les principales huiles essentielles . . . 53

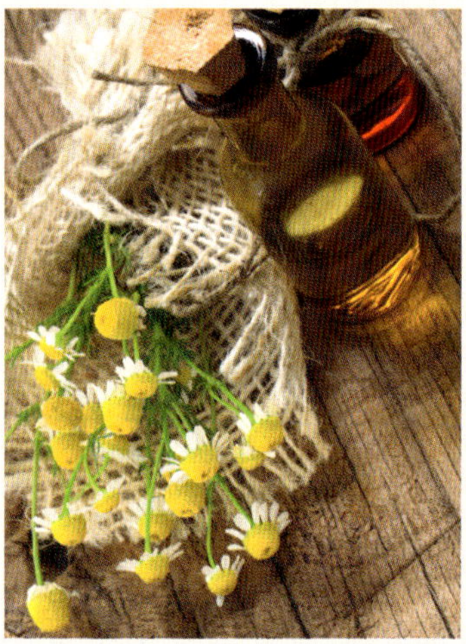

Plus de 100 autres huiles essentielles 158

Se soigner par les huiles essentielles 225

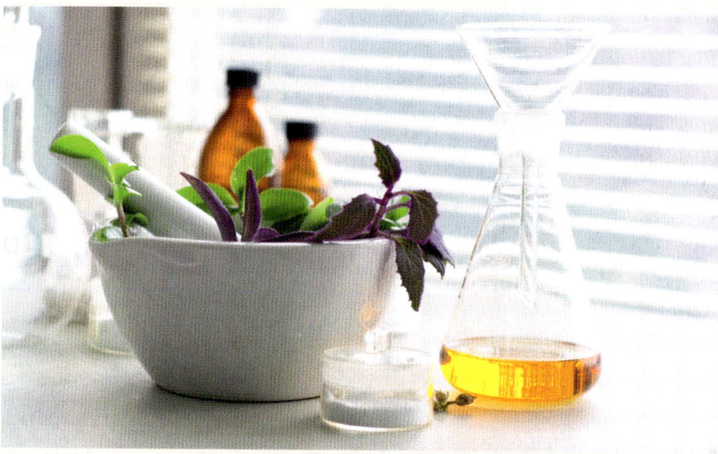

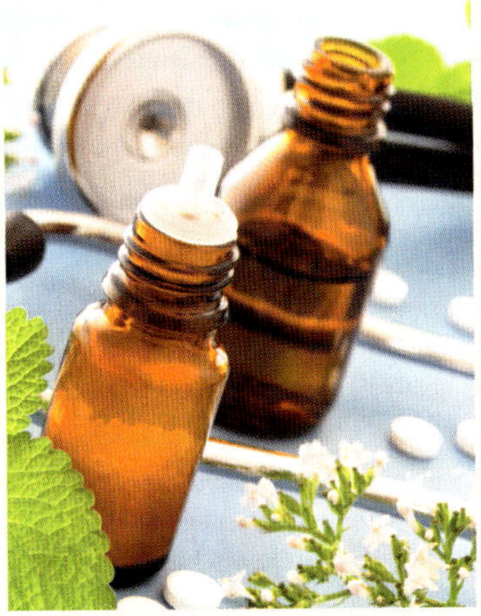

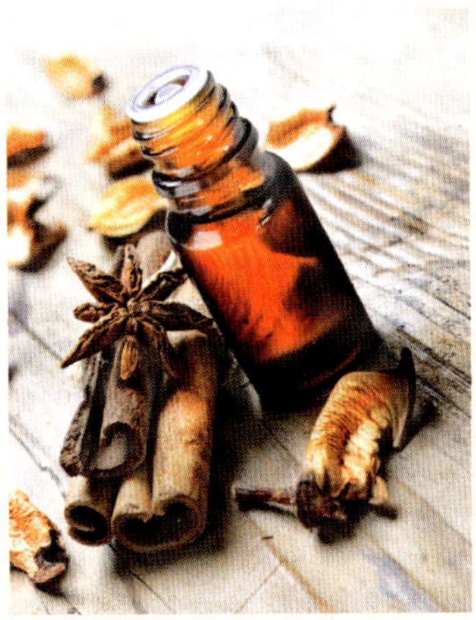

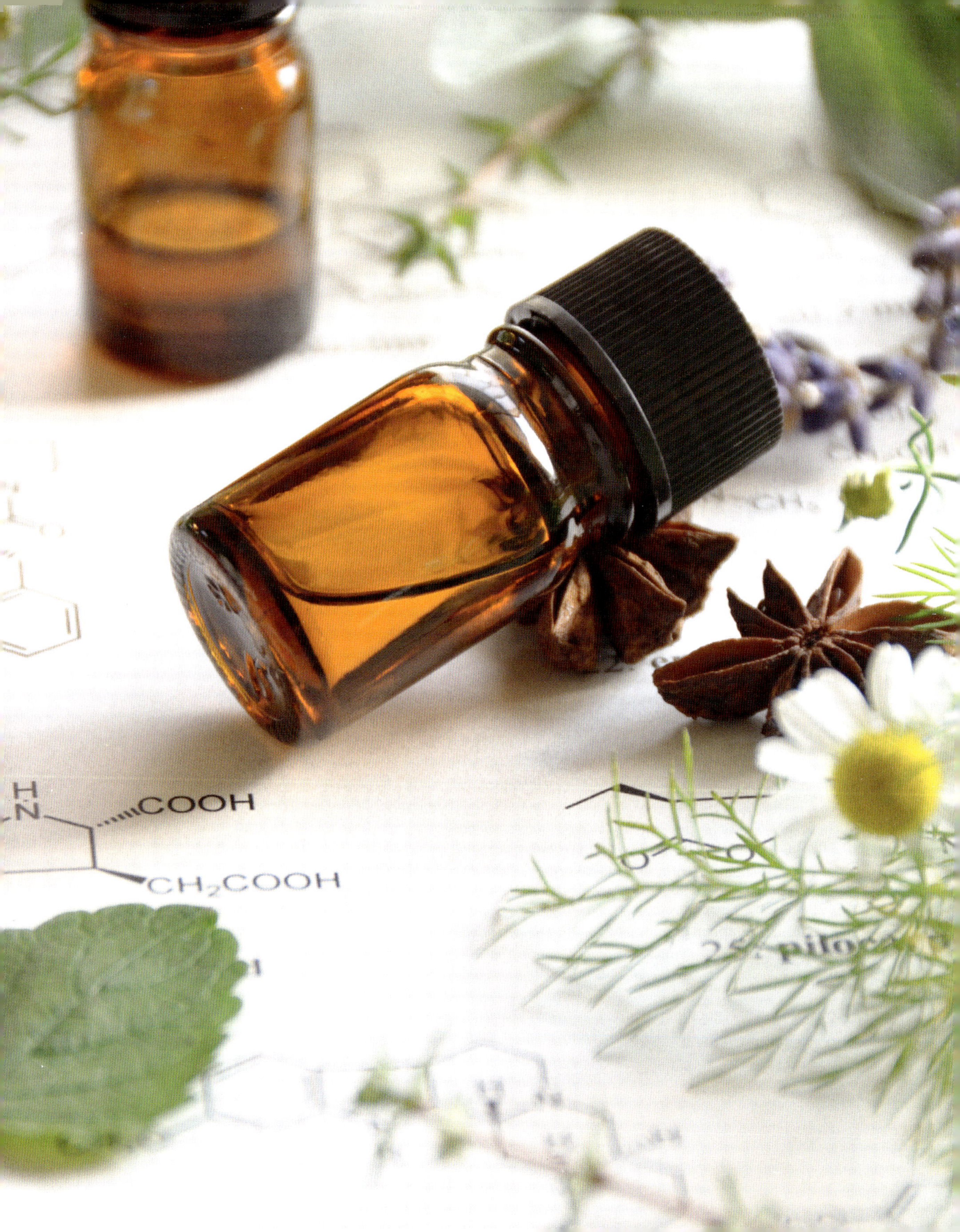
H
N
COOH
CH2COOH

Avant-Propos

Les plantes et les huiles essentielles connaissent indéniablement un engouement grandissant auprès du grand public. On ne compte plus aujourd'hui le nombre d'articles, de reportages, de conférences, d'ouvrages, ayant pour sujet l'herboristerie et les plantes médicinales, l'aromathérapie et les huiles essentielles.

Par définition, l'aromathérapie appartient à « la médecine par les plantes », autrement appelée la phytothérapie. On utilise d'ailleurs souvent le terme de « phyto-aromathérapie ». L'aromathérapie est donc cette branche de la phytothérapie qui consiste à employer les composants chimiques les plus subtils des plantes médicinales, souvent volatils et extrêmement puissants.

Pourquoi un tel engouement ? Il s'explique par l'intérêt croissant de nos concitoyens pour une médecine au plus près de la nature et de l'environnement, au plus près du terrain si cher à Claude Bernard, qui disait : « Le microbe n'est rien, le terrain est tout. » Naturopathie, herboristerie, phytothérapie, aromathérapie, homéopathie, médecine traditionnelle chinoise et acupuncture, yoga, tai chi-chuan et qi gong ont ainsi de plus en plus d'adeptes dans nos sociétés, où les conditions de vie, stress et pollutions en particulier, mettent à mal notre santé.

Dans un contexte de défiance vis-à-vis de la médecine conventionnelle, suite aux scandales liés à certains médicaments dont les effets secondaires ont été sciemment minimisés ou occultés par les fabricants, les médecines non conventionnelles doivent trouver leur place, et prouver leur efficacité ainsi que leur innocuité, par des recherches scientifiques, des essais cliniques, au travers du concept de médecine par la preuve, suivant l'expression anglo-saxonne *Evidence Based Medicine.* Ce qui est aujourd'hui le cas des plantes et des huiles essentielles : des progrès considérables ont été faits pour connaître leurs compositions chimiques et leurs propriétés, même si tout ne s'explique parfois pas avec la seule chimie…

Et l'aromathérapie n'est pas seulement une « médecine de terrain », car la puissance des huiles essentielles – à utiliser en toute connaissance de cause – peut et doit permettre, entre les mains de médecins et praticiens compétents, de stopper une grave infection, un sérieux déséquilibre neurovégétatif (spasmes) ou psychique, une inflammation chronique, que la médecine conventionnelle peut parfois avoir échoué à traiter… En cela, elle n'est pas vraiment une « médecine douce » mais plutôt une médecine puissante qui, bien maîtrisée, doit apporter une guérison totale et définitive au patient avec, autant que possible, le minimum d'effets secondaires.

QU'EST-CE QU'UNE HUILE ESSENTIELLE ?

L'huile essentielle est la fraction odorante volatile extraite des végétaux. Il s'agit d'un concentré des nombreuses molécules synthétisées par les plantes pour se défendre contre les agressions de l'environnement, aussi bien contre les agents physiques (l'ardeur du soleil notamment) que contre les agents biologiques (bactéries, virus, champignons, insectes, vers...). Odeur et volatilité vont souvent de pair. Pour qu'une molécule ait une odeur, il faut en effet qu'elle puisse diffuser faiblement dans l'air. L'aromathérapie exploite les propriétés naturelles des huiles essentielles pour un usage thérapeutique.

La législation relative aux huiles essentielles est relativement souple. À l'exception de celles dont la commercialisation est soumise à prescription médicale du fait de leur neurotoxicité, toutes les autres sont en vente libre, non seulement en pharmacie mais dans toute boutique diététique ; alors que leur emploi demande certaines précautions d'emploi et une bonne connaissance de leurs propriétés de la part des personnes qui les utilisent, comme de la part de celles qui les commercialisent, quand bien même elles auraient un diplôme de pharmacien. Il faut en effet savoir qu'elles ont des effets d'une puissance largement supérieure à celle des plantes dont elles sont issues, employées sous forme de tisanes ou de compléments alimentaires. L'automédication doit toujours être envisagée avec prudence.

Or, paradoxalement, alors que les huiles essentielles sont en vente libre, l'herboristerie est encore interdite en France, et cela depuis le 11 septembre 1941, bien que le renouveau du diplôme soit peut-être d'actualité. Seuls quelques pharmaciens tiennent aujourd'hui les dernières herboristeries encore en activité. Bien que nous soyons passés de 34 plantes libérées du monopole pharmaceutique à 148 depuis le décret 2008-841 du 22 août 2008, il reste encore difficile de se soigner par les plantes. Il est parfois plus aisé de trouver des huiles essentielles dans le commerce que les plantes dont elles sont issues. Peu de gens le savent, mais les teintures-mères (alcoolatures de plantes fraîches) ont par exemple disparu des pharmacies en 2013, suite à une législation européenne (directive 92/73/CEE transposée en droit français avec décret d'application n° 98/52 du 28 janvier 1998) inscrivant arbitrairement les remèdes homéopathiques à partir de la dilution au deucentième (2 CH), « pour des raisons d'innocuité »...

Il y a même des aberrations : une plante comme la berce est inscrite depuis 2012 sur la liste B de la pharmacopée (celle qui regroupe les plantes « dont les effets indésirables potentiels sont supérieurs au bénéfice thérapeutique attendu ») et donc interdite à la vente sous prétexte qu'elle contient des furanocoumarines, qui sont des substances photosensibilisantes. Mais ces substances sont également présentes dans les essences de zestes d'agrumes, comme celle de bergamote par exemple, qui sont pourtant en vente libre.

Cela ne signifie pas qu'une nouvelle législation soit nécessaire pour limiter la commercialisation des huiles essentielles, mais plutôt qu'il faille créer une formation et un diplôme reconnu pour permettre à des personnes compétentes de les conseiller et de les commercialiser sans risque. La profession d'herboriste, complémentaire mais distincte de celle de pharmacien, reprendrait alors toute sa place dans le conseil et la vente de plantes médicinales en l'état (simples) ou en mélanges, en alcoolatures, en gélules… ainsi que dans le conseil et la vente d'huiles essentielles seules ou en mélange. Car pour conseiller et vendre une huile essentielle, il faut la connaître. Et bien connaître une huile essentielle implique, dans les faits, de l'identifier par son nom latin, de préciser la partie utilisée, sa composition chimique, son chémotype si nécessaire, ses propriétés, et surtout ses contre-indications en usage externe comme en usage interne ; l'usage interne étant généralement réservé à la prescription médicale.

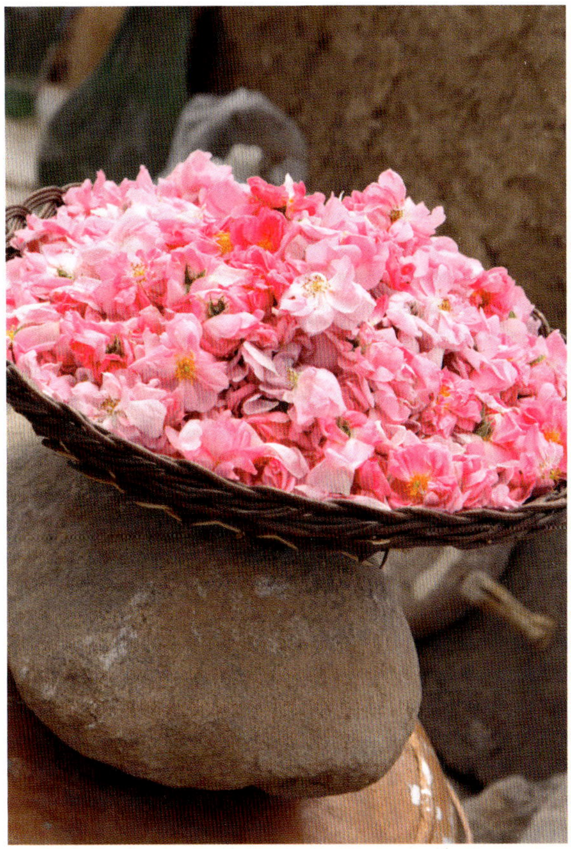

Dans la pratique, nous signalons dans ce livre les huiles essentielles délicates à employer par le symbole suivant : ⚠

Thierry Folliard

Les origines des huiles essentielles

L'usage médicinal des plantes est attesté dès la préhistoire. Et l'utilisation des « essences » de plantes, comme on les appelait à l'origine, est elle-même très ancienne. En revanche, l'aromathérapie, c'est-à-dire l'utilisation médicale des extraits aromatiques de plante, est une discipline récente, dont les fondements remontent au début du XXe siècle.

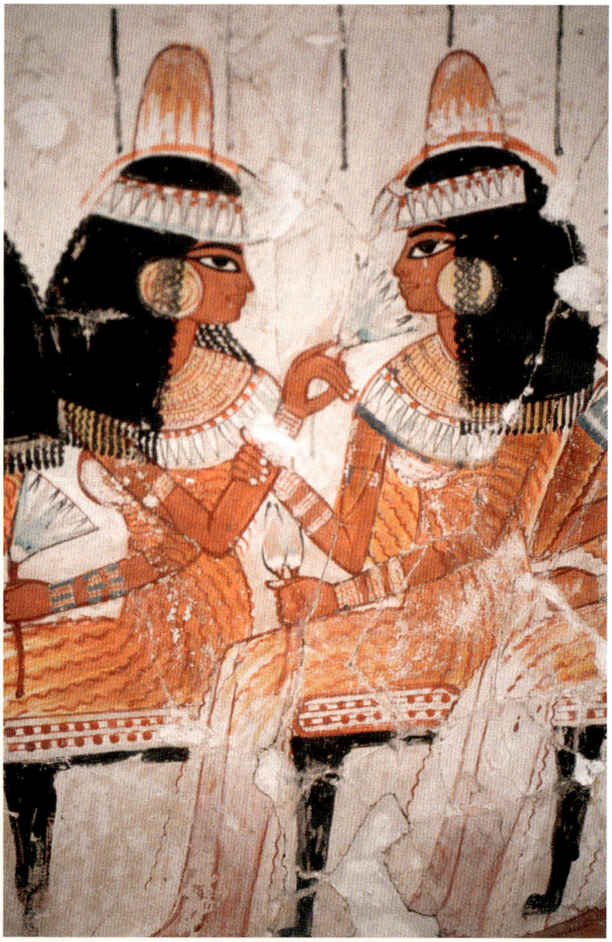

Femmes égyptiennes portant un cône à parfum.

Les plantes médicinales : un usage multimillénaire

L'histoire de la médecine doit beaucoup aux plantes. Même de nos jours, 60 % des médicaments restent issus directement ou indirectement des plantes. Quelle que soit la façon dont ils sont parvenus à le découvrir (instinct, intelligence, observation des animaux, essais et erreurs, ou intuition), les hommes ont, très tôt, appris à se soigner avec les plantes. Les néandertaliens, nos lointains cousins, connaissaient déjà les plantes médicinales. Dans une tombe vieille de 60 000 ans découverte à Shanidar, dans le Kurdistan irakien, un homme de Néandertal a été inhumé au milieu de plantes médicinales – séneçon, achillée millefeuille, éphédra, rose trémière, centaurée. Depuis probablement plus de 20 000 ans, les peuples aborigènes d'Australie utilisent les plantes, au premier rang desquelles l'eucalyptus, pour se soigner.

L'utilisation rationnelle des plantes médicinales est, plus tard, documentée dans les médecines des grandes civilisations de l'Antiquité : Égypte, Chine, Inde, Sumer, Proche- et Moyen-Orient, Grèce, Rome, Amérique centrale… Les textes en caractères cunéiformes inscrits sur des tablettes d'argile au Moyen-Orient, les textes chinois retranscrits au fil des millénaires, les papyrus égyptiens, les textes en langue sanskrite de la médecine ayurvédique, les premiers textes religieux… attestent de cette connaissance très ancienne des plantes médicinales et de leurs usages. Le plus ancien recueil consacré aux plantes médicinales qui soit parvenu jusqu'à nous est un papyrus égyptien datant de 1500 av. J.-C. Il dresse l'inventaire d'une douzaine de plantes médicinales,

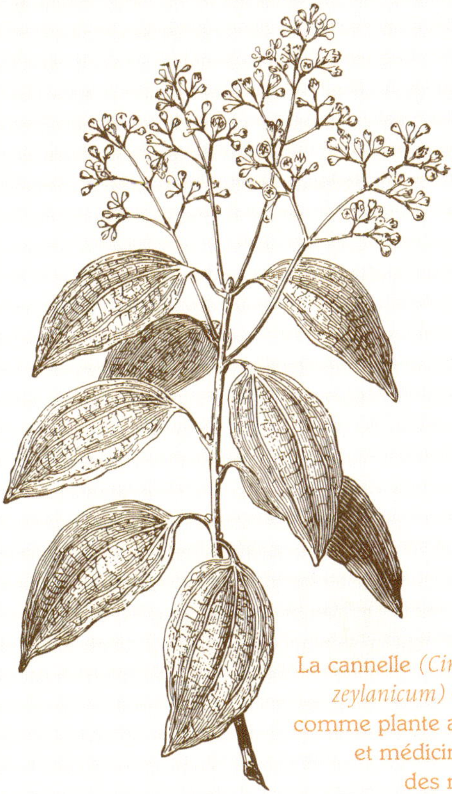

La cannelle *(Cinnamomum zeylanicum)* est connue comme plante aromatique et médicinale depuis des millénaires.

parmi lesquelles le balsamier ou l'ail, avec leurs modes d'utilisation mais aussi les incantations qui devaient être associées à leur usage. En effet, une autre caractéristique de la médecine traditionnelle par les plantes, c'est qu'on attribuait souvent aux plantes médicinales des pouvoirs magiques.

Les plantes aromatiques, celles dont sont extraites aujourd'hui les huiles essentielles, étaient déjà connues et couramment utilisées pour la santé. En particulier, les textes des grandes religions révélées (Torah, Bible, Coran) les citent à maintes reprises : cannelle, origan, encens, myrrhe, opoponax...

Ce sont sans doute les Égyptiens qui, les premiers, parvinrent à extraire les essences des plantes, en essorant au-dessus d'un récipient des tissus remplis d'une plante fraîche, ou peut-être imprégnés de l'essence de la plante évaporée par la chaleur. Vins médicinaux ou macérations huileuses étaient courants, et l'enfleurage d'un parfum dans une matière grasse était une technique parfaitement maîtrisée, et même ritualisée. Bien plus qu'un simple accessoire cosmétique, les parfums (souvent à base de myrrhe et de cannelle) étaient associés aux cultes des dieux. Les femmes de haut rang portaient sur la tête des petits dômes d'onguents parfumés, posés en équilibre sur les perruques. En fondant, ils imprégnaient chevelures et vêtements de leurs essences. De même, il faut chercher le secret de l'embaumement des corps, de ces momies égyptiennes si parfaitement conservées, dans l'usage d'huiles précieuses, à base de cannelle, de myrrhe ou de basilic, dont ils avaient parfaitement saisi les vertus puissamment antiseptiques.

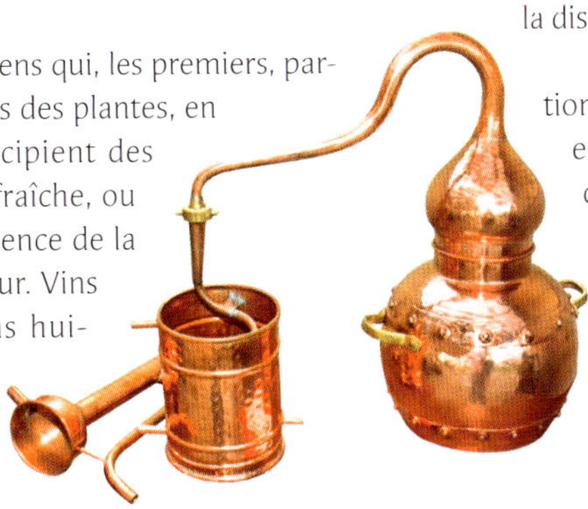

Grecs et Romains attachaient eux aussi beaucoup d'importance au parfum et utilisaient des huiles parfumées et des bains aromatiques. Dioscoride, médecin grec de l'armée de Néron, parle déjà d'extraction par évaporation des résines. Mais c'est avec l'émergence des civilisations perse et arabe qu'apparaît la technique de distillation à la vapeur.

Les origines de l'aromathérapie : la distillation à la vapeur

L'utilisation des « essences » de plantes, comme on les appelait à l'origine, se confond avec la découverte des procédés de distillation. Le principe de la distillation est, à l'évidence, connu depuis des temps très anciens : le plus vieil alambic en terre cuite, datant peut-être de 5000 ans, aurait été découvert à Mohenjo-daro au Pakistan, sur un des principaux sites de la civilisation qui s'établit à l'âge du bronze dans la vallée de l'Indus. On attribue au médecin perse Avicenne, vers l'an 1000, la mise au point du procédé de distillation des plantes à la vapeur permettant d'en extraire les huiles essentielles, grâce à l'utilisation d'un alambic à serpentin. Mais les Arabes avaient déjà, à cette époque, une grande science de la distillation.

Le procédé de distillation à la vapeur, et l'extraction des huiles essentielles qu'il permet, est importé en Europe au cours du XIIIe siècle, au retour des croisades. L'alambic est d'abord utilisé pour l'extraction d'eaux florales et pour la distillation d'alcools. En 1512, le médecin et alchimiste allemand Hyeronymus Braunschweig (v. 1450-v. 1513) décrit un procédé de distillation utilisant un système de refroidissement pour faciliter la condensation et la collecte du distillat. La distinction entre huile essentielle et eau florale n'est faite qu'au XVIe siècle, comme l'atteste notamment l'ouvrage *De distillazione*, du physicien et alchimiste italien Giovanni Battista Della Porta (1535-1615), publié en 1608. La connaissance des huiles essentielles et de leurs composants se poursuit dès lors à partir du XVIIe siècle, et la chimie naissante fait le reste. Certaines huiles essentielles aromatiques sont alors commercialisées par les apothicaires, notamment en Provence, dans la région de Grasse.

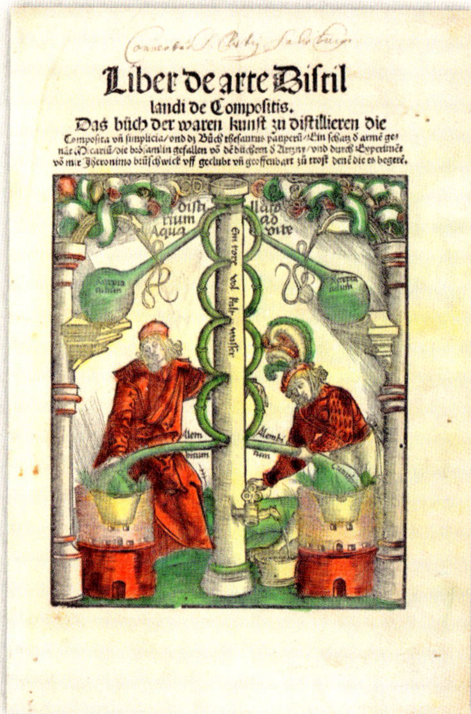

Liber de arte distillandi (1512), de H. Braunschweig, premier livre consacré à la distillation utilisant le principe moderne de condensation par refroidissement.

Vers l'aromathérapie moderne

L'essor de la chimie organique et l'apparition des premiers médicaments de synthèse font ensuite passer les huiles essentielles au second plan. Diverses études, menées à la fin du XIXe siècle et au début du XXe siècle, démontrent pourtant les effets puissamment antiseptiques des huiles essentielles de lavande ou de cannelle. Dès 1881, le médecin allemand Robert Koch (1843-1910), plus connu pour sa découverte de la bactérie responsable de la tuberculose, constate l'effet bactéricide de l'essence de térébenthine extraite du sapin commun. En 1910, un pharmacien britannique, William Harrison Martindale (1874-1933), montre que l'huile essentielle d'origan est beaucoup plus efficace que le phénol (puissant antiseptique et désinfectant), sur le colibacille. On attribue à René-Maurice Gattefossé (1881-1950), un ingénieur chimiste lyonnais qui faisait des recherches en parfumerie, l'origine de l'aromathérapie moderne. En 1910, il est victime d'une explosion dans le laboratoire de l'entreprise familiale. Tous les traitements conventionnels ayant échoué, il plonge ses mains gravement brûlées dans un récipient rempli d'huile essentielle de lavande. Stupéfait par sa rapide cicatrisation, il décide alors d'étudier les propriétés thérapeutiques des huiles essentielles, posant ainsi les bases de l'aromathérapie moderne.

Gattefossé invente le terme « aromathérapie » pour désigner l'utilisation médicale des extraits aromatiques des plantes. Son ouvrage fondateur éponyme, *Aromathérapie*, est publié en 1937. Dans les années 1960, le docteur Jean Valnet (1920-1995) reprend et développe les travaux de Gattefossé. Son ouvrage *Aromathérapie, Traitement des maladies par les essences des plantes* (1964) reste une référence. Dans les années 1970-1990, les disciples de Valnet, comme le Dr Paul Belaiche-Daninos, ainsi que les Dr Christian Duraffourd et Jean-Claude Lapraz, vont poursuivre les recherches. De nos jours, on peut citer quelques figures majeures de l'aromathérapie, tels le Dr Daniel Pénoël, Pierre Franchomme (qui a introduit la notion fondamentale de chémotype), mais aussi Michel Sommerard, Dominique Baudoux... La qualité des recherches et la détermination de ces chercheurs passionnés a permis la reconnaissance d'une nouvelle discipline, en l'occurrence la médecine par les huiles essentielles.

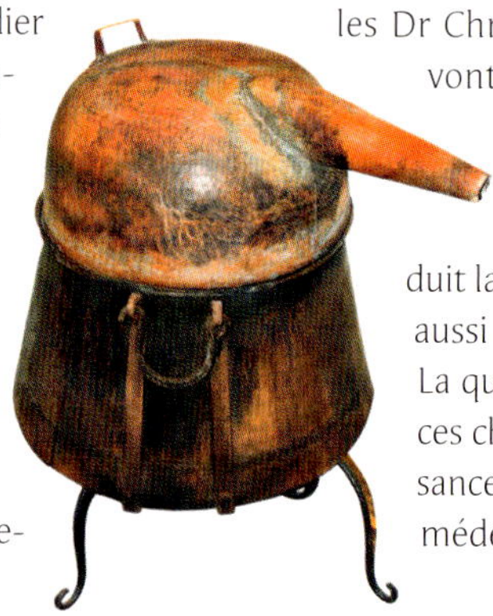

Pour tout savoir sur les huiles essentielles

Les huiles essentielles sont des extraits précieux, à la composition complexe. Comment les extrait-on ? Quelles plantes en renferment-elles ? Quelles sont les vertus des huiles essentielles ? Quels en sont les principes actifs ? Où les produit-on ? Nous vous proposons ici de répondre à toutes ces questions.

Comment extrait-on les huiles essentielles ?

Les huiles essentielles étaient autrefois appelées « essences », terme qui désigne en fait la substance présente dans la plante, et que l'on extrait généralement par hydro-distillation, c'est-à-dire par entraînement à la vapeur. L'huile essentielle contient les composants les plus subtils – souvent volatils – de la plante, parfois plusieurs centaines de molécules différentes. Il existe plusieurs procédés de distillation.

L'extraction à la vapeur

> Très utilisée dans l'industrie de la parfumerie, l'hydro-distillation consiste à distiller, au moyen d'un alambic, un mélange d'eau et de liquide organique formé par les composants très nombreux et variés, solubles dans l'eau ou dans l'huile, que contiennent les cellules de la partie de la plante que l'on distille. Cette distillation s'effectue par entraînement à la vapeur d'eau. En s'élevant, la vapeur d'eau emporte les constituants volatils des produits végétaux bruts. Chargée de l'essence de cette matière première distillée, elle se condense dans le serpentin de l'alambic, et est récupérée dans un vase de décantation, appelé « essencier ».

On recueille alors un mélange de composition définie de deux produits :

• Au-dessus, le surnageant constitue **l'huile essentielle**. Il recèle les composés insolubles dans l'eau de condensation

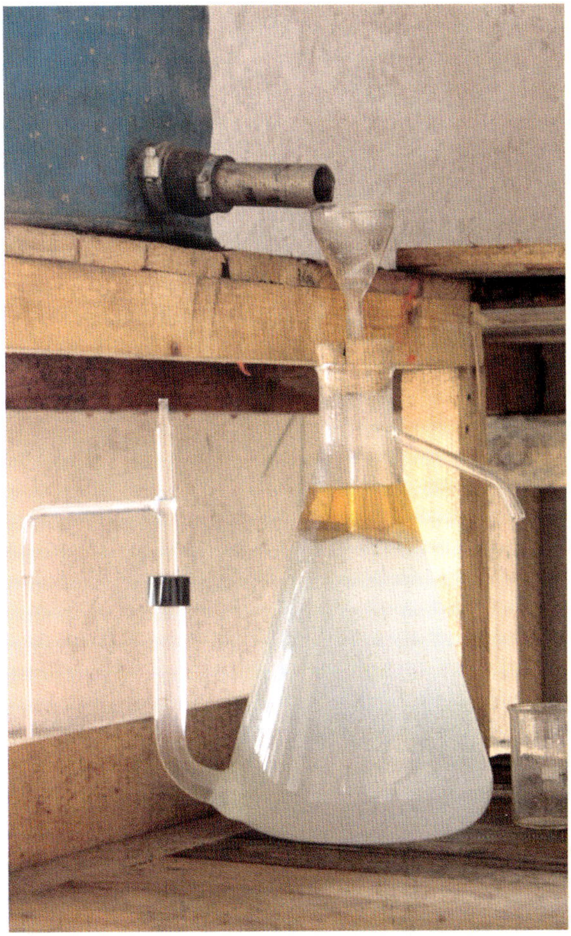

Essencier.

PRINCIPE DE LA DISTILLATION À LA VAPEUR

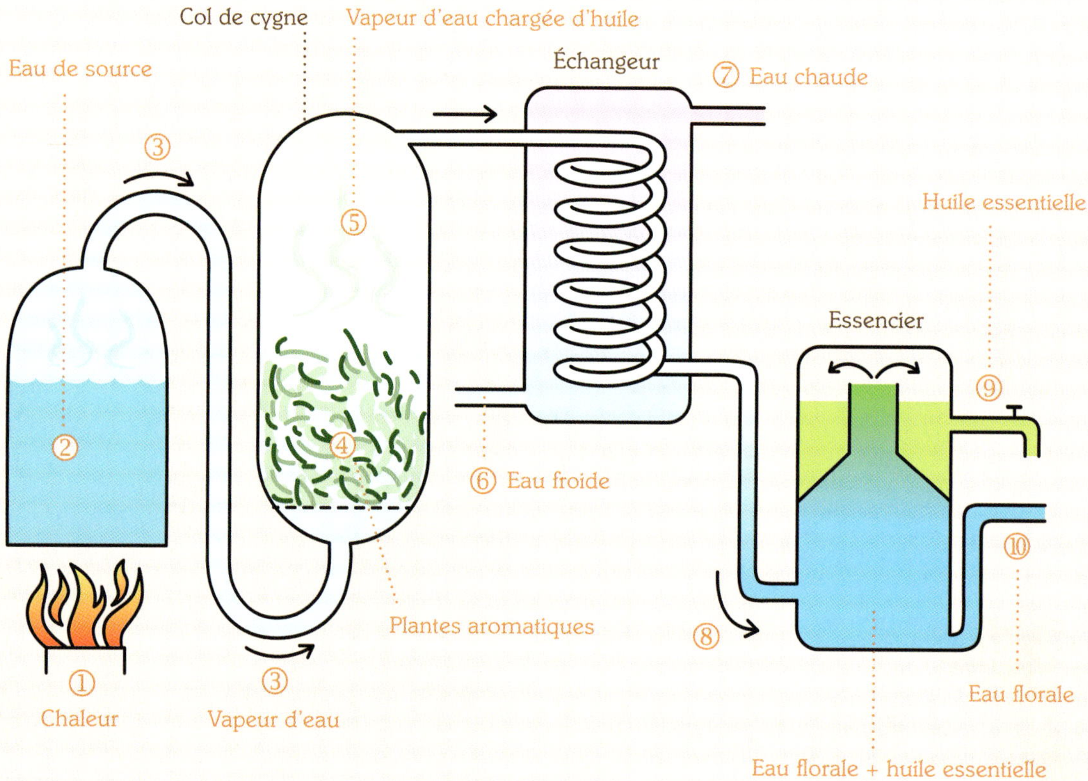

La vapeur d'eau ③ traverse la grille sur laquelle sont déposées les plantes aromatiques ④. Elle emporte les substances aromatiques volatiles ⑤. Cette vapeur chargée d'huile essentielle est refroidie. Elle se condense ⑧ et s'écoule dans l'essencier (appelé aussi vase florentin, ou vase de décantation). L'huile essentielle, plus légère en général car hydrophobe, surnage ⑨. L'eau florale, plus dense ⑩, est recueillie séparément.

Les fractions les plus volatiles apparaissent en premier. Le plus souvent, une demi-heure suffit pour recueillir 95 % des molécules volatiles. Mais l'emploi en aromathérapie impose de prolonger l'opération aussi longtemps que nécessaire afin de récupérer la totalité des composants aromatiques volatils : jusqu'à 20 h pour la distillation de l'ylang yang *(voir p. 33)*.

Le rendement est faible, ce qui explique le prix élevé de certaines huiles essentielles. En distillant 50 kg de plantes fraîches, on obtient 500 g d'huile essentielle avec la lavande, mais seulement 3 g avec la mélisse.

(mais solubles dans l'huile), et moins denses que l'eau (à l'exception notable de l'HE de clou de girofle).

- Au-dessous, on trouve **l'eau de distillation**, appelée aussi « hydrolat » (ou encore « eau florale » lorsque ce sont des fleurs qui ont été distillées). C'est la partie qui contient les composés solubles dans l'eau. L'hydrolat est beaucoup moins concentré en principes odorants actifs que l'huile essentielle.

Le schéma ci-contre décrit le procédé d'extraction des huiles essentielles par la vapeur.

Autres procédés d'extraction

› Outre la distillation à la vapeur, l'extraction se fait aussi par **pressage (ou « expression ») à froid** pour ce qui concerne tous les zestes d'agrumes (citron, orange, pamplemousse, mandarine, bergamote). On parle alors bien « d'essences » plutôt que d'huiles essentielles pour les produits obtenus par ce procédé d'extraction.

› Il existe par ailleurs la technique traditionnelle dite de **l'enfleurage**, plus spécifiquement utilisée en parfumerie, adaptée aux fleurs fragiles dont les parfums ne résistent pas aux températures de chauffage nécessaires pour une distillation classique. Elle consiste en une macération de parties de plantes dans un corps gras (beurre, graisse), ce qui est possible par exemple avec les pétales des fleurs (jasmin, rose). On dissout ensuite cette graisse dans un alcool à 35 °, qui sera distillé sous vide (donc à basse température) pour obtenir ce qui est appelé un « absolu ». Ce procédé est plus long, plus coûteux, et a un rendement beaucoup plus faible que l'hydro-distillation.

› Plus industriel, la **concrète** est obtenue par pulvérisation d'un éther de pétrole, qui est dissous dans de l'alcool. Cette solution alcoolique est ensuite distillée sous vide. Les absolus de fleurs sont aujourd'hui généralement obtenus par cette technique, ou bien par la technique d'extraction dite « au CO_2 supercritique ». Le gaz carbonique, sous une pression de 150 bars pour une température de 34 °C, se trouve dans un état intermédiaire liquide/gazeux, et devient un solvant dans lequel on peut dissoudre les huiles essentielles. C'est une méthode industrielle de très bon rendement, comparée à celle de l'enfleurage, mais qui reste encore coûteuse.

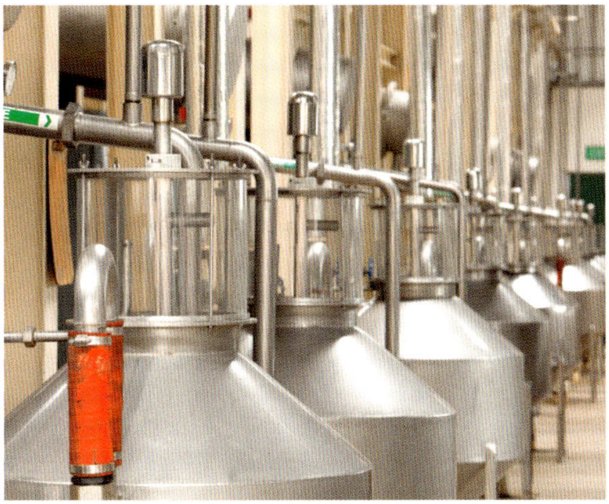

Usine de distillation du tea tree.

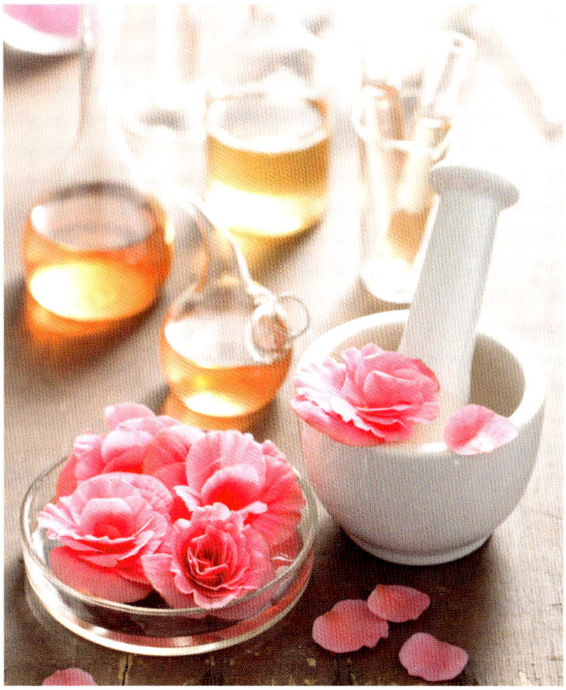

Quelles sont les plantes à huiles essentielles ?

① **Basilic** (*Ocimum basilicum*, famille des Lamiacées) ② **Hélichryse** (*Helichrysum* sp., famille des Astéracées) ③ **Pin sylvestre** (*Pinus sylvestris*, famille des Abiétacées) ④ **Angélique** (*Angelica archangelica*, famille des Apiacées) ⑤ **Bergamote** (*Citrus bergamia, famille des Rutacées*)

>>

Sur les 280 familles que comptent les plantes à fleurs, seules un petit nombre d'entre elles fournissent des huiles essentielles exploitables. Une famille, celle des Lamiacées (thym, lavande...), se taille la part du lion car elle regroupe la plupart des plantes aromatiques et condimentaires de la région méditerranéenne, berceau de l'aromathérapie. La grande majorité des quelque 250 espèces de plantes aromatiques à huiles essentielles exploitées de par le monde appartient à l'une des 10 familles suivantes :

> **ABIÉTACÉES :** ce sont les conifères de la famille du sapin, dont l'huile essentielle est tirée de la résine ou des aiguilles : cèdre de l'Atlas, épinette noire, pin sylvestre, sapin baumier...

> **APIACÉES :** autrefois appelées « ombellifères », ces plantes de la famille de la carotte produisent des petites graines (semences) dont on tire des huiles essentielles très (parfois trop) puissantes : aneth, angélique, anis, carvi, céleri, coriandre, cumin, fenouil, khella, opoponax...

> **ASTÉRACÉES :** ces plantes de la famille de la pâquerette ont des fleurs minuscules regroupées en capitules. On en distille en général les sommités fleuries : achillée millefeuille, camomille, chrysanthème, estragon, hélichryse, tanaisie annuelle...

> **CUPRESSACÉES :** comme les Abiétacées, il s'agit de résineux : bois de Siam, cade, cyprès, genévrier...

> **LAMIACÉES :** cette famille renferme de nombreuses plantes aromatiques et condimentaires, riches en huiles essentielles puissantes : basilic, lavande, marjolaine, mélisse, menthe, origan, patchouli, romarin, sarriette, sauge, thym...

> **LAURACÉES :** ce sont des arbres ou des arbustes dont les feuilles ou le bois renferment des huiles essentielles intéressantes : bois de rose, camphrier, cannelle, laurier, litsée citronnée, ravintsara...

> **MYRTACÉES :** ce sont le plus souvent des arbres originaires des régions tropicales, riches en composés aromatiques : cajeput, eucalyptus, fragonia, giroflier, kunzea, myrte, niaouli, tea tree...

> **POACÉES :** ce sont les graminées. Les principales herbes à huiles essentielles appartiennent au genre *Cymbopogon* : citronnelle, lemongrass, palmarosa...

> **RUTACÉES :** ce sont les agrumes, dont l'essence est exprimée, le plus souvent par pression à froid du zeste des fruits ou, plus rarement, obtenue par distillation des fleurs ou des feuilles : bergamote, bigaradier (petit grain et néroli), citron, combava, mandarine, oranger, pamplemousse...

> **ZINGIBÉRACÉES :** il s'agit de plantes condimentaires à rhizome aromatique, originaires des régions tropicales : cardamome, curcuma, gingembre, maniguette...

> **AUTRES FAMILLES :** 35 autres familles botaniques produisent des huiles essentielles. Certaines ne comptent que peu de représentants, mais leurs huiles essentielles n'en sont pas moins prestigieuses : Rosacées (rose de Damas), Oléacées (jasmin) ou encore Burséracées (Myrrhe, Palo Santo)...

Quelles sont les vertus des huiles essentielles ?

Chaque huile essentielle (ou chaque plante) présente une ou plusieurs vertus définies par un vocabulaire spécifique, caractérisant ses propriétés thérapeutiques.

Les huiles essentielles ont généralement les mêmes propriétés que les plantes dont elles sont extraites, mais ce n'est pas toujours le cas. Les HE ont parfois des propriétés qui leur sont propres, qui découlent de leur formule chimique et des principes actifs qui la composent, et que nous détaillerons.

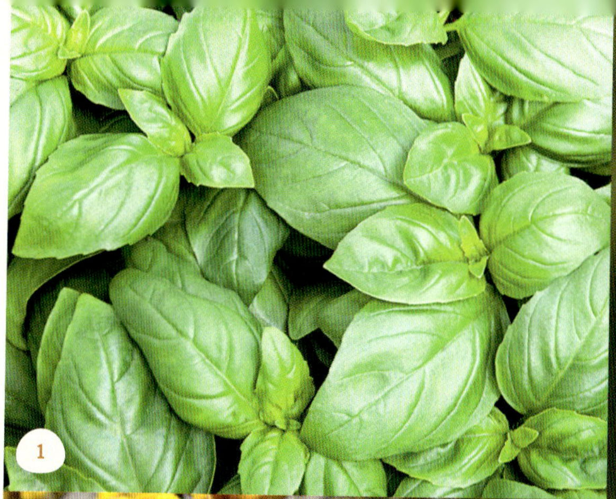
1

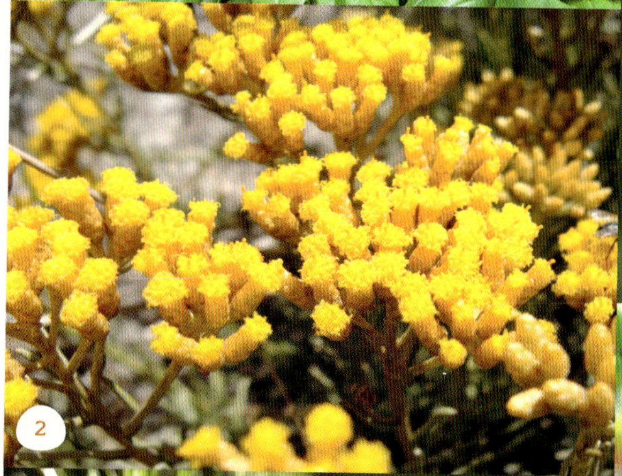
2

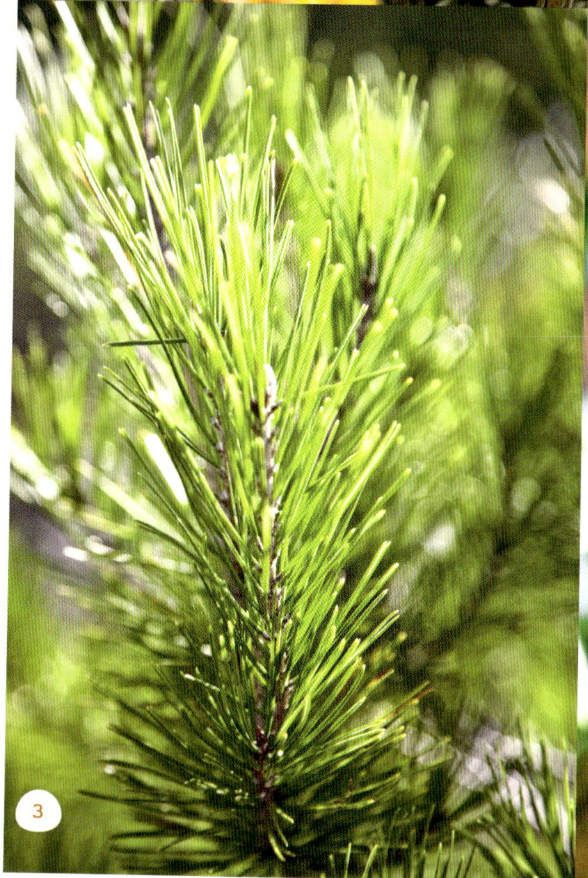
3

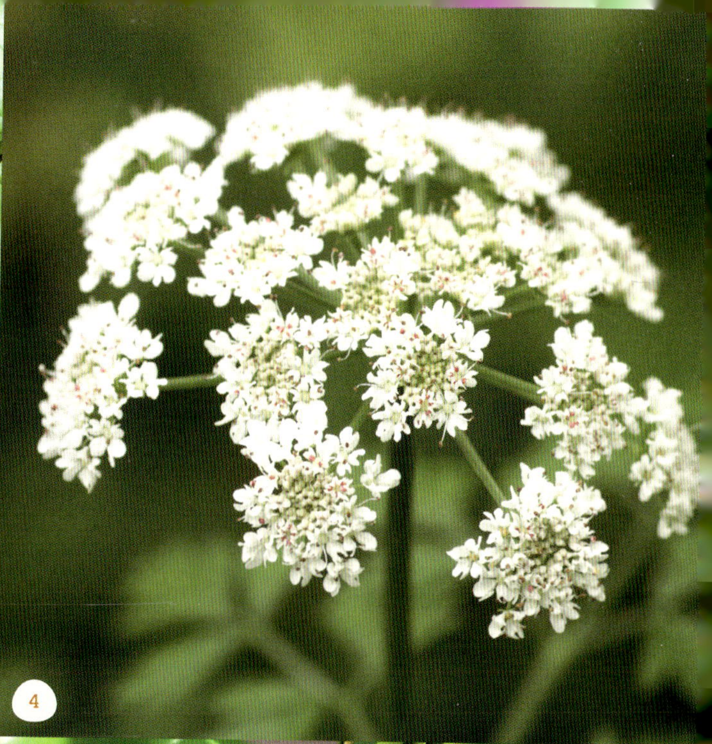
4

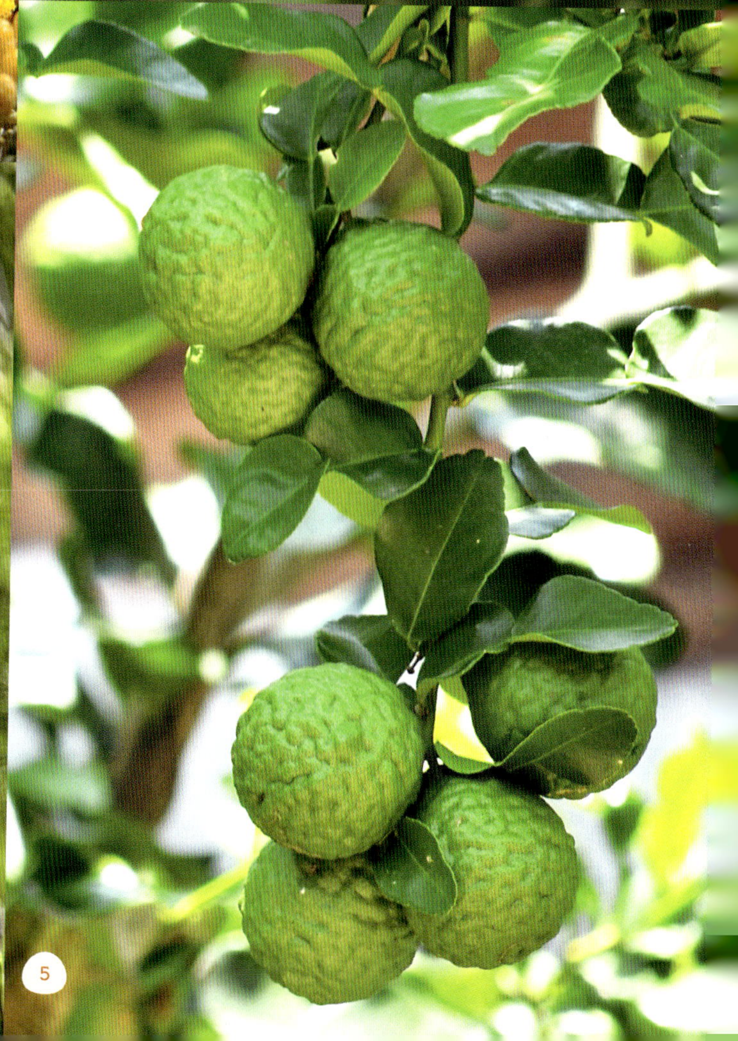
5

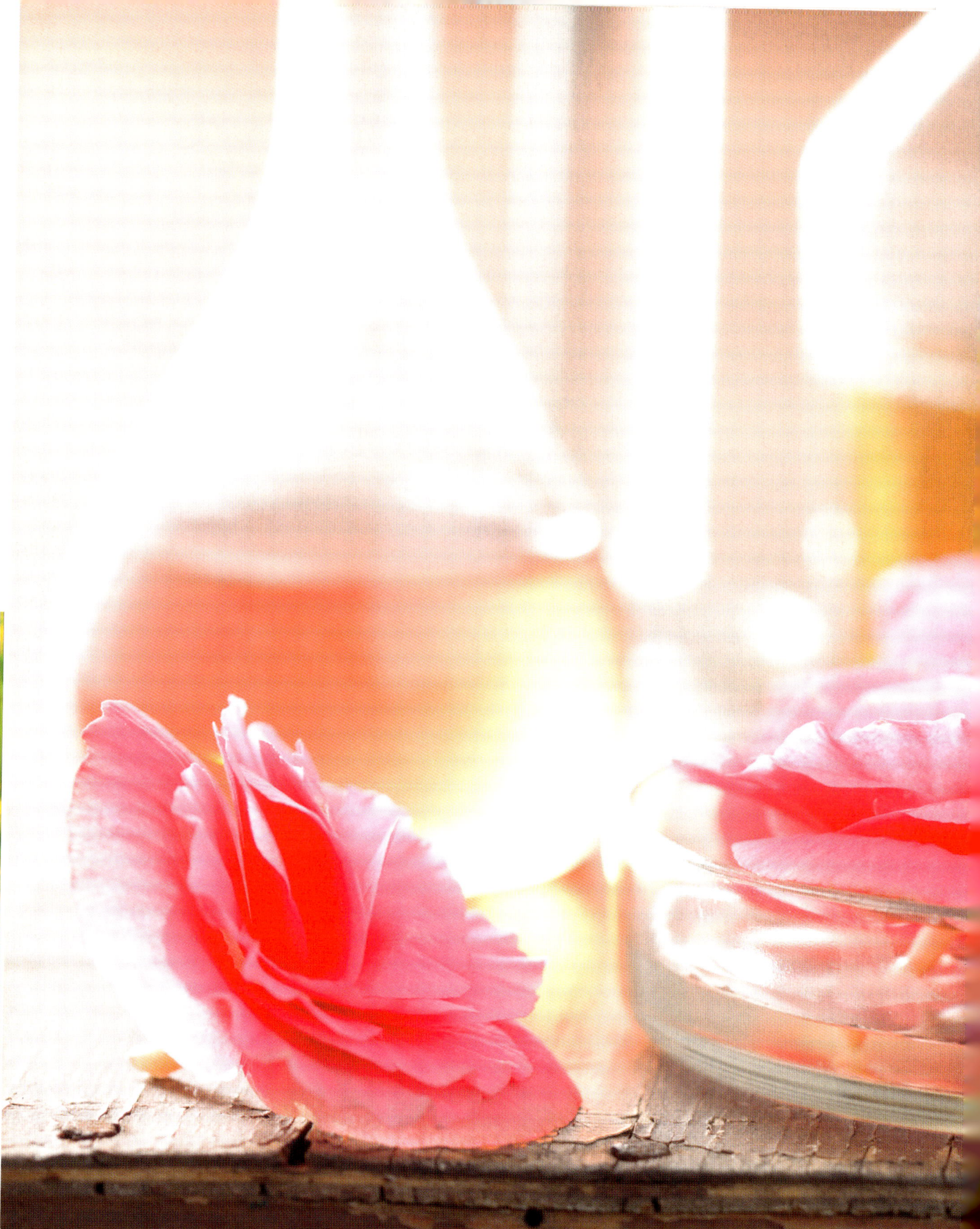

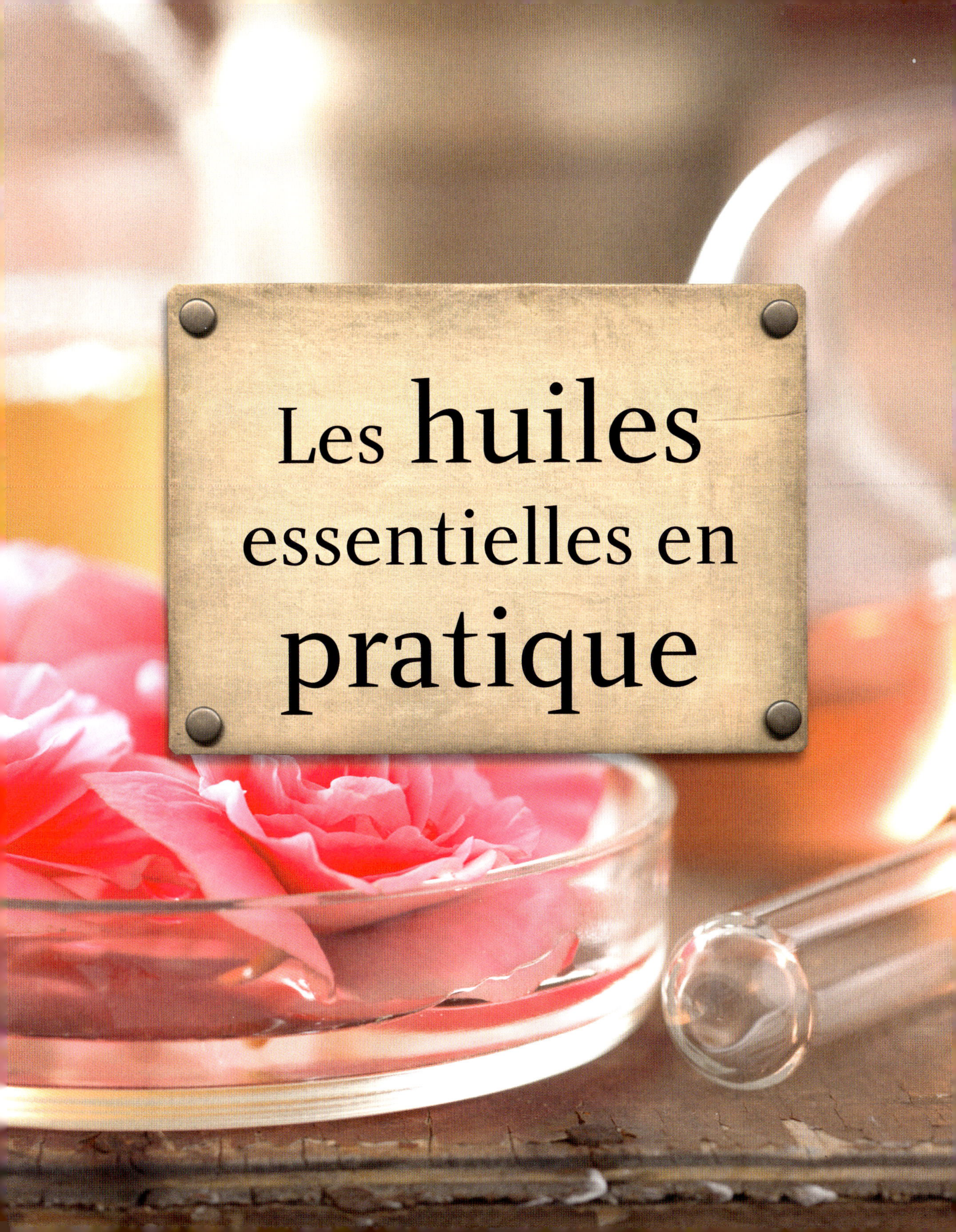
Les huiles
essentielles en
pratique

Se soigner par les huiles essentielles

A condition de prendre certaines précautions, notamment pour des préparations destinées à un usage en interne, les huiles essentielles sont faciles à utiliser. Dans ces pages, vous trouverez comment préparer vous-mêmes certains de vos remèdes. N'hésitez pas, toutefois, à demander conseil auprès d'un spécialiste.

Pourquoi se soigner par les huiles essentielles ?

L'intérêt des huiles essentielles au niveau thérapeutique est réel. L'avènement des antibiotiques, après la découverte de la pénicilline par Alexander Fleming (prix Nobel 1945), avait laissé penser que les maladies infectieuses pourraient être rapidement éradiquées. De nos jours, l'optimisme est retombé. De nombreuses résistances aux antibiotiques se sont développées : par mutation génétique, les quelques germes survivants à un traitement deviennent extrêmement résistants, même aux traitements allopathiques les plus puissants du marché… Il existe aujourd'hui des souches de staphylocoque doré ou de colibacille (*Escherichia coli*) d'une virulence phénoménale, qui ont défrayé la chronique, sans toutefois engendrer – jusqu'à maintenant, de véritable épidémie.

Plusieurs fausses alertes sanitaires ont, en revanche, failli déclencher de véritables psychoses, et ont suscité des campagnes de vaccination *a priori* inutiles. Mais le risque existe, celle d'une épidémie bactérienne ou surtout virale (grippe aviaire, grippe porcine) dont le caractère contagieux, favorisé par la mondialisation (voyages internationaux), pourrait entraîner une contamination d'une grande partie de l'humanité et une forte mortalité. Rappelons que la grippe espagnole de 1919 fit 20 millions de morts en Europe, soit deux fois plus que la Première Guerre mondiale.

Les antibiotiques (qui ne sont efficaces que contre les bactéries, et non contre les virus, rappelons-le) montrent aujourd'hui leurs limites, et les médicaments antiviraux disponibles sur le marché sont en nombre étonnamment faible. Les médicaments antiparasitaires les plus puissants pour lutter contre le paludisme entraînent des effets secondaires très importants et ont un coût non négligeable, qui ne permet pas de les rendre accessibles aux populations concernées, c'est-à-dire aux habitants des pays émergents

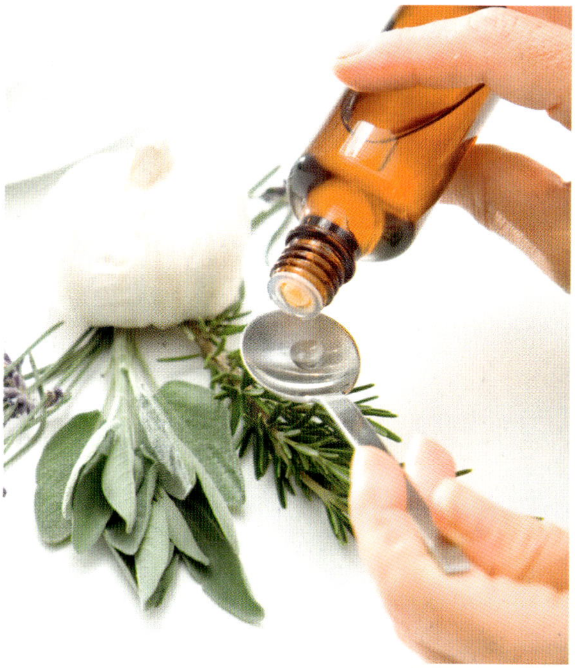

L'aromathérapie offre un complément très utile aux traitements conventionnels.

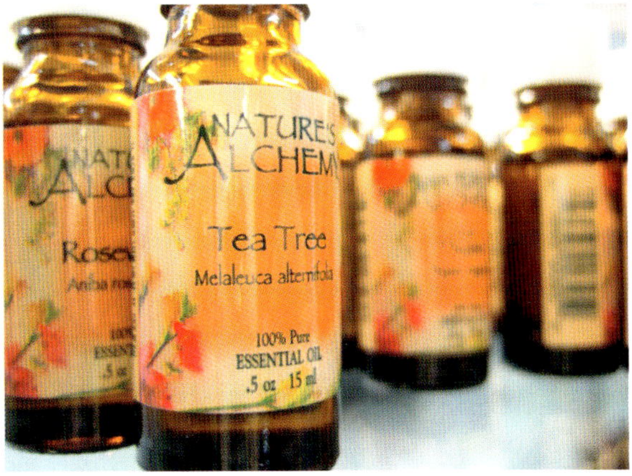

d'Afrique noire en particulier. Bien que les huiles essentielles puissent être, elles aussi, d'un coût élevé, nombre d'entre elles restent accessibles, tout en présentant des propriétés anti-infectieuses remarquables, notamment antivirales et antiparasitaires : citons encore une fois le tea tree (*Melaleuca alternifolia*) et le ravintsara (*Cinnamomum camphora* ct cinéole).

Les huiles essentielles offrent bien des avantages. En premier lieu, **elles respectent la flore endogène** (dite « saprophyte ») : elles ne détruisent pas les germes qui vivent en symbiose avec notre muqueuse intestinale. **Elles n'entraînent pas non plus le développement de résistances**, car leur composition chimique est beaucoup plus complexe que celle des antibiotiques ou des antiviraux de la médecine conventionnelle. À la suite d'une mutation fortuite, un virus ou une bactérie peut acquérir une solide résistance face à un principe actif unique. En revanche, il lui est impossible de résister à un cocktail de molécules apparentées mais différentes, dotées de propriétés similaires ou complémentaires, qu'il ne peut toutes neutraliser.

Bien utilisées, à condition de tester et de choisir au préalable celles qui auront le plus d'efficacité (réalisation d'un aromatogramme), les huiles essentielles sont souvent remarquablement efficaces pour venir à bout d'une infection bactérienne, virale ou fongique (mycose).

Les huiles essentielles peuvent être tout à fait **complémentaires de traitements conventionnels**, et elles n'interfèrent en rien avec eux. La diffusion atmosphérique d'huiles essentielles a été occasionnellement expérimentée avec succès en milieu hospitalier, ou en cabinet médical, que ce soit pour relaxer les patients ou pour désinfecter l'air ambiant.

En outre, les huiles essentielles diluées peuvent être employées pour le traitement des cultures contre les parasites (champignons, vers, chenilles, etc.). Il s'agit ni plus ni moins de retrouver leur fonction originelle dans les plantes aromatiques, celle qui consiste à créer une barrière chimique de protection contre les ravageurs. Les huiles essentielles offrent de plus l'avantage, par rapport aux pesticides, d'éloigner les insectes sans les tuer. De nombreuses recherches restent à faire dans ce domaine.

Les précautions à prendre

L'usage en interne des huiles essentielles ne peut être légalement conseillé que par des médecins (ou par des pharmaciens) compétents, c'est-à-dire qui aient été formés pour cela (aromathérapeutes). Compte tenu de la forte concentration en principes actifs des huiles essentielles et de la puissance de leur action, celles-ci doivent être utilisées avec infiniment plus de précautions que la plante entière (en tisane, en teinture ou en gélules). Il est indispensable de bien connaître leur composition et leurs propriétés.

En usage externe, un naturopathe formé à l'usage des huiles essentielles pourra se dire « aromatologue » et sera également de bon conseil. Nous vous recommandons donc de prendre conseil auprès d'un aromathérapeute ou d'un aromatologue expérimenté.

IMPORTANT

Il est nécessaire de garder à l'esprit qu'un usage interne présente toujours un risque. Restez prudent et demandez toujours conseil à un aromathérapeute ou un aromatologue en cas de doute.

Les huiles essentielles sont interdites par voie interne aux femmes enceintes, allaitantes, aux nourrissons et aux enfants de moins de 7 ans. Les femmes enceintes ou allaitantes doivent également être prudentes avec l'utilisation des huiles essentielles par la voie externe, en particulier avec les huiles essentielles à cétones qu'elles doivent systématiquement éviter. En revanche, l'utilisation d'hydrosols ou d'eaux florales ne présente pas de contre-indications majeures, même avec de jeunes enfants.

Quand l'usage interne est prescrit par votre médecin aromathérapeute, **il ne faut pas dépasser une posologie d'une à deux gouttes, trois fois par jour pour un adulte**, sur un support (miel, huile, purée d'amandes, mie de pain, comprimé neutre, etc.), **et d'une à deux gouttes par jour seulement pour un enfant de plus de sept ans.** Les huiles essentielles à phénols ne sont prises en interne qu'en dilution à 10 % par exemple, et pas plus de sept jours d'affilée.

Les huiles essentielles ne sont **jamais appliquées pures sur les muqueuses** (nasales, vaginale, rectale) et ne sont **jamais appliquées sur les yeux**. En cas d'accident, rincez l'œil immédiatement avec de l'huile végétale (huile d'olive), puis rincez à l'eau. En cas d'ingestion accidentelle, buvez rapidement plusieurs cuillères à soupe d'huile végétale et contactez le centre antipoison le plus proche. Consultez rapidement un médecin.

Après avoir touché une huile essentielle avec vos doigts, lavez-vous systématiquement au savon pour éviter le moindre contact accidentel ultérieur, notamment avec les yeux.

CONSULTER UN AROMATHÉRAPEUTE OU UN AROMATOLOGUE

De manière générale, il est recommandé de se tourner vers des thérapeutes compétents, sérieux et reconnus, de manière à éviter toute utilisation malencontreuse des huiles essentielles. L'idéal est de consulter un médecin aromathérapeute. Tout d'abord, celui-ci pourra établir ou confirmer un diagnostic. Ensuite, sa connaissance de l'aromathérapie vous permettra de faire préparer ensuite son ordonnance dans une pharmacie spécialisée.

Il est également possible de consulter certains naturopathes aromatologues qui ont suivi des formations sérieuses en aromathérapie (Dumenat de Bobigny, formations de Dominique Baudoux…) et qui pourront judicieusement vous conseiller, mais uniquement en ce qui concerne l'usage externe des huiles essentielles.

Préparer un remède naturel à base d'huiles essentielles

Un mélange d'huiles essentielles peut être préparé et absorbé de différentes manières, en respectant les consignes de précaution résumées précédemment.

Préparations pour un usage externe, sur la peau

Une application sur la peau permet une absorption par le réseau capillaire, en évitant la barrière du foie, tout en stimulant la microcirculation cutanée suivant les huiles essentielles employées.

> HE DILUÉE DANS UNE HUILE VÉGÉTALE (d'amande douce, de noyau d'abricot, etc., *voir pp. 40-44*), en vue d'une application sur la peau, éventuellement en massage.

- HE diluée à 20 % pour le corps (sauf pour les huiles essentielles dermo-agressives, telles que l'origan, le thym, la cannelle, etc., diluée à 10 % maximum).
- HE diluée à 5 % pour le visage, en évitant le contour des yeux.
- HE jusqu'à une proportion de 30 % pour une action en profondeur sur la circulation ou contre la cellulite.
- Pour les muqueuses, la proportion d'HE (nécessairement non agressives) doit être de 3 % au maximum.

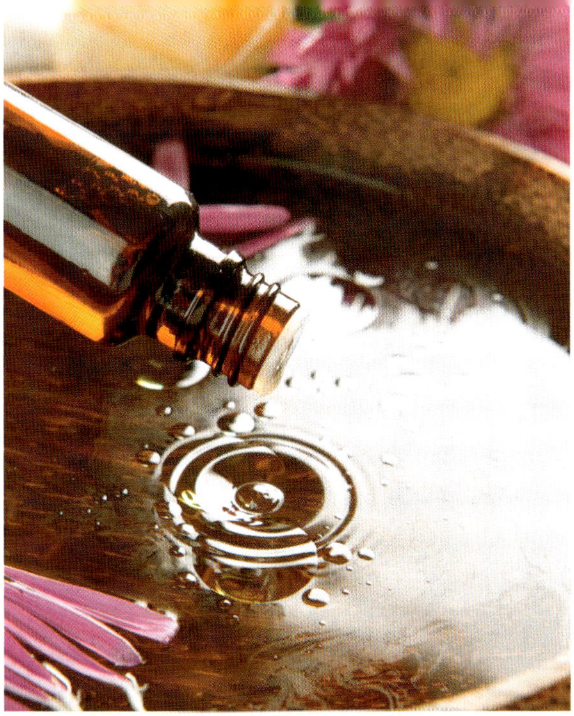

Ne versez surtout pas d'huiles essentielles pures dans l'eau du bain, elles flottent en surface et irritent la peau.

› **HE DANS UN BAIN,** grâce à une base émulsionnante, un gel douche neutre que l'on trouvera en boutique diététique. Versez 30 gouttes dans un bol de base neutre pour un adulte, mélangez et versez le mélange sous le jet du robinet. Pour un enfant de plus de 3 ans, versez 10 gouttes d'une huile essentielle peu agressive dans un bol de base neutre. Ne versez surtout pas d'huiles essentielles pures dans l'eau du bain, elles flottent en surface et irritent la peau (surtout le thym, la cannelle, l'origan, la sarriette, toutes très agressives pour la peau).

Différentes préparations pour un usage interne

› **PAR VOIE ORALE : préparez une émulsion d'HE diluées à 10 % dans un dispersant** hydrolipidique *(voir les dispersants, p. 44)*. Cette préparation peut être absorbée à raison de 10 gouttes 3 fois par jour. Attention à ne pas ingérer plus de 7 jours d'affilée, en particulier lorsque les huiles essentielles contiennent des phénols (thym, sarriette, origan...), principes actifs agressifs envers le foie. Sur les conseils d'un aromathérapeute, et avec des huiles essentielles plus douces, une cure de 20 jours peut être envisagée, et être renouvelée après une semaine de pause.

› **PAR VOIE ORALE : prenez 1 à 2 gouttes d'HE, 3 fois par jour pendant 7 jours, sur un comprimé neutre**, par exemple de charbon actif ou d'acérola, que l'on achète en boutique diététique ou pharmacie. Le sucre est déconseillé, mais on peut employer une boulette de riz ou de pain.

› **PAR VOIE ORALE : faites préparer des gélules gastro-résistantes contenant environ 100 mg d'huiles essentielles.** Elles sont réalisées en pharmacie. La posologie est généralement de 2 gélules par jour pendant 7 jours, et elles sont prescrites par un médecin aromathérapeute, pour un adulte.

› **PAR VOIE VAGINALE : faites préparer des ovules de 1 g, contenant 50 mg d'huiles essentielles,** ou des ovules de 4 g contenant jusqu'à 300 mg d'huiles essentielles. La posologie est généralement de 2 ovules par jour pendant 7 jours. Ils sont réalisés en pharmacie et sont prescrits par un médecin aromathérapeute.

› **PAR VOIE ANALE : faites préparer des suppositoires de 3 g, contenant jusqu'à 300 mg d'huiles essentielles** pour un adulte. Les suppositoires sont dosés à 150 mg au maximum pour un enfant de plus de 7 ans, 100 mg entre 3 et 7 ans, 75 mg pour un nourrisson de 12 à 30 mois et 50 mg au maximum pour un bébé de moins de 12 mois. Ils sont réalisés en pharmacie et sont prescrits par un médecin aromathérapeute. La posologie est généralement de 2 à 3 suppositoires par jour pendant 7 jours.

› **PAR VOIE NASALE : diluez des huiles essentielles peu agressives à 1 % au maximum dans l'huile végétale** de noyau d'abricot (*Prunus armeniaca*) ou de macadamia (*Macadamia integrifolia*). Instillez 2 gouttes 2 fois par jour dans chaque narine.

IMPORTANT

Pour la voie ophtalmique, n'utilisez jamais d'huile essentielle, même diluée. Seules les eaux florales peuvent être employées pour les yeux.

> **PAR VOIE AURICULAIRE** (dans le conduit auditif) : **diluez des huiles essentielles peu agressives à 3 % au maximum dans l'huile végétale** de noyau d'abricot (*Prunus armeniaca*) ou de macadamia (*Macadamia integrifolia*). Instillez 2 gouttes 3 fois par jour.

> **EN INHALATION OU EN DIFFUSION** : les **diffuseurs électriques** sont préférables au brûleur à bougie, qui chauffe beaucoup trop et consume les huiles essentielles par la chaleur, ce qui rend toxique leur diffusion. Il faut éviter les huiles essentielles agressives (thym, sarriette, origan, cannelle) dans la chambre d'un enfant. Versez 3 gouttes pour environ 2 heures de diffusion. Pour une inhalation, versez 5 gouttes d'une huile essentielle peu agressive dans l'eau bouillante.

OÙ FAIRE PRÉPARER SES MÉLANGES D'HUILES ESSENTIELLES ?

Les ovules, les suppositoires et les gélules ne peuvent être préparés qu'en pharmacie. Malheureusement, peu de pharmacies sont, en pratique, en mesure de réaliser les préparations à base d'huiles essentielles. Au total, seules 65 pharmacies sont répertoriées en France (plus une en Nouvelle-Calédonie) et 6 en Belgique. Leurs coordonnées sont facilement accessibles sur Internet.

Les préparations sur une base d'huile végétale ou de dispersant peuvent également être préparées dans certaines herboristeries encore en activité. C'est également dans ces herboristeries que vous trouverez les tisanes citées en fin d'ouvrage dans le Dictionnaire des symptômes.

Les huiles végétales

Les huiles végétales ne doivent pas être confondues avec les huiles essentielles. Elles ne s'évaporent pas, ont peu ou pas d'odeur, et elles laissent des traces grasses sur le tissu ou le papier. Ce sont des mélanges de lipides liquides à température ambiante, extraits par pression à partir d'un produit végétal oléagineux (graines, fruits, noyaux, etc.). Certaines huiles (millepertuis, calendula) sont des macérâts huileux des fleurs (au cours de cette macération, les substances liposubles présentes dans les fleurs passent en solution dans l'huile végétale). Les huiles végétales utilisées en cosmétique constituent une base de dilution des huiles essentielles, en particulier pour une application externe, sur la peau. Elles permettent d'étendre la surface d'absorption sur la peau, au travers d'un film lipidique. À cela s'ajoutent leurs propres propriétés hydratantes, nourrissantes, voire régénérantes de la peau. Une petite trentaine d'huiles végétales sont régulièrement utilisées.

Les principales huiles végétales

> **AMANDE DOUCE** (*Prunus dulcis*), huile végétale. **Bonne huile de massage** qui se prête bien aux mélanges d'huiles essentielles. Elle est nutritive et hydratante, et très douce pour la peau, notamment pour les nourrissons. Elle est indiquée contre les crevasses des seins ou les gerçures, mais on pourra lui préférer l'huile de calendula (*Calendula officinalis*). Elle est un peu sensible au rancissement.

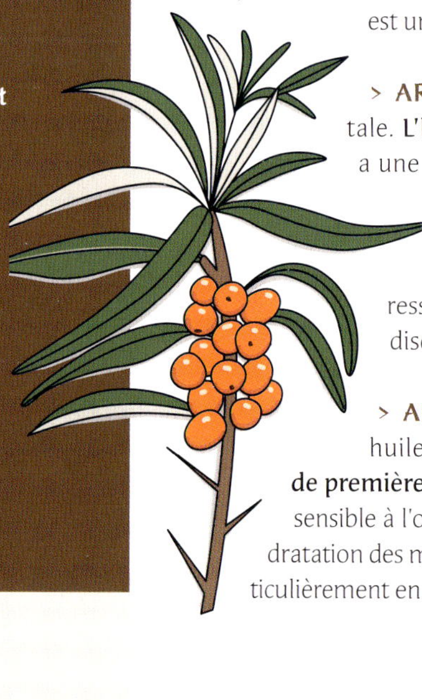

> **ARGAN** (*Argania spinosa*), huile végétale. **L'huile antirides par excellence**. Elle a une action régénérante et hydratante et peut être appliquée pure sur le visage en soin quotidien. Elle protège la peau du froid ou de la sécheresse. Son odeur, bien que généralement discrète, n'est pas toujours appréciée.

> **ARGOUSIER** (*Hippophaa rhamnoides*), huile végétale. Une **huile antioxydante de première importance**, mais qui est elle-même sensible à l'oxydation. Elle est conseillée pour l'hydratation des muqueuses et de la peau, mais plus particulièrement en usage interne : 2 gélules par jour pour

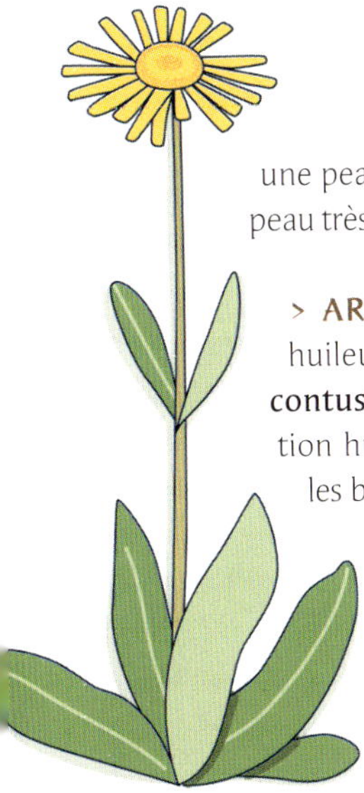

une peau sèche, voire 2 matin et soir pour une peau très sèche, après la ménopause par exemple.

> **ARNICA** (*Arnica montana*), macération huileuse de fleurs. **Remède des coups, des contusions** et des hématomes, cette macération huileuse est remarquable pour résorber les bleus, et est particulièrement indiquée en association avec l'huile essentielle d'hélichryse (*Helichrysum italicum*). Elle stimule la circulation sanguine. C'est en tout cas une excellente base de massage réchauffante contre les crampes et douleurs musculaires, en association avec les huiles essentielles anti-inflammatoires (gaulthérie, katrafay, eucalyptus citronné…).

> **AVOCAT** (*Persea grattissima*), huile végétale. Très grasse et **remarquablement hydratante**, elle est particulièrement indiquée sur les peaux sèches. Anti-rides, anti-vergetures, elle nourrit et régénère la peau en profondeur, mais peut également être appliquée sur les cheveux secs.

> **BOURRACHE** (*Borago officinalis*), huile végétale. C'est, avec l'onagre, **l'huile de la beauté de la peau et de l'équilibre hormonal**. Elle nourrit la peau et est indiquée, notamment en interne, contre la sécheresse. Localement elle est régénérante. Elle est également indiquée en première partie de cycle menstruel (avec l'onagre dans la deuxième partie), à raison de 3 gélules par jour entre le 1er et le 14e jour.

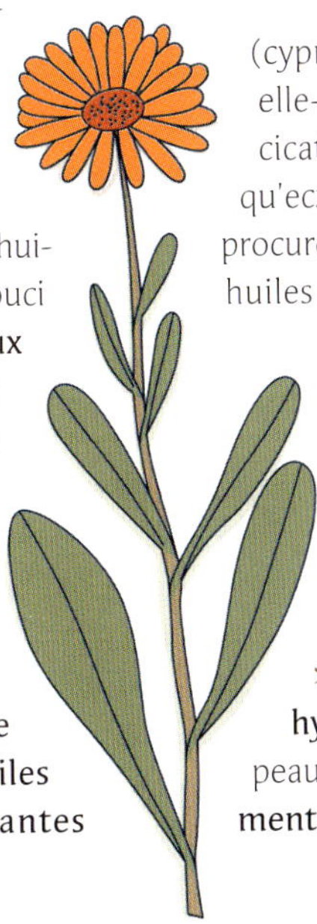

> **CALENDULA** (*Calendula officinalis*), macération huileuse de fleurs de souci. L'huile ou le baume au souci sont les **grands remèdes des gerçures, des peaux sèches ou irritées**. Le souci ou calendula est un **anti-inflammatoire de premier plan**. L'huile de calendula se prête bien au mélange avec des huiles essentielles de la peau : géranium bourbon, bois de rose, bois de Hô, lavande…

> **CALOPHYLLUM** ou Tamanu (*Calophyllum inophyllum*), huile végétale. C'est une **huile de référence pour tous les mélanges à base d'huiles essentielles circulatoires et décongestionnantes** (cyprès, lentisque pistachier, patchouli), car elle active elle-même la circulation. Elle a un effet régénérant et cicatrisant et est indiquée contre les dermatoses telles qu'eczéma, psoriasis, brûlures ou piqûres d'insectes. Elle procure un effet anti-inflammatoire. Elle s'associe bien aux huiles essentielles de Madagascar dont elle est souvent issue elle-même.

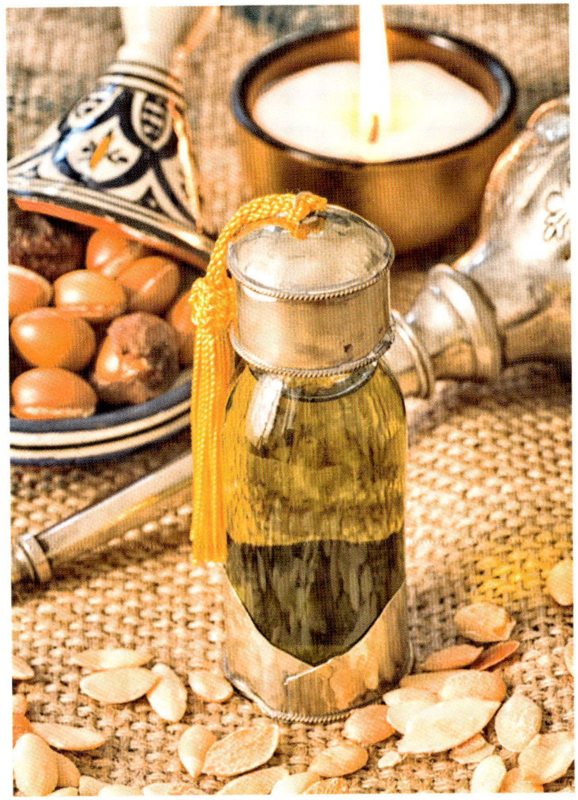

Huile d'argan.

> **CAROTTE** (*Daucus carota*), huile végétale. De couleur légèrement orangée, l'huile de carotte est **régénérante et anti-oxydante** et donne un léger hâle. Elle peut être utilisée **en huile de bronzage**.

> **CHANVRE** (*Cannabis sativa*), huile végétale. **Très hydratante**, c'est une huile tout à fait indiquée sur les peaux sèches. Elle pénètre très bien la peau, et peut **également être employée sur les cheveux**. Elle est aussi conseil-

lée en interne pour son **équilibre en acides gras poly-insaturés** (omégas 3, 6 et 9).

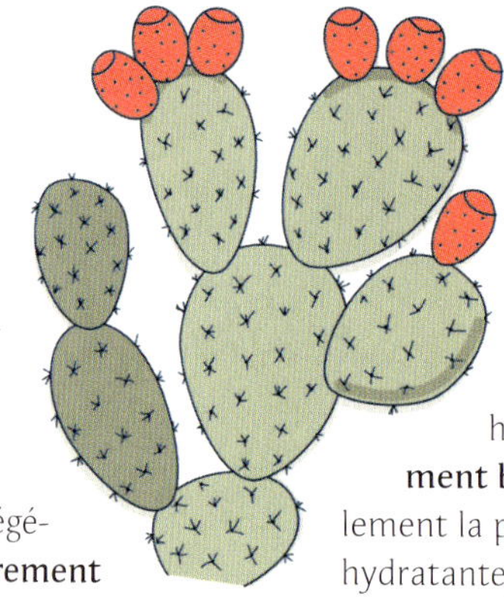

> **FIGUE DE BARBARIE** (*Opuntia ficus-indica*), huile végétale. Remarquable **anti-rides**, elle est néanmoins d'un coût élevé.

> **GERME DE BLÉ** (*Triticum vulgare*), huile végétale. Riche en vitamine E, elle est **particulièrement antioxydante**, et elle est recommandée pour les soins anti-rides, les vergetures. Elle est hydratante et nourrissante.

> **JOJOBA** (*Simmondsia chinensis*), huile végétale. **Très hydratante**, l'huile de jojoba est conseillée sur les peaux sèches, mais est aussi utile sur les peaux grasses, notamment contre l'acné. Elle a un **effet anti-vieillissement sur la peau** et tient elle-même très bien dans le temps.

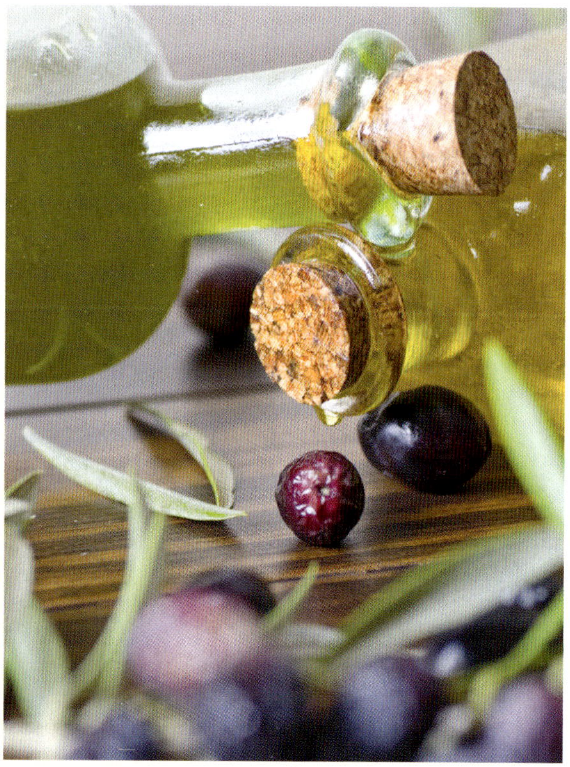

Huile d'olive.

> **LIS** (*Lilium candidum*), macération huileuse des fleurs. Elle est recommandée comme **cicatrisant et anti-inflammatoire**.

> **MACADAMIA** (*Macadamia integrifolia*), huile végétale. C'est une **huile particulièrement bien adaptée au massage**. Elle pénètre facilement la peau et ne laisse pas la peau grasse. Elle est hydratante, nourrissante et régénérante, et constitue une bonne base pour un mélange d'huiles essentielles pour les soins de la peau ou la circulation veineuse et lymphatique.

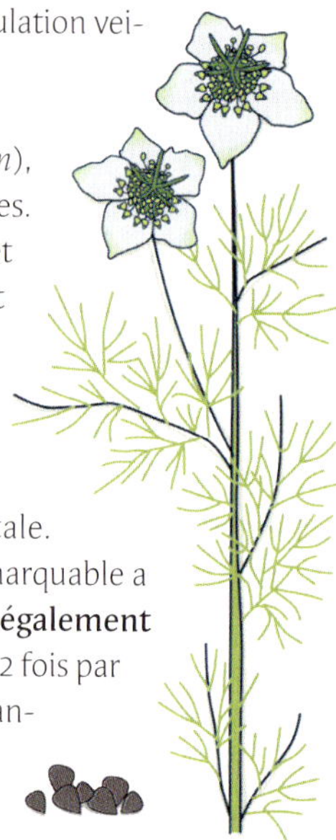

> **MILLEPERTUIS** (*Hypericum perforatum*), macération huileuse de sommités fleuries. Remède des coups de soleil, des coups et des contusions. Elle est cicatrisante et anti-inflammatoire. **Ne pas s'exposer au soleil après application, car elle est phosensibilisante.**

> **NIGELLE** (*Nigella sativa*), huile végétale. Appelée aussi cumin noir, cette huile remarquable a des **effets antiallergiques,** mais **stimule également les défenses immunitaires** (1 cuillère 1 à 2 fois par jour pendant 20 jours). Elle est recommandée en application locale sur l'eczéma ou le psoriasis.

> **NOISETTE** (*Corylus avellana*), huile végétale. C'est une **bonne base pour les mélanges d'huiles essentielles**, notamment pour stimuler la circulation veineuse et lymphatique. Elle pénètre bien la peau sans la laisser grasse.

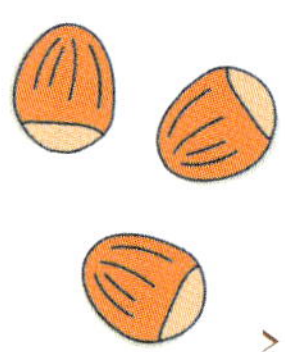

> **NOIX** (*Juglans regia*), huile végétale. Elle est surtout **utilisée en interne pour son équilibre en acides gras polyinsaturés,** notamment en oméga 3. Dans l'alimentation, il est conseillé d'associer une moitié d'huile d'olive à un quart d'huile de noix et un quart d'huile de colza.

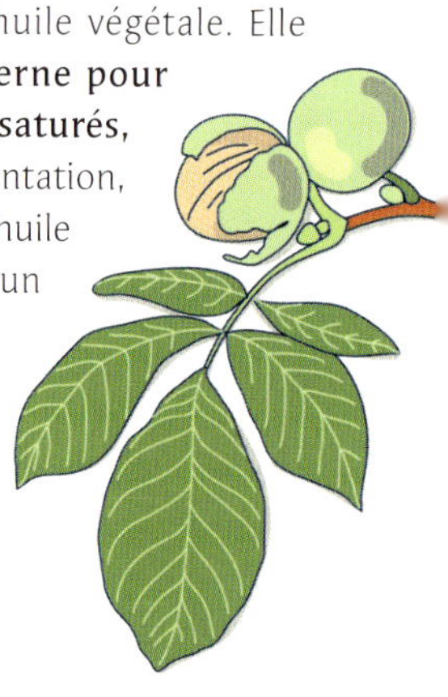

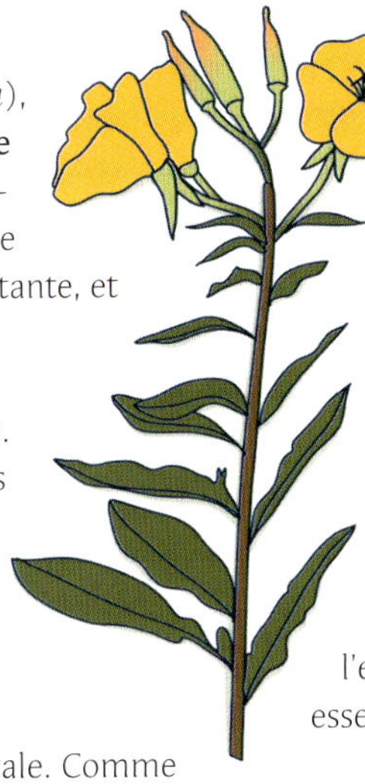

> NOYAU D'ABRICOT (*Prunus armeniaca*), huile végétale. **Très bonne huile de massage et bon marché**, sa couleur légèrement orangée peut apporter un léger hâle qui donne un effet bronzant. Elle est nutritive et hydratante, et freine le vieillissement de la peau.

> OLIVE (*Olea europaea*), huile végétale. **Très bonne huile alimentaire**, ses acides gras polyinsaturés en oméga 9 protègent les omégas 3. Elle est intéressante pour absorber les huiles essentielles en interne, car elles se mélangent bien avec elle.

> ONAGRE (*Oenothera biennis*), huile végétale. Comme l'huile de bourrache, l'huile d'onagre est indiquée **pour la beauté de la peau et l'équilibre hormonal**. Elle est hydratante, régénérante, et a un effet anti-rides. Elle est conseillée en interne pour l'équilibre hormonal, à raison de 3 gélules par jour dans la deuxième partie du cycle menstruel (du 14e au 24e jour), que l'on associe à l'huile de bourrache en première partie de cycle.

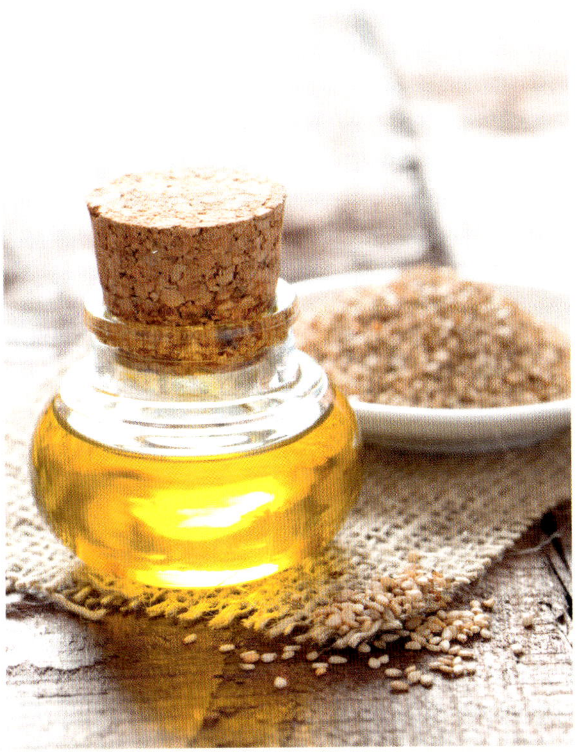

Huile de sésame.

> PÂQUERETTE (*Bellis perennis*), huile végétale. Connue aujourd'hui **pour son action raffermissante de la poitrine** (« tenseur du buste »), elle est également recommandée contre les mastites (inflammations des mamelons), mais aussi contre les ecchymoses, les abcès, les dermatoses, les furonculoses, l'eczéma et le vitiligo. Elle peut être associée à des huiles essentielles comme base de mélange.

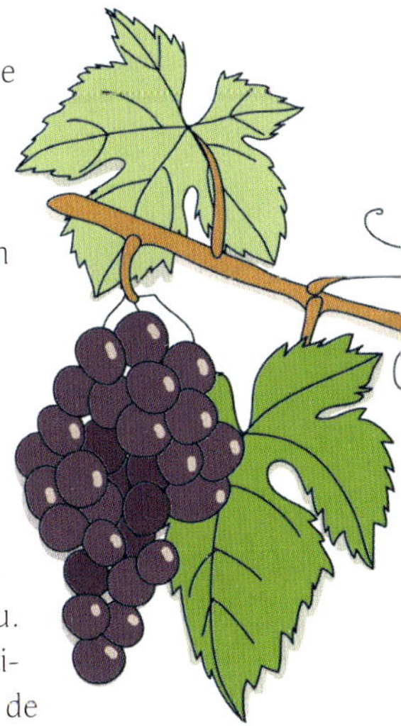

> PÉPINS DE RAISIN (*Vitis vinifera*), huile végétale. Riche en polyphénols comme toutes les parties de la vigne, l'huile extraite des pépins est **un antioxydant exceptionnel**, notamment comme soin antirides et antivieillissement.

> RICIN (*Ricinus communis*), huile végétale. Cette huile doit être appliquée en usage externe seulement, car elle est purgative. **Régénérante des cheveux et ongles, elle favorise la repousse des cheveux** et tonifie le cuir chevelu. Régénérante de la peau, elle peut être utilisée sur les ulcères variqueux, et en cas de cicatrisation difficile. Son usage est déjà attesté dans l'Égypte ancienne.

> ROSE MUSQUÉE DU CHILI (*Rosa rubiginosa*), huile végétale. **Régénérante et cicatrisante remarquable**, elle prévient les vergetures pendant la grossesse, gomme les cicatrices même anciennes (à renouveler sur plusieurs semaines, voire plusieurs mois) et estompe les rides. C'est **la grande huile des mélanges d'huiles essentielles pour traiter les maladies de peau**. Elle est néanmoins plus coûteuse que la moyenne.

> SÉSAME (*Sesamum indicum*), huile végétale. Très bonne base de massage, elle **protège la peau des agressions extérieures** (rayons solaires, pollution).

Propriétés générales des huiles végétales

Les différentes huiles ont une réaction différente à l'air, suivant leur composition. On en distingue deux grands types.

> Les huiles « sèches » (siccatives)

Les huiles qui sont **les plus riches en acides gras de qualité** (polyinsaturés à plus de 60 % : oméga 6 et oméga 3) sont aussi plus facilement oxydées et elles forment rapidement un film sec sur la peau. Il s'agit des huiles suivantes : argousier, bourrache, chanvre, onagre, pépins de raison, rose musquée du Chili. **Ces huiles sont fragiles** et s'oxydent facilement. Une fois ouvert, il est difficile de conserver le flacon plus de 2 semaines. Gardez-le dans une pièce fraîche, emballé dans une feuille d'aluminium.

LES DISPERSANTS OU ÉMULSIONNANTS

Il existe dans le commerce plusieurs dispersants qui permettent d'émulsionner les huiles essentielles, de manière à obtenir un mélange liquide, dans la proportion de 10 % (ou 20 %) d'huiles essentielles pour 90 % (ou 80 %) de dispersant en général. L'avantage des dispersants est qu'il demande moins de préparation que les gélules.

Ce sont le disper™, le solubol™, le labrafil™. Un mélange réalisé avec le disper peut éventuellement se mélanger à l'eau, mais solubol et labrafil sont plus facilement solubles dans une cuillère à café d'huile d'olive ou de miel. La posologie est généralement de 10 gouttes, 3 fois par jour.

> Les huiles « grasses » (non siccatives)

Ce sont celles qui contiennent le moins d'acides gras polyinsaturés (en dessous de 20 %), mais surtout des acides gras monoinsaturés. Il s'agit des huiles suivantes : olive, mais aussi amande douce, avocat, colza, jojoba, macadamia, noisette, noyau d'abricot. Elles sont **idéales pour le massage et résistent bien à l'oxydation**. L'huile d'amande douce peut néanmoins rancir.

Il existe des huiles intermédiaires qui contiennent entre 20 et 60 % d'acides gras polyinsaturés, qui s'oxydent moins vite que les huiles siccatives : sésame et calophyllum (ou tamanu) principalement.

Les eaux florales

L'eau florale, ou hydrolat, est le reliquat du produit de la distillation *(voir schéma de la p. 16)*. Après ouverture du flacon, elle n'est pas aussi volatile que l'huile essentielle puisqu'il s'agit d'eau avant tout, mais elle est plus fragile car elle peut être progressivement contaminée par des microbes. Elle ne contient pas tous les principes actifs présents dans l'huile essentielle et ceux qui s'y trouvent sont de toute façon très dilués. L'eau florale constitue une alternative intéressante, plus douce, notamment pour les jeunes enfants ou les femmes enceintes. Les eaux florales ne présentent aucune contre-indication.

L'huile essentielle et l'eau florale, bien qu'issues du même procédé de distillation, n'ont pas tout à fait les mêmes propriétés et la même odeur. Les eaux florales ont une utilisation plus particulièrement psycho-émotionnelle ou énergétique, mais elles ont également une action sur le corps physique. Les plus connues sont les eaux florales de lavande, de rose, d'oranger et de géranium.

> L'EAU FLORALE DE LAVANDE (*Lavandula angustifolia*). Elle peut être utilisée en spray chez un jeune enfant sur les cheveux pour éloigner les puces. Elle est également apaisante en cas de colère ou d'agressivité : appliquez en ce cas sur le torse, ou donnez une cuillère à café à boire. Elle a une action sur l'acidité gastrique et les lourdeurs digestives dues à un foie engorgé.

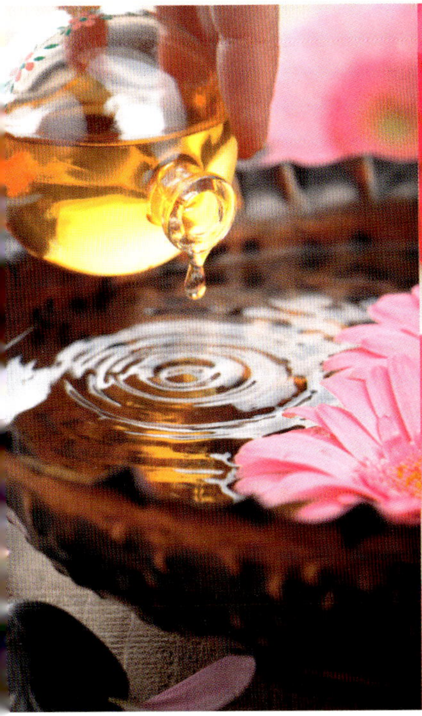

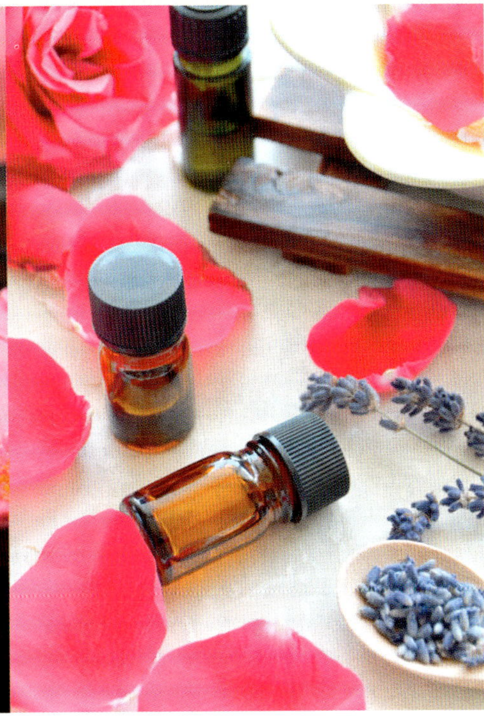

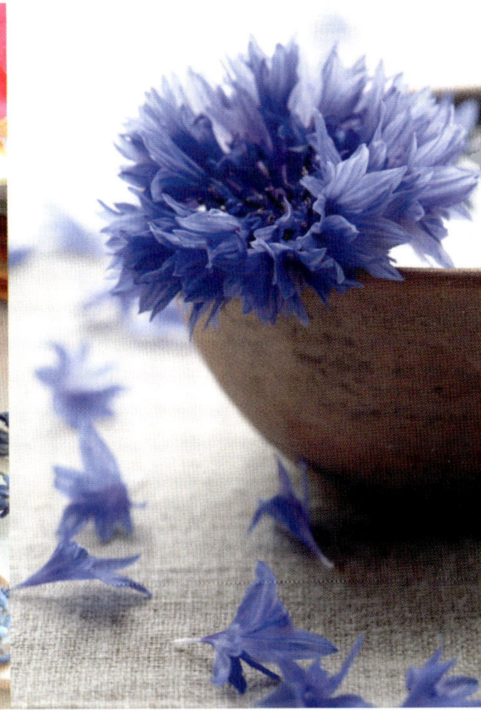

> L'EAU FLORALE DE FLEUR D'ORANGER (*Citrus aurantium*, fleurs). Elle est apaisante et peut être consommée par un nourrisson à raison d'une cuillère à café dans le biberon, ou par un adulte, à raison d'une cuillère à soupe, dans un verre d'eau une demi-heure avant le coucher.

> L'EAU FLORALE DE BLEUET (*Centaurea cyanus*). Elle s'emploie en compresses sur les yeux en cas de fatigue ou d'irritations.

> L'EAU FLORALE D'HÉLICHRYSE ITALIENNE (*Helichrysum italicum*). Elle agit localement sur les problèmes de peau (couperose, coup de soleil, irritations) mais est aussi une sorte d'*arnica* émotionnel, agissant sur les bleus à l'âme : souffrance ancienne, chocs psychiques, traumatismes... Prendre 1 cuillère à soupe à avaler dans un verre d'eau tous les jours pendant 20 jours voire 40 jours, ou en spray sur le torse.

> L'EAU FLORALE D'HYSOPE (*Hyssopus officinalis*). Elle est une alternative à l'huile essentielle, qui est neurotoxique en interne, en cas de toux asthmatiforme (1 cuillère à soupe par jour dans un verre d'eau). Au niveau psycho-émotionnel, elle aiderait à se réaliser, à aller de l'avant.

> L'EAU FLORALE DE ROSE (*Rosa damascena*). Elle est beaucoup plus économique que son huile essentielle. Outre son usage externe contre les irritations de la peau, elle est conseillée au niveau psycho-émotionnel pour surmonter un deuil ou une rupture. Elle aide à retrouver la joie de vivre.

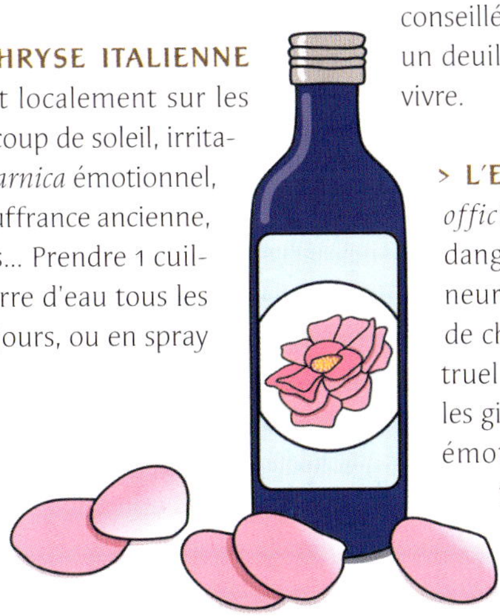

> L'EAU FLORALE DE SAUGE OFFICINALE (*Salvia officinalis*). Elle peut s'employer en interne sans danger, au contraire de son huile essentielle qui est neurotoxique, contre l'hypersudation, les bouffées de chaleur de la ménopause, le syndrome prémenstruel lorsque que les règles tardent à venir, et contre les gingivites et les aphtes, ou la bronchite. Au niveau émotionnel, elle modère l'appétit et équilibre le tempérament.

Acheter des huiles essentielles

Il est possible d'acheter des huiles essentielles dans de nombreuses boutiques diététiques, herboristeries et pharmacies. Assurez-vous que l'huile essentielle soit clairement identifiée sur l'étiquette du flacon, qu'elle soit de préférence de qualité biologique, et que sa composition chimique soit précisément donnée (composants majoritaires).

Où trouver des huiles essentielles ?

Il est préférable de se procurer des huiles essentielles dans un commerce plutôt que sur un site Internet, en particulier si le vendeur est formé au conseil des huiles essentielles, ce qui n'est malheureusement pas toujours le cas, même en pharmacie. Néanmoins, un pharmacien sera en général à même de vous orienter.

De nombreux sites Internet existent et permettent de se procurer des huiles essentielles parfois difficiles à trouver, et généralement à un coût moindre, puisque ces sites de vente en ligne n'ont pas les charges d'un commerce. Soyez toutefois pleinement conscient des risques suivants :

- Les sites sérieux ne sont pas si nombreux.
- Les informations relatives aux propriétés et à l'utilisation des huiles essentielles ne sont pas toujours très fiables.

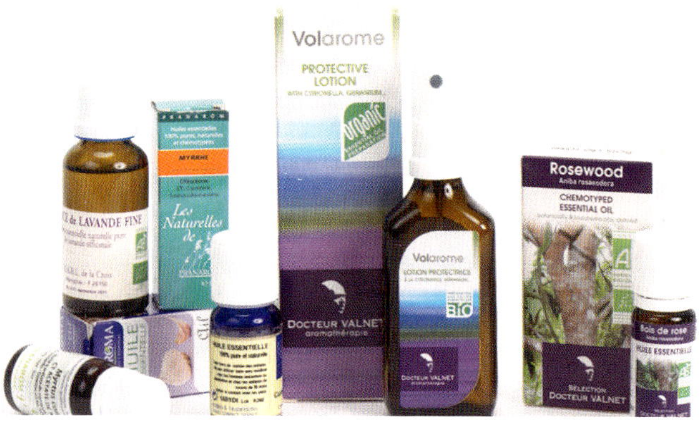

- Si le prix est bas, la qualité n'est pas toujours au rendez-vous.
- Il existe toujours un risque de falsification.
- Personne ne sera là pour vous conseiller dans l'utilisation parfois délicate de certaines huiles essentielles.

Il est également possible de se procurer des huiles essentielles par correspondance, en appelant au besoin au téléphone pour se faire conseiller.

Comment juger de la qualité d'une huile essentielle ?

Le lieu de culture, les conditions de culture des plantes, le moment de la récolte et la qualité de l'eau de la distillation sont des paramètres très importants pour obtenir des huiles essentielles de qualité. Certains fournisseurs défendent le principe d'une huile essentielle définie systématiquement par son nom botanique et sa composition chimique, ce qui va d'ailleurs de soi et correspond en fait à la législation en vigueur.

Ce qu'il faut savoir

De plus en plus de fournisseurs d'huiles essentielles donnent un libre accès à la composition chimique du lot, par exemple sur Internet. Ce qui vous permet de connaître sa teneur en telle ou telle molécule, et plus particulièrement de vérifier que sa teneur en cétones, molécules à employer avec beaucoup de précautions, est faible.

LIRE UNE ÉTIQUETTE SUR UN FLACON D'HUILE ESSENTIELLE

Il faut avant tout s'assurer que le flacon que vous achetez comporte bien les indications suivantes :

① le nom botanique de la plante, c'est-à-dire son nom latin, associé à son nom courant,

② les parties utilisées pour l'extraction (fleurs, feuilles, semences,...),

③ le mode de culture et son label (agriculture biologique, plante sauvage...),

④ le mode d'extraction (distillation, expression à froid...),

⑤ son n° de lot et sa Date Limite d'Utilisation Optimale (DLUO),

⑥ ses composants chimiques principaux,

⑦ le cas échéant, son chémotype (CT), notion que nous allons définir un peu plus loin.

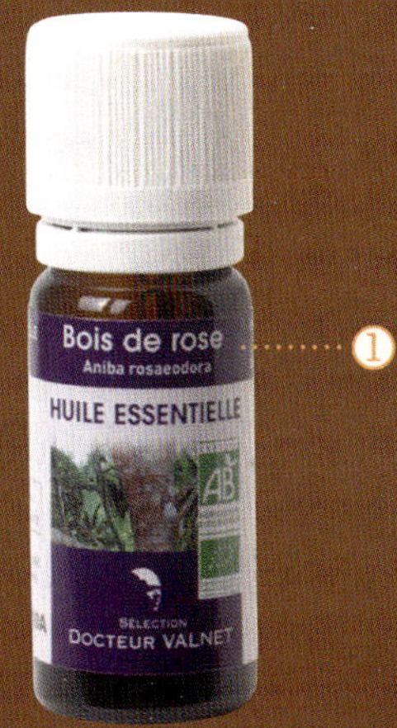

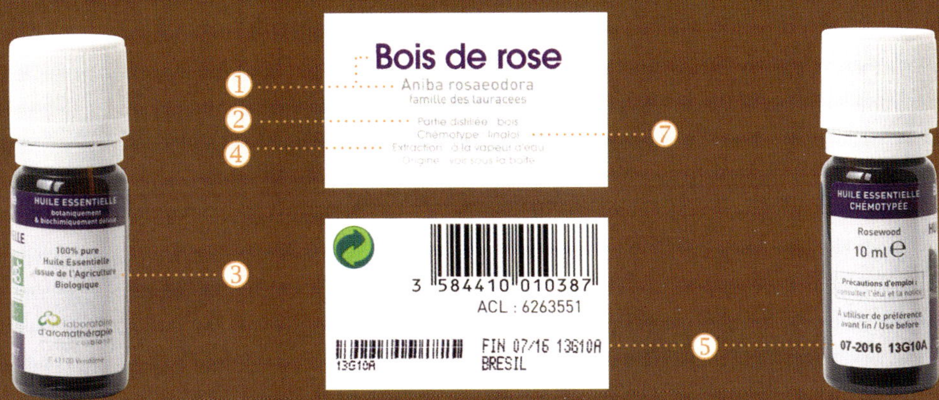

La qualité de l'huile essentielle est importante, car les métaux lourds, comme le plomb et le mercure, peuvent passer dans l'huile essentielle, ainsi que les pesticides et les engrais de synthèse qui sont souvent liposolubles, solubles dans l'huile. Le mieux est de choisir des huiles essentielles issues de l'agriculture biologique (la mention sur l'étiquette « issu de l'agriculture biologique » doit être accompagnée de celle de l'organisme de certification), ce qui garantit une quasi-absence de contamination par des pesticides. Il faut noter que certaines plantes sont récoltées en milieu sauvage non pollué, mais n'ont pas pour autant de label biologique.

Des mesures de radioactivité peuvent être recommandées sur certaines plantes à risque, qui ont tendance à accumuler des radionucléides (le thym, par exemple). En principe, les éléments radioactifs ne passent pas dans l'huile essentielle, mais ils peuvent, en revanche, tout à fait se concentrer dans l'eau florale.

Le prix des huiles essentielles

Le prix de l'huile essentielle dépend parfois de la rareté de la ressource (certaines plantes sont cueillies à l'état sauvage, et sont donc en quantité limitée, tandis que d'autres sont cultivées en quantité importante). Mais avant tout, ce prix est déterminé par le rendement de distillation. Sachez ainsi que pour obtenir 1 litre d'huile essentielle, 6 kilogrammes seulement de clous de girofle sont nécessaires, alors qu'il faut 150 kilogrammes de sommités fleuries de lavande vraie et...plus de 4 tonnes de pétales de rose de Damas, soit l'équivalent d'un hectare de rosiers ! Il faut donc avoir bien conscience de l'impact environnemental de l'extraction d'une huile essentielle, qui peut mettre en péril une ressource, comme cela peut être le cas pour le ravintsara en cas d'épidémie de grippe, ou pour le bois de rose avec l'essor de la parfumerie.

En revanche, le rendement d'obtention des hydrolats est très supérieur à celui des huiles essentielles extraites de la même plante : alors que prix au litre de l'huile essentielle de rose de Damas peut atteindre 14 000 euros, celui de l'eau florale de rose ne dépasse pas 50 euros.

Dans le chapitre consacré aux différentes huiles essentielles, nous avons indiqué pour chaque plante un ordre de grandeur de prix, sous la forme d'un ou plusieurs pictogrammes « euros ».

€ : **HE bon marché.** Le flacon de 10 ml se vend à un prix inférieur à 10 euros : citron, eucalyptus, lavandin, lemongrass, marjolaine, niaouli, palmarosa, pin sylvestre...

€ € : **HE plus chères**. Comptez de 10 à 15 euros pour un flacon de 10 ml : bergamote, bois de Hô, giroflier, laurier, lavande fine, patchouli...

€ € € : **HE chères**. Ces HE peuvent coûter plusieurs dizaines d'euros les 10 ml et sont souvent, pour cette raison, vendues en flacons de 2 ou 5 ml : angélique, ciste ladanifère, mélisse, néroli...

€ € € € : **HE très chères**, leur prix atteint ou dépasse les 100 euros pour 10 ml ; elles sont presque toujours vendues en flacons de 2 ml ; davantage réservées à la parfumerie : jasmin, rose.

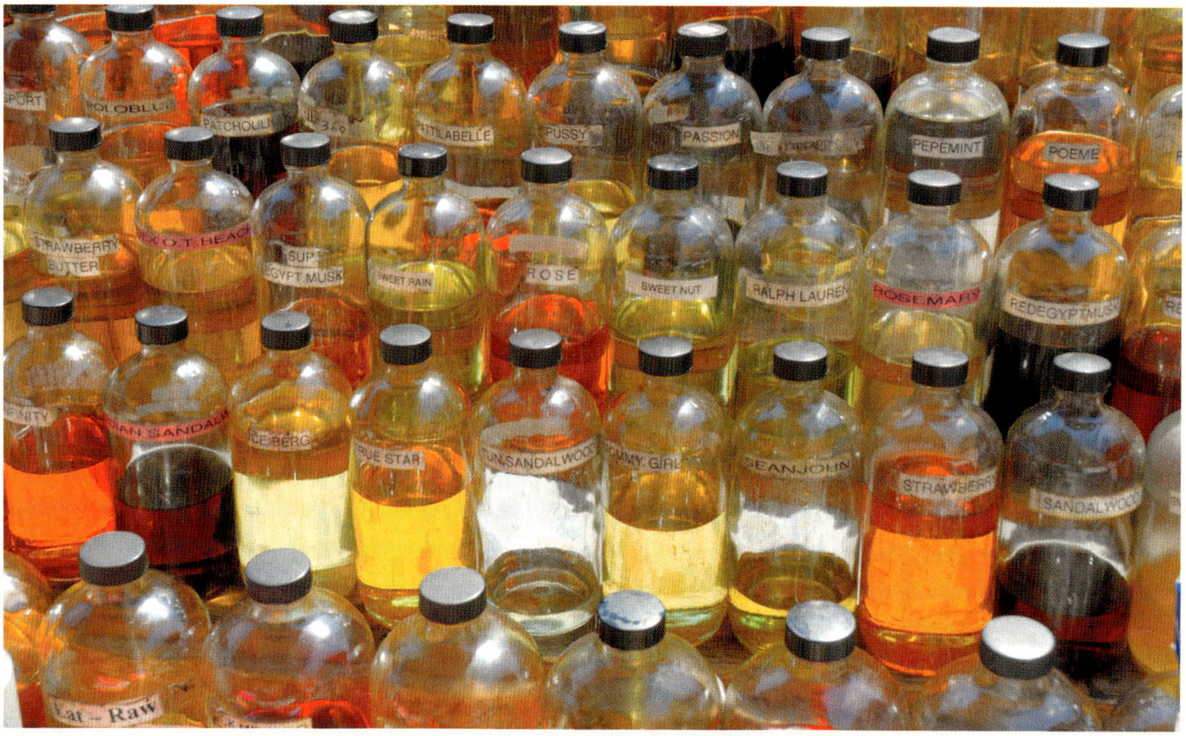

Comment choisir la bonne huile essentielle ?

Sur la base des propriétés de la famille chimique majoritaire dans une huile essentielle, ou de la combinaison des familles présentes s'il y en a plusieurs (monoterpènes, aldéhydes...), il est possible de connaître les propriétés de cette huile. Par exemple, les aldéhydes ou monoterpénals sont anti-inflammatoires, les monoterpènes sont toniques et stimulants des surrénales...

Quelques principes simples pour le débutant

Il est possible pour un débutant de partir sur quelques principes simples, en se basant sur les propriétés principales de l'huile essentielle, et en les corrélant aux besoins de la personne à traiter, ou plus précisément au « terrain » de celle-ci. Prenons trois exemples :

- Pour une personne sujette aux allergies, on choisit l'huile essentielle d'estragon (*Artemisa dracunculus*), de camomille matricaire (*Chamomilla recutita*) ou de tanaisie annuelle (*Tanacetum annuum*).
- Pour une personne sujette aux inflammations, aux tendinites (terrain inflammatoire), le choix doit se porte sur une huile essentielle riche en aldéhydes anti-inflammtoires, comme l'eucalyptus citronné (*Eucalyptus citriodora*) ou la citronnelle (*Cymbopogon nardus*).
- Pour traiter une personne hyperactive, ou anxieuse, on choisit une huile essentielle riche en esters et sesquiterpènes, ou en monoterpénols qui la calmeront : petit grain bigaradier (*Citrus aurantium*, feuilles), lavande fine (*Lavandula angustifolia*)...

Chaque terrain, c'est-à-dire ce qui définit les prédispositions physiologiques de la personne en termes de santé ou de maladie, peut ainsi être équilibré par son opposé complémentaire qu'il trouve dans l'huile essentielle adaptée. Il suffit pour cela de bien connaître les propriétés des familles chimiques de principes actifs ou de l'huile essentielle qui les contient.

En résumé, pour reprendre les préceptes de la médecine chinoise, un terrain *yin*, froid et humide, est équilibré par une huile essentielle *yang*, chaude et sèche. Cette logique, qui peut paraître binaire, a néanmoins constitué les fondements de la médecine médiévale, des médecines orientales (chinoise donc, mais aussi ayurvédique et tibétaine) et des médecines aborigènes d'Amérique du Sud, d'Amérique du Nord, d'Australie et d'Afrique, très souvent basées sur un référentiel de ce type, avec des oppositions de principes complémentaires.

L'approche hippocratique de l'aromathérapie

Les aromathérapeutes modernes, comme les naturopathes, utilisent souvent un référentiel un peu plus élaboré basé sur une logique « quaternaire », qui est reprise de celle du médecin grec classique Hippocrate, et qui suit la structure des 4 éléments basés sur les couples chaud/froid et sec/humide.

LES QUATRE ÉLÉMENTS		
HUMIDE	Eau	Air
SEC	Terre	Feu

Hippocrate, qui peut être considéré comme le père de la médecine occidentale (les médecins prêtent toujours le *Serment d'Hippocrate* avant d'exercer), s'est peut-être inspiré

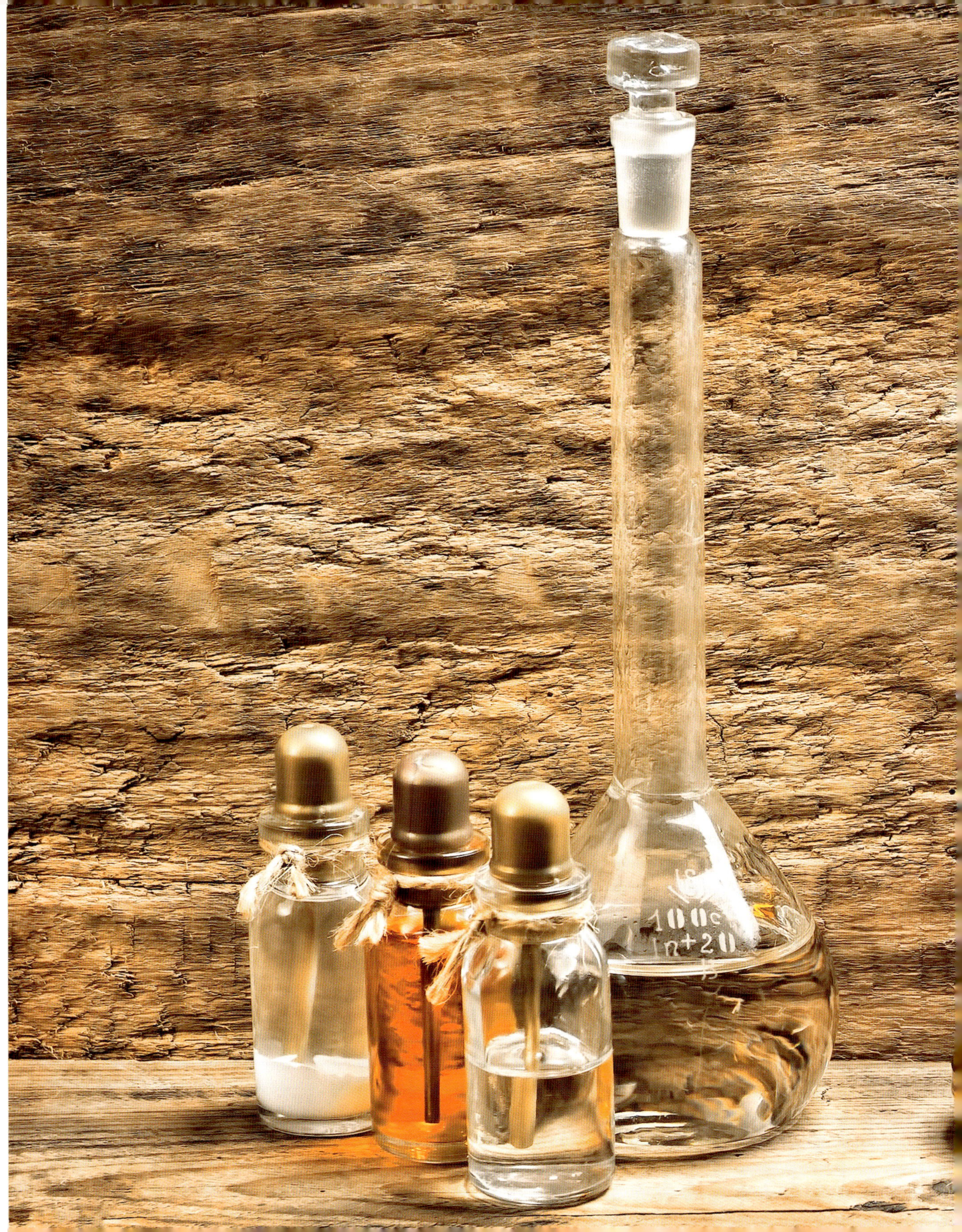

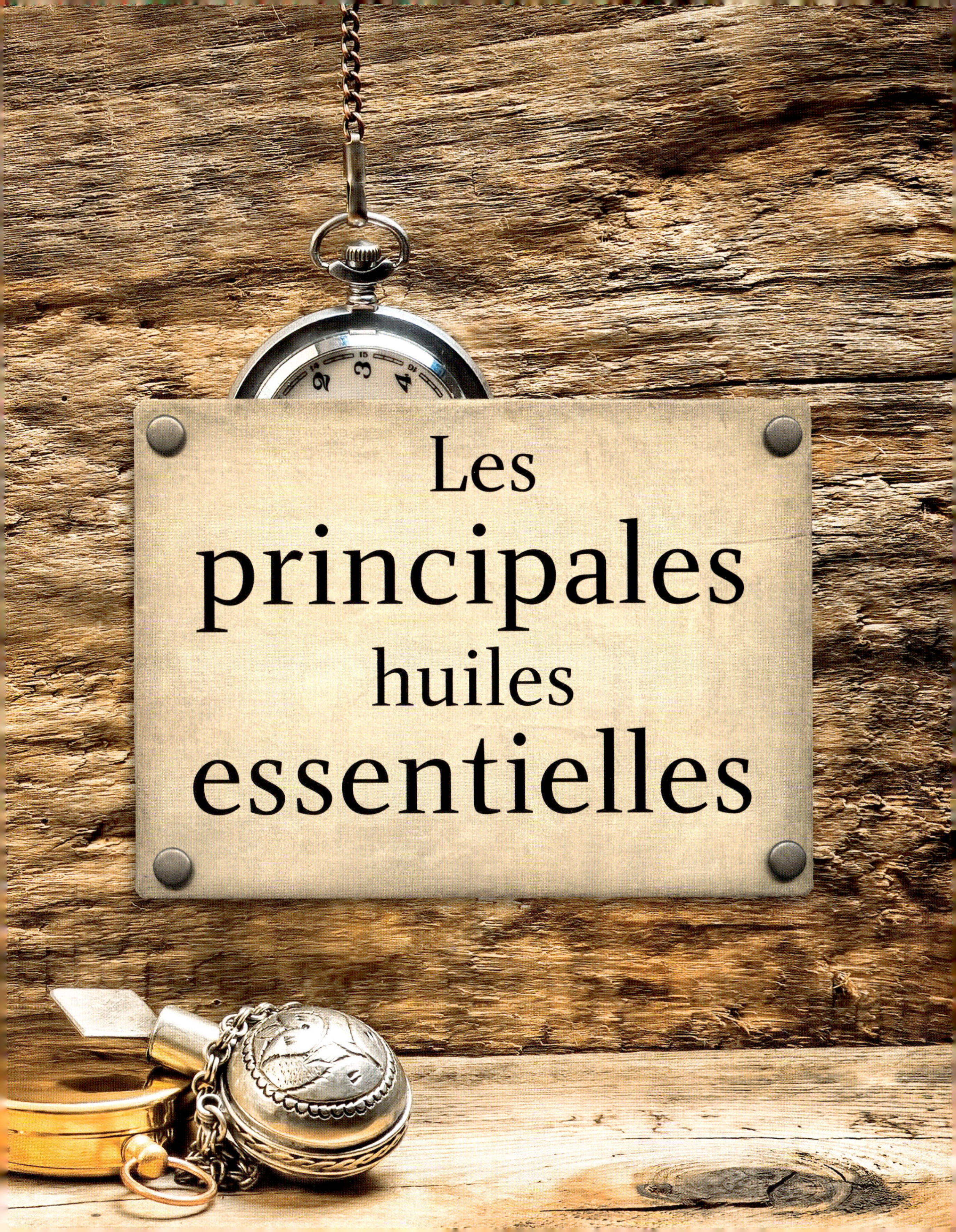
Les
principales
huiles
essentielles

Angélique

Nom latin : *Angelica archangelica*
Famille : Apiacées
Autres noms : angélique des jardins, angélique de Bohème, angélique des confiseurs, herbe aux anges, herbe ou racine du Saint-Esprit

C'est la forme ailée de son fruit qui lui a donné son nom d'ange protecteur, de par les vertus qu'on lui prêtait autrefois contre la magie noire et les épidémies. Ses propriétés apaisantes et antispasmodiques confirment aujourd'hui son rôle protecteur sur nos organes digestifs et notre système nerveux.

Ses vertus

• **L'huile essentielle de la racine** a une **action équilibrante et apaisante**, régulatrice du système nerveux. Elle combat efficacement les états de stress, d'angoisse et de fatigue, ainsi que les **troubles du sommeil liés à l'anxiété**.

• **Tonique** sur le plan physique, elle est aussi recommandée aux personnes convalescentes.

• Grâce à son action antispasmodique sur le système nerveux végétatif, elle peut **apaiser les troubles menstruels**.

• En usage externe, elle a un effet **anti-inflammatoire et circulatoire**, et peut avoir un impact positif sur les impatiences. Sur le plan émotionnel, elle peut aider une personne très émotive à s'ancrer, à reprendre confiance en elle et à prendre les bonnes décisions.

• **L'huile essentielle des semences** est **apéritive et digestive** : elle apaise les troubles digestifs et intestinaux par son action antispasmodique et carminative (contre les gaz et les ballonnements). Elle réduit aussi les inflammations du côlon (colite, entérite ou diarrhées). Sur le plan émotionnel, à plus forte dose, elle a une action relaxante et anxiolytique, indiquée en cas de troubles du sommeil ou de surmenage.

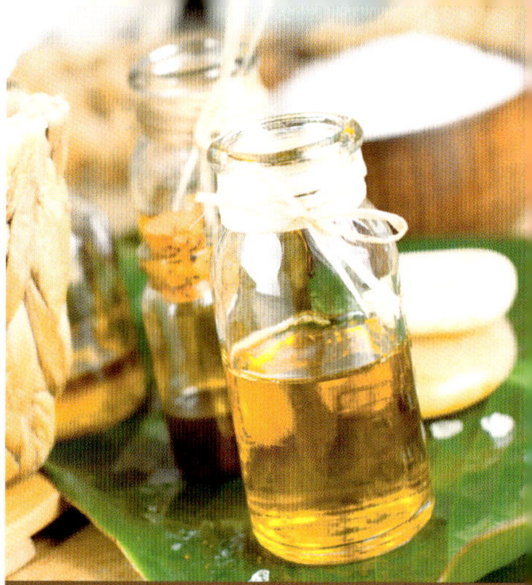

PARTIES DISTILLÉES

La racine et les semences

PRINCIPES ACTIFS

Racine : monoterpènes *(α-pinène, sabinène, δ-3 carène, α- et β-phellandrène, myrcène, limonène)*, **esters, furocoumarines** *(bergaptènes)*
Semences : monoterpènes *(α-pinène, β-phellandrène)*, **coumarines**

PAYS PRODUCTEURS

Europe du Nord *(France, Allemagne, Hollande...)*, **nord de l'Inde** *(Himalaya)*

COULEUR

HE de racine : jaune clair
HE de semences : incolore

ODEUR

HE de racine : boisée, épicée, avec une note de tourbe
HE de semences : anisée

PRIX

€ € €

Comment l'utiliser

> **En interne :** avant les repas, avalez 1 à 2 gouttes 3 fois par jour sur un support (dans une cuillère à café d'huile d'olive, de purée d'amande, de sésame ou de miel, ou un comprimé, de la mie de pain...) pendant 7 jours.

> **En externe :** appliquez 1 à 2 gouttes d'huile essentielle de racine d'angélique au plexus solaire ou à l'intérieur des poignets et massez quelques secondes en cas de stress. Pendant une période de convalescence, appliquez 1 à 2 gouttes sur la plante des pieds et massez 1 à 2 fois par jour pendant 7 jours.

Contre-indications et précautions d'emploi

Formellement déconseillée pendant la grossesse. Pas d'exposition au soleil après application locale ou absorption, car les furocoumarines sont photosensibilisantes. Appliquez-la de manière très localisée (intérieur des poignets, voûte plantaire).

RECETTE

Pour faciliter la digestion, versez dans une cuillère à soupe d'huile d'olive à avaler ou de vinaigrette :

- 1 goutte d'HE de semences d'angélique
- 1 goutte d'HE de menthe poivrée
- 1 goutte d'HE de basilic

Il est possible d'assaisonner une salade ou une entrée de crudités avec ce mélange pendant 7 jours.

> La plante et son histoire

Reconnaissable à ses petites fleurs blanches disposées en grosses boules, l'angélique est cultivée dans les jardins médicinaux des monastères dès le XIIIe siècle. Elle reçoit le surnom « d'herbe du Saint-Esprit » au XVIe siècle, car on lui prête à l'époque de grandes vertus pour prévenir les épidémies, de peste notamment. Les médecins s'en accrochaient autour du cou pour se protéger de la contamination. Elle acquiert une nouvelle popularité à partir du XVIIIe siècle, lorsque les sœurs du couvent la Visitation de Sainte-Marie, à Niort, créent la recette de la célèbre confiserie.

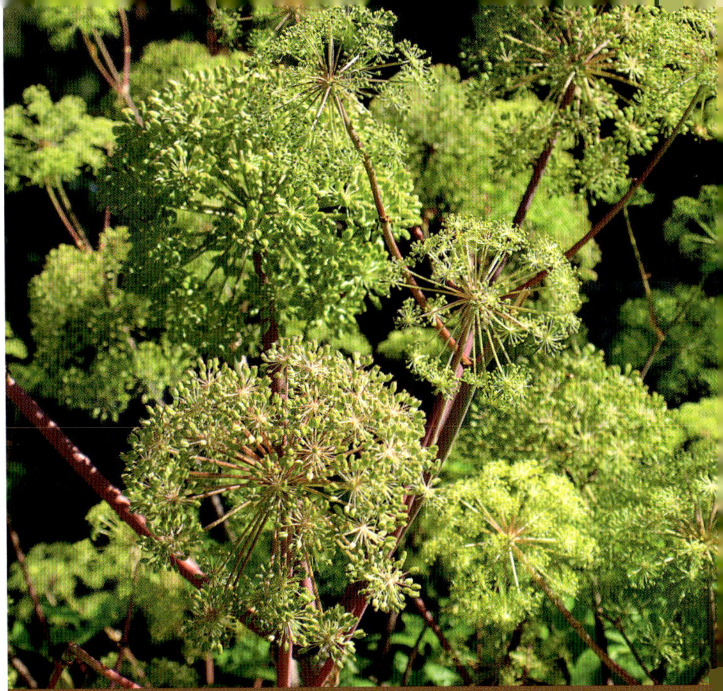

ASSOCIATIONS POSSIBLES

Avec les HE de basilic *(Ocimum basilicum)*, de cumin *(Cuminum cyminum)*, de menthe poivrée *(Mentha x piperita)*, de marjolaine *(Origanum majorana)* et d'estragon *(Artemisia dracunculus)*.

Digestive, apéritive (semences)
Sédative, équilibrante, relaxante (racine)

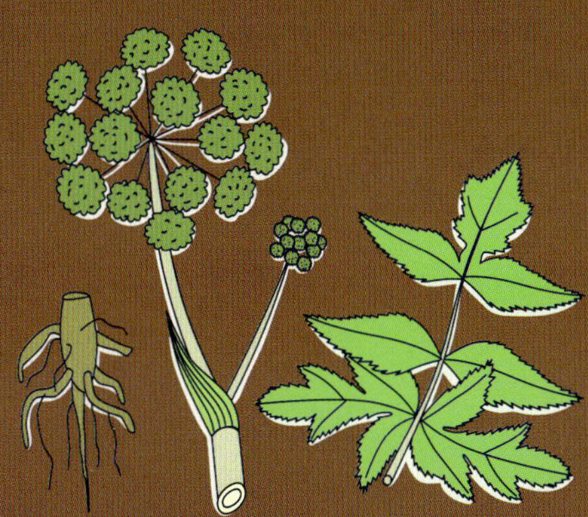

Basilic

Nom latin : Ocimum basilicum ssp. *basilicum*
Famille : Lamiacées
Autres noms : basilic tropical, basilic exotique, basilic indien

Vénéré en Inde dont il est originaire, le basilic occupe en Europe une place de choix dans la cuisine pour ses qualités aromatiques et condimentaires. Digestif par excellence, apaisant, il donne une huile essentielle de premier plan, dotée de puissantes vertus antispasmodiques.

Ses vertus

• **L'huile essentielle de basilic tropical** est un grand **remède de l'intestin et des problèmes digestifs** en général. Elle est vermifuge, antispasmodique, et a une action sur les gaz et les ballonnements qu'elle réduit (action carminative). Elle **apaise les nausées** et régularise le système nerveux autonome (lequel module les fonctions vitales). C'est un très bon **tonique digestif et hépatique**.

• Elle est aussi un remarquable anti-inflammatoire et antalgique des articulations : elle **soulage les rhumatismes, les tendinites**, l'arthrite et les douleurs locales, y compris celles de la polyarthrite rhumatoïde.

• Anti-infectieuse, elle est antibactérienne et antifongique. Mais c'est aussi un antiviral puissant : elle **peut agir sur les colites spasmodiques, les diarrhées, les gastro-entérites**, et elle peut également être conseillée contre les hépatites virales.

• Sur le plan émotionnel et psychique, elle **apaise l'anxiété, la spasmophilie, les troubles allergiques** (rhume des foins, par exemple). Elle lutte contre l'asthénie et la fatigue (surmenage), et elle a également des **propriétés sédatives et calmantes en cas d'angoisse, d'insomnie**, de choc émotionnel, voire de dépression.

• Elle a une action sur les congestions, comme celles du petit bassin chez la femme (troubles prémenstruels, dysménorrhée) ou de la prostate chez l'homme *(voir notamment la variété « feuilles de laitue »)*.

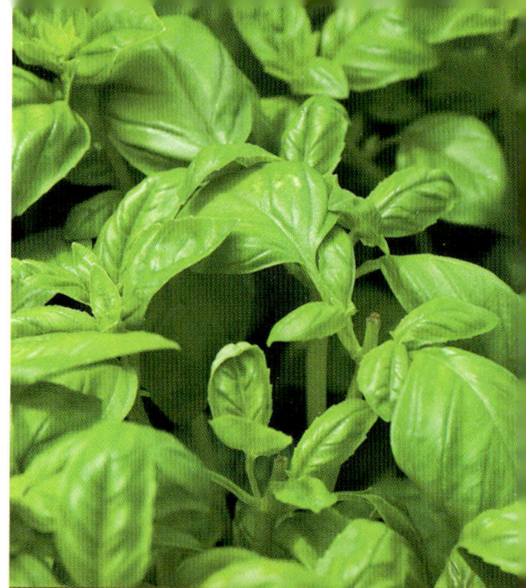

PARTIES DISTILLÉES

Les sommités fleuries

PRINCIPES ACTIFS

Phénols méthyl-éthers *(méthylchavicol jusqu'à 75 %)*, **monoterpénols** *(linalol 20 %, jusqu'à 50 % suivant les variétés)*

PAYS PRODUCTEURS

Inde, océan Indien, Viêtnam

COULEUR

Jaune pâle

ODEUR

Épicée, anisée, aromatique

PRIX

€

Comment l'utiliser

> **En interne :** après les repas, prenez 1 à 2 gouttes dans une cuillère à café d'huile d'olive, de purée d'amande, de sésame ou encore de miel, ou 1 goutte sur un support neutre (comprimé, mie de pain...) 3 fois par jour pendant 7 jours.

> **En externe :** appliquez localement au plexus solaire, bas-ventre, abdomen, éventuellement diluée à 20 % dans de l'huile végétale.

Contre-indications et précautions d'emploi

Elle peut être un peu irritante lorsqu'elle est utilisée pure sur la peau. Déconseillée les 3 premiers mois de la grossesse.

Autres usages

En cas de hoquet ou de crise d'allergie, prenez 1 goutte pure sur la langue 1 fois par jour. En cas de ballonnement ou de nœud à l'estomac, appliquez 1 goutte pure au plexus solaire.

> La plante et son histoire

Reconnaissable à ses grandes feuilles ovales d'un vert luisant, le basilic ne peut être cultivé en Europe qu'en été. C'est une plante annuelle de 50 cm de haut, qui porte des fleurs blanches, roses ou pourpres. Le nom de la plante vient du grec *basilikon* (royal), et son parfum raffiné est associé depuis l'Antiquité à la puissance divine et à la protection, par exemple contre la magie en Afrique. Il existe de nombreuses variétés de basilic : en aromathérapie, les plus courantes sont 3 sous-espèces du basilic commun, à feuilles de laitue, grand vert et petit basilic, avec des chémotypes différents suivant l'origine géographique. Le basilic sacré, ou tulsi (*Ocimum sanctus*), lui aussi originaire de l'Inde, est une espèce différente.

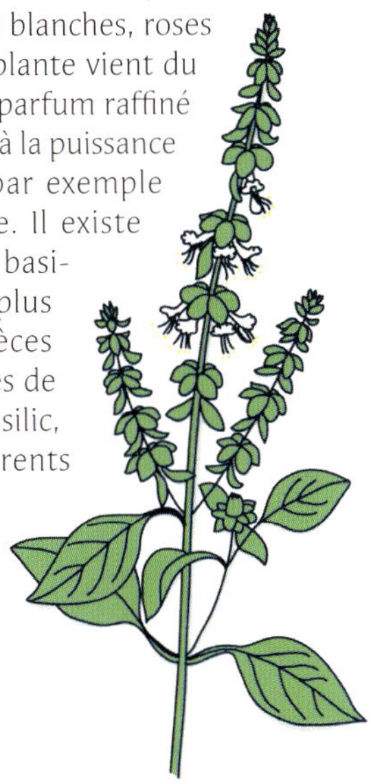

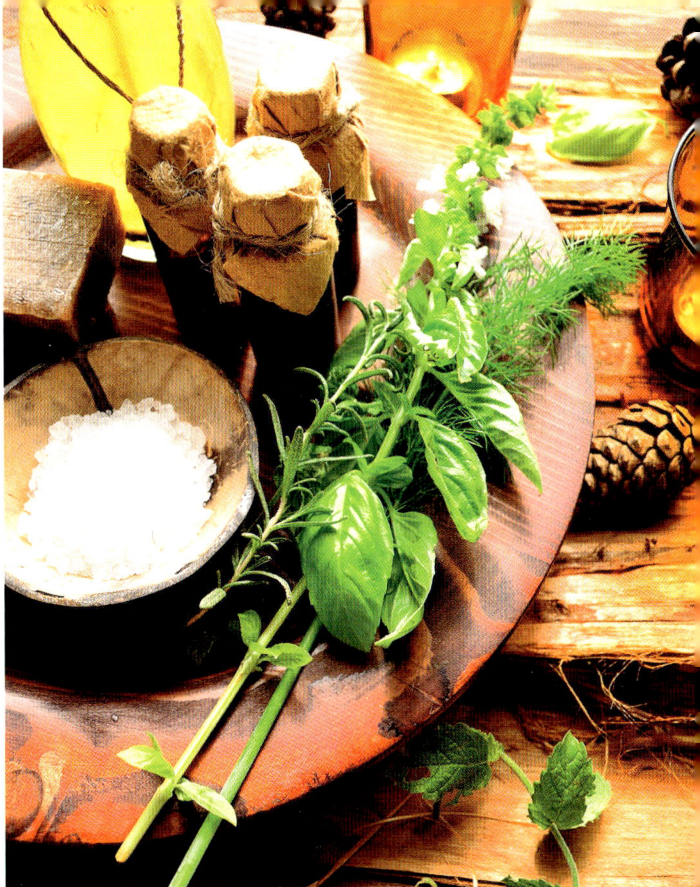

ASSOCIATIONS POSSIBLES

Pour favoriser la digestion, mélangez le basilic avec les HE d'estragon *(Artemisia dracunculus)*, de menthe poivrée *(Mentha x piperita)*, de marjolaine *(Origanum majorana)*, de cumin *(Cuminum cyminum)* et d'angélique en semences *(Angelica archangelica)*.

Digestive
Antispasmodique
Anti-inflammatoire
Antiseptique

Bigaradier

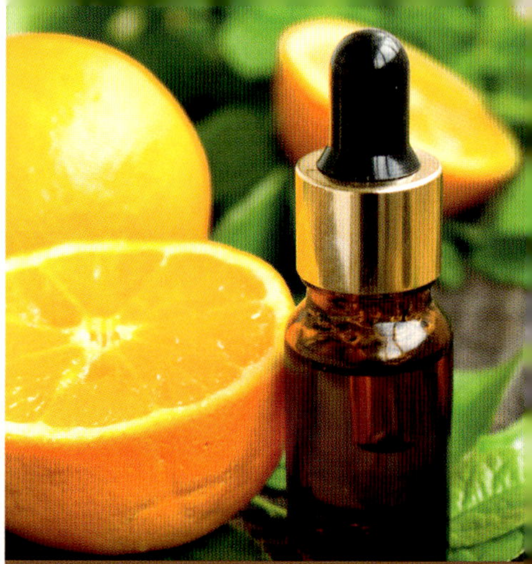

Nom latin : *Citrus aurantium* ssp. *amara*
Famille : Rutacées
Autres noms : oranger amer, oranger de Séville ; petit grain bigaradier, petit grain bigarade, néroli

Il s'agit en fait de l'oranger amer dont la fleur, la feuille et le zeste donnent 3 huiles essentielles différentes. L'huile essentielle des feuilles (ou petit grain bigaradier), comme celle du zeste, est très apaisante. Celle des fleurs, appelée néroli, est même antidépressive.

Ses vertus

• **L'huile essentielle de zeste** est apaisante, mais c'est aussi un tonique digestif qui **diminue les ballonnements** et flatulences causés par la dyspepsie ou l'aérophagie. Elle stimule la circulation veineuse. Également **calmante et sédative**, elle est efficace contre les tics compulsifs.

• **L'huile essentielle de petit grain bigaradier** est **anti-inflammatoire** (d'où son intérêt contre les rhumatismes), **anti-infectieuse** cutanée (utile en cas d'acné infecté ou de furoncle) et antiseptique des voix respiratoires, mais c'est surtout un **remarquable antispasmodique et un relaxant puissant**. Elle **régularise le système nerveux autonome** (le rythme cardiaque notamment) et est conseillée en cas d'anxiété, d'insomnie ou de fatigue nerveuse. Elle est indiquée également en cas de troubles hépatiques chroniques (hépatisme).

• **L'huile essentielle des fleurs** est un **tonique digestif**, indiqué également en cas d'hépatisme. Mais c'est surtout un rééquilibrant nerveux et un antidépresseur, **recommandé en cas d'insomnie ou d'épuisement psychique**. Elle agit aussi sur les colites spasmodiques d'origine nerveuse, et comme anti-infectieux sur les bronchites ou les otites. C'est enfin un tonique de la peau et, en particulier, un antiseptique cutané en cas d'acné.

Comment l'utiliser

> **En interne** : avalez 2 gouttes 3 fois par jour en dehors des repas sur un support (miel, huile d'olive, purée d'amande, mie de pain...) pendant 7 jours, pour les problèmes de sommeil notamment.

PARTIES DISTILLÉES

Les feuilles et les fleurs par distillation, le zeste par expression

PRINCIPES ACTIFS

Zeste : monoterpènes *(limonène > 90 %, myrcène)*, **esters, aldéhydes, furocoumarines**
Petit grain (feuilles) : esters *(acétate de linalyle 50 %, de géranyle)*, **monoterpénols** *(linalol 20-30 %, géraniol, α-terpinéol, nérol)*, **monoterpènes** *(myrcène...)*
Néroli (fleurs) : monoterpénols *(linalol 30 %, α-terpinéol, géraniol)*, **alcools sesquiterpéniques** *(transnérolidol)*, **monoterpènes** *(limonène, β-pinène...)*, **esters** *(acétate de linalyle)*, **aldéhydes**

PAYS PRODUCTEURS

Europe du Sud, Afrique du Nord *(Égypte, Maroc, Tunisie)*, **Paraguay**

COULEUR

HE de zeste : jaune
HE de petit grain : jaune pâle
HE de néroli : jaune pâle

ODEUR

HE de zeste : légèrement acidulée, typique des agrumes
HE de petit grain : touche florale
HE de néroli : fleurie, suave

PRIX

HE de zeste : €
HE de petit grain : €
HE de néroli : €€€

> En externe : appliquez 1 à 2 gouttes pures d'une des huiles essentielles sur le plexus et l'intérieur des poignets. En cas de choc émotionnel ou de stress, appliquez 1 goutte d'huile essentielle de néroli sur la langue ou au pli des coudes.

Contre-indications et précautions d'emploi

Elle est contre-indiquée pendant la grossesse. Il faut absolument éviter l'exposition au soleil après une application locale, ou même l'absorption de l'huile essentielle extraite du zeste, car celle-ci est photosensibilisante.

Autres usages

L'eau florale de néroli, ou fleur d'oranger, parfume les pâtisseries et favorise le sommeil des jeunes enfants (en spray sur le torse, en cas d'agitation ou de nervosité).

> La plante et son histoire

Arbre originaire de l'Asie du Sud-Est, aux feuilles vert clair et aux fleurs parfumées, le bigaradier est un arbre qui a été introduit en Europe dès le XIe siècle. Boutons, fleurs épanouies et fruits sont souvent présents simultanément sur le même arbre. Il a été distillé pour la première fois au XVIe siècle en Italie. C'est la princesse des Ursins, Marie-Anne de La Trémoille, qui lui a donné son nom. Il est cultivé aujourd'hui sur tout le pourtour méditerranéen et dans les zones tropicales.

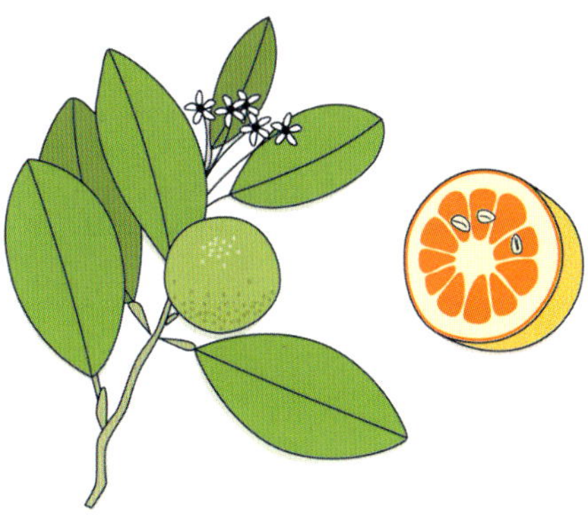

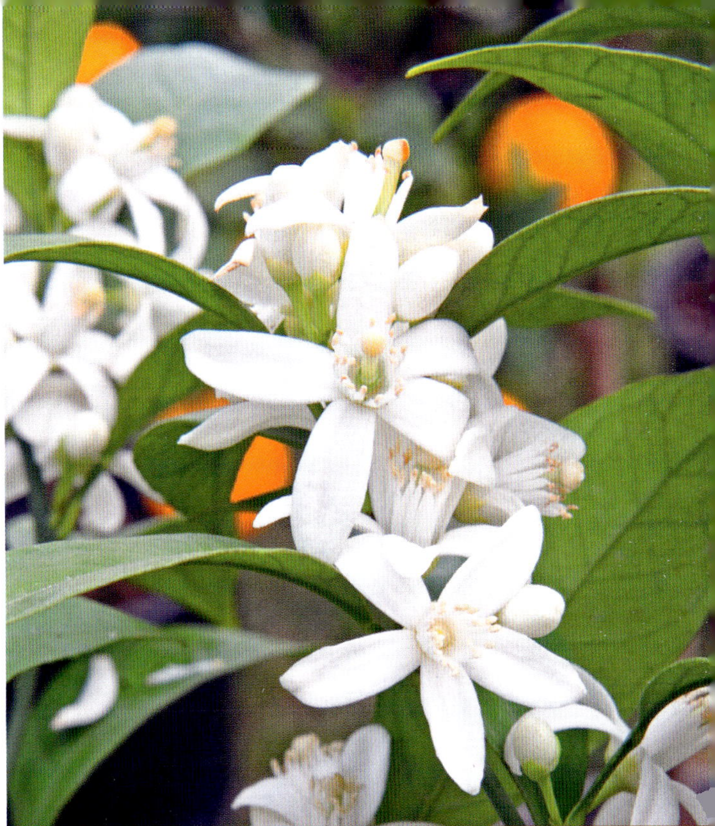

ASSOCIATIONS POSSIBLES

Avec d'autres HE apaisantes comme celles de basilic *(Ocimum basilicum)*, d'ylang-ylang *(Cananga odorata)*, d'encens *(Boswellia carterii)* et de camomille romaine *(Anthemis nobilis)*. Elles peuvent être mélangées à parts égales à 20 % dans une huile de massage, comme celle de jojoba par exemple *(Simmondsia chinensis)*.

Apaisante, anxiolytique, relaxante (petit grain)

Antispasmodique, anti-inflammatoire (petit grain)

Antidépressive (néroli)

Tonique hépatique et digestive (zeste)

Tonique veineuse (zeste)

Cajeput

Nom latin : *Melaleuca cajuputii* et *M. leucadendron* (cajeput du Viêtnam)
Famille : Myrtacées
Autres noms : cajeputier, cajeput vrai, cajuput

Le cajeput est un *Melaleuca,* de la même famille que le tea tree ou le niaouli, mais moins connu. C'est pourtant un très bon anti-infectieux lui aussi, efficace en particulier sur les voies respiratoires et les sphères intestinale et génitale.

Ses vertus

• **L'huile essentielle de cajeput** est antiseptique, **désinfectante des voies respiratoires et expectorante**. Elle convient pour tous les problèmes ORL.

• Elle est aussi décongestionnante veineuse et peut être mise à profit pour **soulager les varices et les hémorroïdes**. Elle s'avère, en outre, aussi active contre les infections intestinales ou urinaires. À l'instar des huiles essentielles des autres plantes du genre *Melaleuca*, l'huile essentielle de cajeput est un **antiviral efficace** et un antigrippal en cas d'épidémie.

• Elle est aussi indiquée **pour protéger la peau lors de radiothérapies** (à condition que la peau soit bien sèche au moment des séances) ou comme traitement contre l'herpès (notamment l'herpès génital), le zona, les infections à papillomavirus (verrues génitales, papillomes du col de l'utérus), mais aussi contre le psoriasis et le pityriasis. C'est une huile essentielle plus agréable pour la peau que celle du tea tree, notamment par son parfum plus proche de l'eucalyptus.

• Comme elle est aussi analgésique, elle peut être conseillée **contre les névralgies dentaires**, les névrites en général, ou encore **contre les douleurs articulaires et musculaires**.

Comment l'utiliser

› **En interne** : en dehors des repas, prenez 1 à 2 gouttes 3 fois par jour sur un support (une cuillère à café d'huile d'olive, de purée d'amande ou de miel, ou un comprimé neutre) pendant 7 jours.

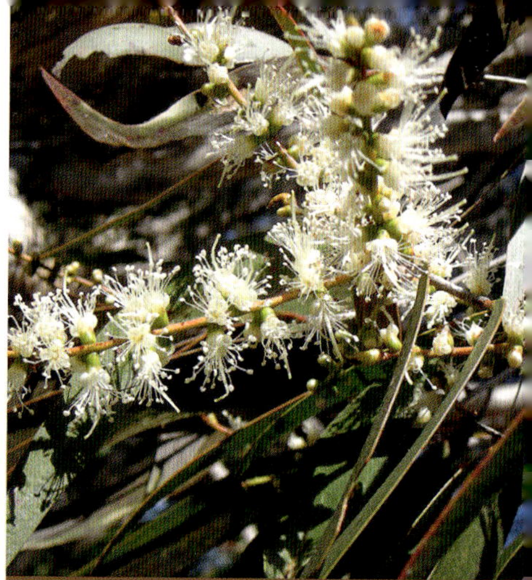

PARTIES DISTILLÉES

Les feuilles

PRINCIPES ACTIFS

Oxydes majoritaires *(1.8 cinéole 60 %)*, **monoterpénols** *(α-terpinéol 11 %, linalol 3 %, terpinène-1-ol-4)*, **monoterpènes** *(limonène 5 %, α-pinène, α-thujène, β-pinène)*, **sesquiterpènes** *(β-caryophyllène, α-humulène, α- et β-sélinènes)*

PAYS PRODUCTEURS

Originaire d'Indonésie et de Malaisie *(Moluques, Célèbes)*, **elle est produite aujourd'hui aux Philippines, en Australie, en Chine et au Viêtnam**

COULEUR

Vert clair

ODEUR

Fraîche, boisée, proche de l'eucalyptus

PRIX

€

> En externe : prenez pure localement (sur l'herpès) ou diluée à 20 % dans une base de massage (l'huile de jojoba, par exemple) pour décongestionner le système veineux ou les voies respiratoires.

Contre-indications et précautions d'emploi

Aucune contre-indication, mais à éviter pendant la grossesse, en particulier durant les 3 premiers mois. Elle est aussi déconseillée aux asthmatiques.

Autre usage

Appliquez localement 1 goutte d'HE de cajeput dans une cuillère à café d'huile végétale de millepertuis sur les hémorroïdes.

> La plante et son histoire

Moins célèbre que ses cousins – le niaouli et le tea tree ou arbre à thé –, le cajeput s'est néanmoins fait connaître à partir du XVIIe siècle pour l'efficacité antiseptique et la douceur de son huile essentielle. Originaire d'Asie du Sud-est, cet arbre de bonne taille possède une écorce blanche (en langue malaise, *kaju putih* signifie « bois blanc »), qui se détache par copeaux et qui est récoltée pour être distillée. Le cajeput, comme toutes les Myrtacées, est une plante à 1.8 cinéole (autrefois appelé « eucalyptol »), dont l'efficacité contre les affections respiratoires n'est plus à démontrer. C'est le cajeput du Viêtnam (*Melaleuca leucadendron*) qui est commercialisé le plus souvent ; sa composition et ses propriétés sont très voisines du *Melaleuca cajuputii*.

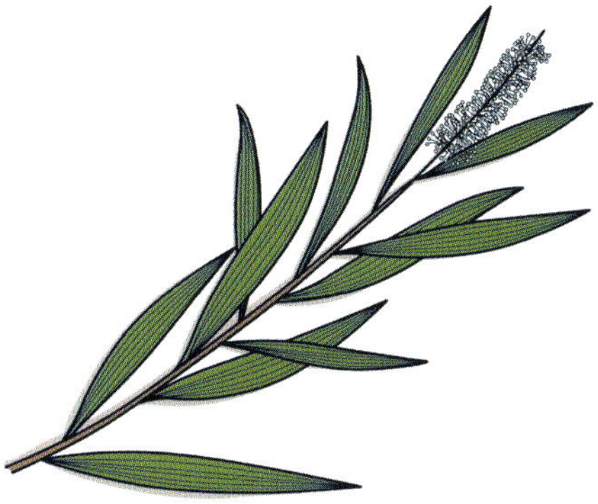

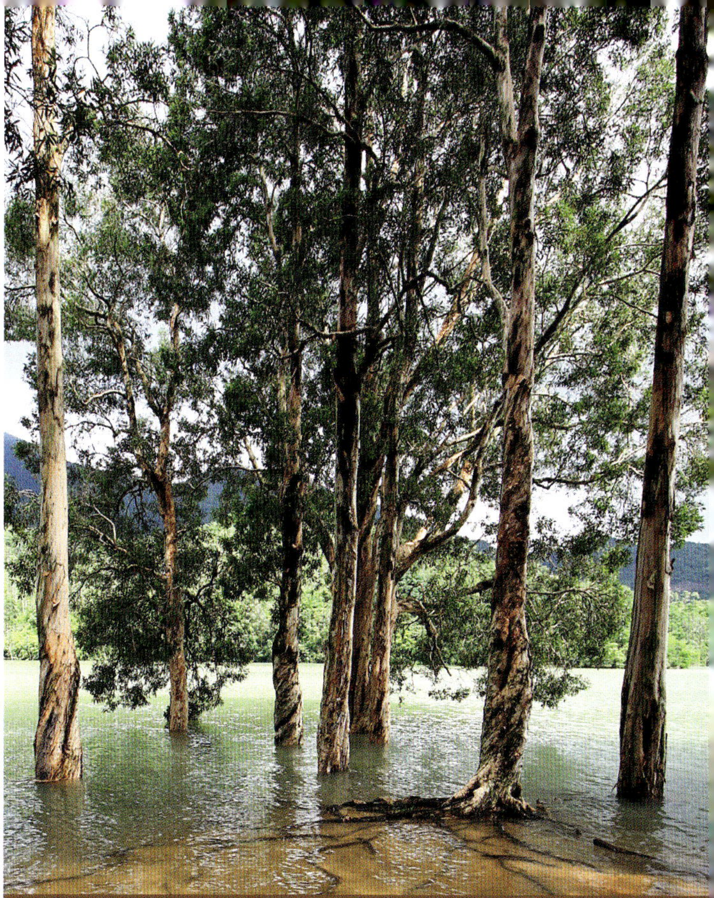

ASSOCIATIONS POSSIBLES

Comme antiviral, avec les HE de tea tree *(Melaleuca alternifolia)*, **de niaouli** *(Melaleuca viridiflora)*, **de ravintsara** *(Cinnamomum camphora* ct 1.8 cinéole), **de mandravasarotra ou saro** *(Cinnamosma fragrans)*, **ou avec des HE anti-bactériennes comme l'origan** *(Origanum compactum)* **ou la cannelle** *(Cinnamomum zeylanicum)*.

Antivirale et antibactérienne
Anti-infectieuse des voies respiratoires
Analgésique locale
Décongestionnante veineuse

Cannelle

Nom latin : Cinnamomum verum (= C. zeylanicum)
Famille : Lauracées
Autres noms : cannelle de Ceylan

À l'instar de l'origan compact, l'écorce de cannelle donne sans conteste l'huile essentielle anti-infectieuse la plus puissante contre les bactéries. Son parfum doux et sucré est particulièrement agréable, mais elle est à manier avec précaution, car elle est agressive pour la peau.

Ses vertus

• L'huile essentielle d'écorce est **anti-infectieuse**. Elle est très efficace contre les bactéries, les virus, les champignons responsables des mycoses, et même contre les parasites, notamment les vers intestinaux. Antalgique et antiseptique, elle est **souveraine en cas d'abcès dentaire**. Son action antiseptique peut être mise à profit contre les infections urinaires (cystite), gynécologiques (vaginites), intestinales (diarrhées et gastro-entérites) ou pulmonaires (bronchites).

• L'huile essentielle d'écorce est aussi un **tonique général et sexuel**, avec un côté très yang. Elle stimule aussi l'immunité. **En cas de fatigue psychique**, elle se révèle antidépressive. Elle **fluidifie le sang** et se montre légèrement emménagogue (action positive sur les règles). Selon certains, elle ferait aussi baisser la glycémie.

• L'huile essentielle des feuilles est elle aussi **anti-infectieuse**, antibactérienne, antivirale et antifongique (mais un peu moins forte que l'HE d'écorce). Elle est également **tonique et stimulante**. Sa composition est proche de celle du clou de girofle, car elle a le même constituant essentiel : l'eugénol.

Comment l'utiliser

> **En interne :** diluez l'huile essentielle, surtout celle de l'écorce, dans une huile végétale : 1 goutte dans une cuillère à café d'huile d'olive, 3 fois par jour pendant 7 jours au maximum, et de préférence sur les conseils d'un aromathérapeute. N'hésitez pas à l'associer à une tisane (mélangez à parts égales *Desmodium adscendens* et chardon-Marie, *Silybum marianum*) ou aux huiles essentielles de thym à thujanol ou d'origan Kaliteri, qui toutes deux protègent le foie.

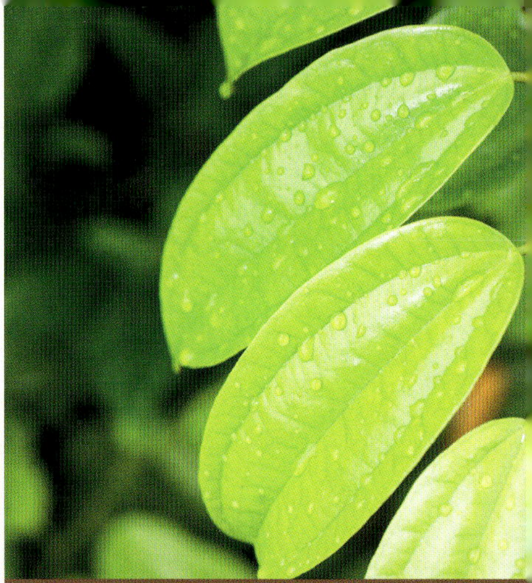

PARTIES DISTILLÉES

L'écorce et les feuilles

PRINCIPES ACTIFS

HE de l'écorce : aldéhyde aromatique *(cinnamaldéhyde 50 à 70 %)*, **phénols** *(eugénol 10 %)*, **esters** *(acétate de cinnamyle, benzoate de benzyle)*, **monoterpénols** *(linalol)*, **sesquiterpènes** *(β-caryopyllène)*, **coumarines** *(faibles)*
HE de feuilles : phénols *(eugénol 70 à 80 %)*, **esters** *(acétate de cinnamyle, benzoate de benzyle)*, **sesquiterpènes** *(β-caryophyllène, α-phellandrène)*, **aldéhydes**

PAYS PRODUCTEURS

Sri Lanka *(ex-Ceylan)*, **Madagascar, Indonésie**

COULEUR

HE de l'écorce : brun rouge
HE de feuilles : jaune clair

ODEUR

HE de l'écorce : épicée, sucrée
HE de feuilles : poivrée, proche du giroflier

PRIX

HE de l'écorce : € € €

HE de feuilles : € €

> **En externe :** diluez à 5 à 10 % maximum dans une huile végétale (de jojoba, macadamia...), surtout l'HE d'écorce, pour une base de massage tonique (ne faites pas d'application sur le visage, même après dilution).

Contre-indications et précautions d'emploi

L'huile essentielle d'écorce de cannelle est dermocaustique (elle peut brûler la peau), il faut donc la diluer à 10 % au maximum. Son usage est interdit chez les enfants de moins de 7 ans, les femmes enceintes ou allaitantes. Il y a des risques éventuels d'allergies (au benzoate de benzyle, en particulier).

Autre usage

En diffusion, un mélange d'HE d'orange (*Citrus sinensis*) et de cannelle apporte une atmosphère tonique et épicée.

> La plante et son histoire

Plante emblématique de la route des épices et utilisée depuis le Moyen Âge en Europe, la cannelle faisait déjà partie de la médecine chinoise, il y a 5 000 ans. Le cannelier est un arbre qui pousse dans les forêts tropicales et qui atteint 10 m de haut. Son écorce est récoltée tous les 2 ans à la saison des pluies. Comme toutes les Lauracées, il porte des feuilles longues et robustes, d'un vert luisant, et des grappes de fleurs blanches, qui donnent de petites baies rouges.

Il existe une cannelle de Chine (*Cinnamomum cassia*), moins chère, mais qui est contre-indiquée si l'on prend des anticoagulants car elle contient des coumarines.

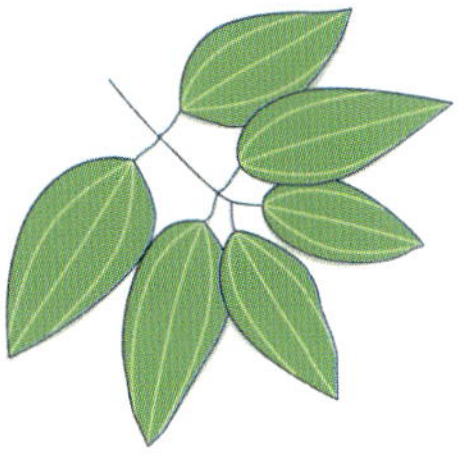

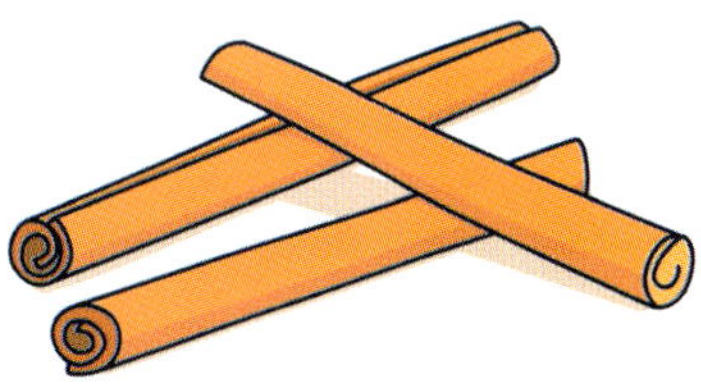

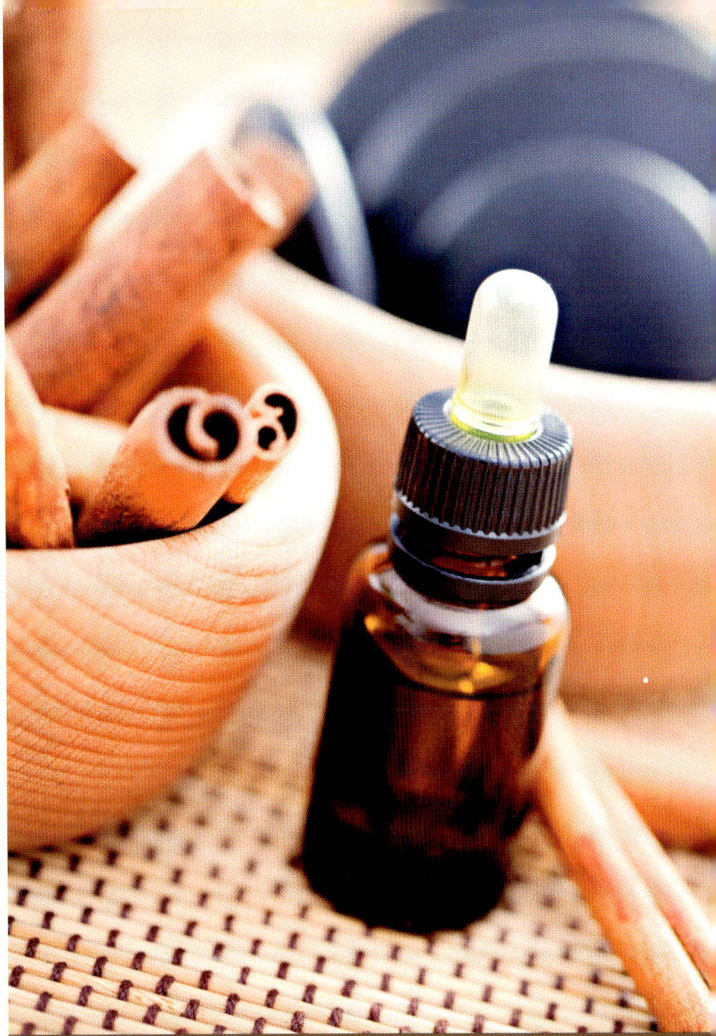

ASSOCIATIONS POSSIBLES

Avec d'autres anti-infectieux puissants, comme les HE d'origan compact *(Origanum compactum)*, de thym à thymol *(Thymus vulgaris* ct thymol)... sans oublier d'y associer une HE qui protège le foie *(voir Comment l'utiliser, ci-contre)*.

Anti-infectieuse exceptionnelle : antibactérienne, antivirale, antifongique et antiparasitaire

Tonique générale et sexuelle

Cèdre de l'Atlas

Nom latin : Cedrus atlantica
Famille : Abiétacées
Autres noms : cèdre de l'Atlantique, cèdre du Maroc

Grand arbre majestueux du pourtour méditerranéen (Liban, Maroc), le cèdre est vénéré depuis l'Antiquité pour la qualité de son bois, qui est très résistant. Son huile essentielle est un remède majeur de la cellulite, mais c'est aussi un antiseptique respiratoire.

Ses vertus

• **L'huile essentielle de cèdre de l'Atlas** est un **puissant antiseptique des voies respiratoires** et de la sphère gynéco-urinaire. C'est aussi un tonique veineux et lymphatique, **en cas de congestion ou de stase veineuse** ou lymphatique. Elle est également efficace comme mange-graisses en application locale, par exemple **contre la cellulite**. Elle est tout à fait indiquée pour un drainage lymphatique, en entrant dans la composition d'une huile de massage *(voir la recette ci-contre)*.

• Elle aurait une **action intéressante contre l'artériosclérose**, en soutenant le système artériel et en ayant *a priori* une action régénératrice sur les tissus vasculaires. Elle favorise aussi la cicatrisation.

• Elle peut décongestionner la prostate. En dermatologie, on peut exploiter son action antiseptique et anti-démangeaisons, **contre le psoriasis ou l'eczéma** par exemple. C'est aussi un antimite efficace.

• Du point de vue émotionnel, on lui attribue des vertus d'ancrage et de résistance aux événements anxiogènes.

Comment l'utiliser

› **En externe :** diluez l'huile essentielle de cèdre à 20 % dans une huile végétale (de jojoba, macadamia...) pour en faire une base de massage. Elle peut aussi être utilisée en diffusion ou en inhalation (2 gouttes dans un bol d'eau chaude). Contre les mites ou les insectes, versez 1 à 2 gouttes sur un morceau de pierre ponce ou de bois de cèdre, que vous placerez dans les armoires.

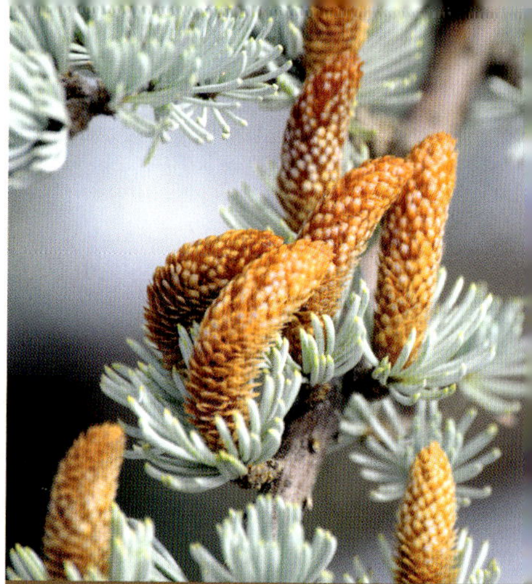

PARTIES DISTILLÉES

Le bois

PRINCIPES ACTIFS

Sesquiterpènes *(α-, β- et γ-himachalènes : respectivement 15-20 %, 40-50 % et 10 %, longifolène, α-cédrène),* **sesquiterpénones** *(cis- et trans-α-, β- et γ-atlantones, au total 5 à 6 %),* **sesquiterpénols** *(cédrol, calaménol, atlantol...)*

PAYS PRODUCTEURS

Afrique du Nord *(Maroc)*

COULEUR

Jaune

ODEUR

Résineuse, chaude, boisée, balsamique

PRIX €

Anticellulite et « mange-graisses »
Tonique veineuse et lymphatique
Antiseptique respiratoire
Antimites

Contre-indications et précautions d'emploi

L'usage interne est à éviter, l'huile essentielle de cèdre est neurotoxique et abortive à fortes doses. Elle est donc déconseillée pendant la grossesse et l'allaitement, aux nourrissons, ou en cas d'antécédents de cancers hormono-dépendants. Ne la confondez pas avec le cèdre de Virginie (*Juniperus virginiana*) ou avec le cèdre blanc qui, lui, pousse au Canada (*Thuja occidentalis*) et est fortement neurotoxique.

Autre usage

On peut l'utiliser diluée à 10 % dans l'huile de ricin (*Ricinus communis*) ou d'argan (*Argania spinosa*) pour tonifier le cuir chevelu.

RECETTE

On peut l'associer à d'autres huiles essentielles pour composer une huile de massage contre la cellulite :

> 4 ml d'HE de cèdre de l'Atlas
> 4 ml d'HE de cyprès
> 4 ml d'HE de citron
> Huile végétale d'amande douce en quantité suffisante pour compléter un flacon de 60 ml

Attention, n'appliquez pas ce mélange avant une exposition au soleil, car il est photosensibilisant.

> La plante et son histoire

Le cèdre de l'Atlas est un arbre immense, qui peut atteindre 50 m de haut et l'âge vénérable de 1500 ans ou plus. Il fournit un bois très résistant et de couleur rouge-brun. Il était utilisé par les civilisations du Moyen-Orient (Assyrie, Égypte) pour la construction des palais, des bateaux, des meubles et des sarcophages. On lui attribuait des vertus d'incorruptibilité, que confirme la résistance de certains vestiges archéologiques. C'est un symbole de longévité et de solidité. Il existe 2 autres espèces : le cèdre du Liban (*Cedrus Libani*) et le cèdre de l'Himalaya (*Cedrus deodara*), originaire du Népal et de l'Inde.

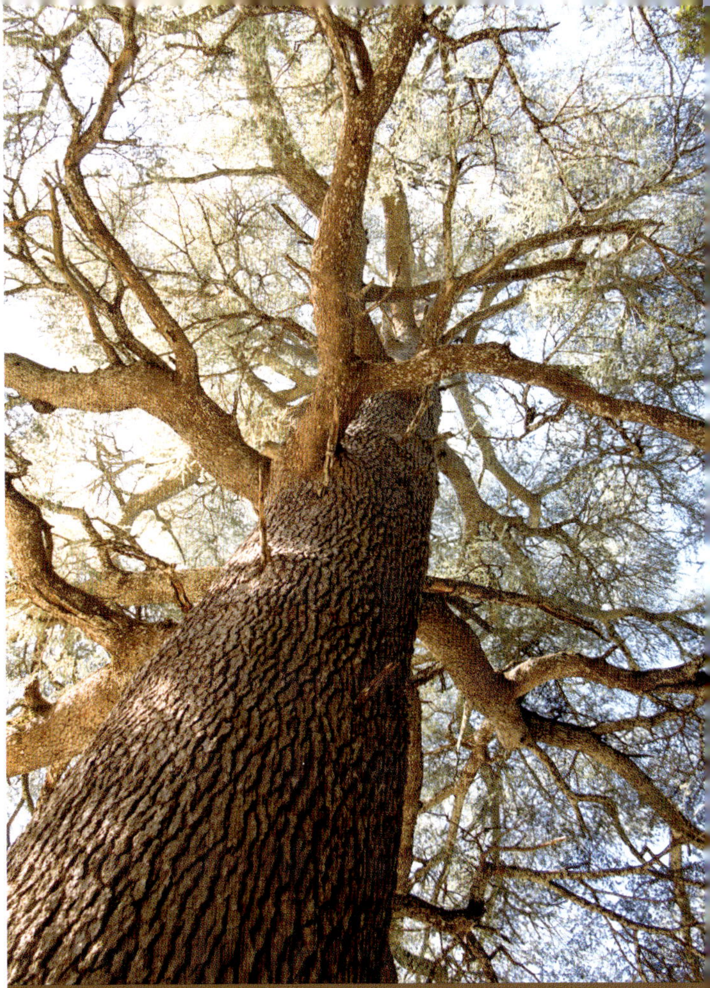

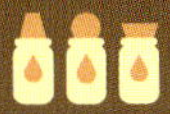

ASSOCIATIONS POSSIBLES

Pour leurs effets mange-graisses, avec les HE de citrus : zestes de citron (*Citrus limonum*), d'orange (*Citrus sinensis*), de pamplemousse (*Citrus x paradisii*) et de mandarine (*Citrus reticulata*). Pour composer une huile de massage anticellulite, avec de l'HE de cyprès (*Cupressus sempervirens*), mais en évitant toute exposition au soleil après application.

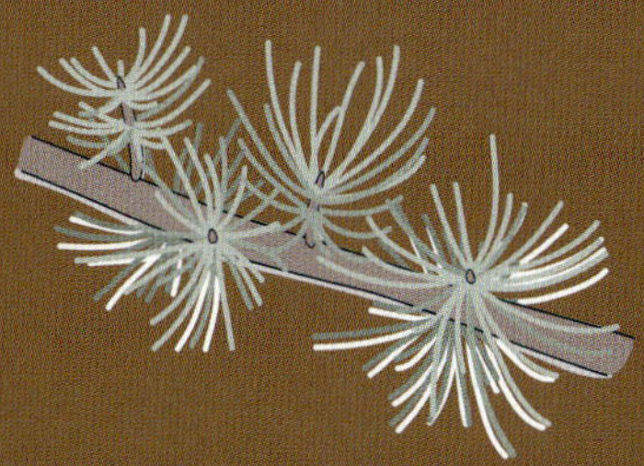

Ciste ladanifère

Nom latin : *Cistus ladaniferus* (= *C. ladanifer*)
Famille : Cistacées
Autre nom : ciste à gomme

Arbuste caractéristique de la flore corse, le ciste ladanifère donne une huile essentielle rare, particulièrement intéressante pour arrêter un saignement, cicatriser ou régénérer la peau. Elle a par ailleurs prouvé son intérêt dans le traitement des maladies auto-immunes.

Ses vertus

• **L'huile essentielle de ciste ladanifère** est antihémorragique et cicatrisante : c'est le remède de premier secours auquel on peut penser **pour arrêter rapidement un saignement**. Elle est également remarquable pour **favoriser la régénération de la peau** (contre les rides et vergetures, par exemple) ou pour soigner différents problèmes cutanés : acné, intertrigo, psoriasis... Par son **effet antivieillissement**, elle prévient aussi contre les artérites.

• Elle est **antivirale**, donc indiquée dans le traitement des maladies comme la varicelle, la grippe ou la rougeole. Elle recèle d'autres propriétés intéressantes pour le système immunitaire : le ciste ladanifère est en effet immunomodulant, c'est-à-dire qu'il **modère les réactions inflammatoires et immunitaires de l'organisme**. Des recherches scientifiques sont en cours pour évaluer son efficacité dans le traitement des pathologies auto-immunes (polyarthrite rhumatoïde, maladie de Crohn, sclérose en plaques, etc.) dans lesquelles le système immunitaire se retourne contre l'organisme.

• **Enfin, l'huile essentielle de ciste ladanifère régule le système nerveux autonome :** elle est efficace en cas de dystonie neurovégétative, c'est-à-dire de troubles des fonctions vitales – troubles digestifs, palpitations, etc. – d'origine nerveuse. Elle est aussi neurostimulante : elle est conseillée en cas d'insomnie ou d'épuisement.

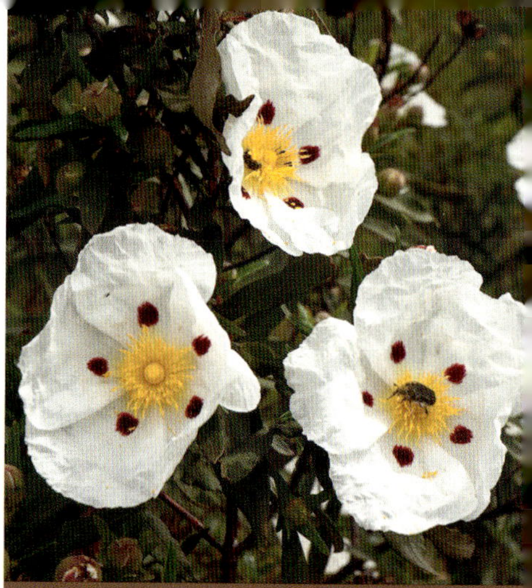

PARTIES DISTILLÉES

Les rameaux feuillus

PRINCIPES ACTIFS

Monoterpènes *(α-pinène 35-40 %, camphène, limonène, paracymène...)*, **monoterpénols** *(bornéol 3 %, viridiflorol, transpinocarvéol)*, **esters** *(acétate de bornyle 3 %, de linalyle...)*, **aldéhydes, phénols, cétones** *(isopinocamphone, pinocarvone)*, **acides**

PAYS PRODUCTEURS

Originaire de Corse et du pourtour méditerranéen, elle est produite aujourd'hui en France, au Portugal et en Espagne

COULEUR

Incolore

ODEUR

Forte, poivrée, épicée, ambrée

PRIX

€ € €

Comment l'utiliser

> En interne : pendant 7 jours, prenez 1 à 2 gouttes 3 fois par jour sur un support neutre comme de la mie de pain, une cuillère à café de purée d'amande, de miel ou d'huile d'olive ou un comprimé d'acérola.

> En externe : appliquez 2 gouttes pures en local sur une coupure, 2 à 4 fois par jour. Elle peut être diluée à 20 % (à 5 % pour les soins du visage) dans une huile végétale pour concocter une huile de soin de la peau.

Contre-indications et précautions d'emploi

Aucune contre-indication connue, mais à éviter pendant les 3 premiers mois de la grossesse. N'en prenez pas non plus en cas de traitements anticoagulants.

Autre usage

Comme pour l'huile essentielle de bois de rose (*Aniba rosaeodora*) ou de bois de Hô (*Cinnamomum camphora* ct linalol), il est possible de verser 1 goutte d'huile essentielle de ciste ladanifère dans votre crème de jour pour obtenir un antirides.

> La plante et son histoire

Dans le paysage corse, le ciste est un arbuste typique de la flore méditerranéenne. Il atteint 2,50 m de haut, porte des feuilles lancéolées au vert brillant, dont le dessous est blanchâtre, et de grandes fleurs blanches (qui font jusqu'à 10 cm de diamètre) à 5 pétales, avec une tâche de couleur rose ou rouge à la base. Le ciste était utilisé dans l'Antiquité pour certains rituels religieux, mais aussi dans des produits de beauté. Malgré son prix élevé, son huile essentielle est devenue aujourd'hui l'un des remèdes incontournables de l'aromathérapie.

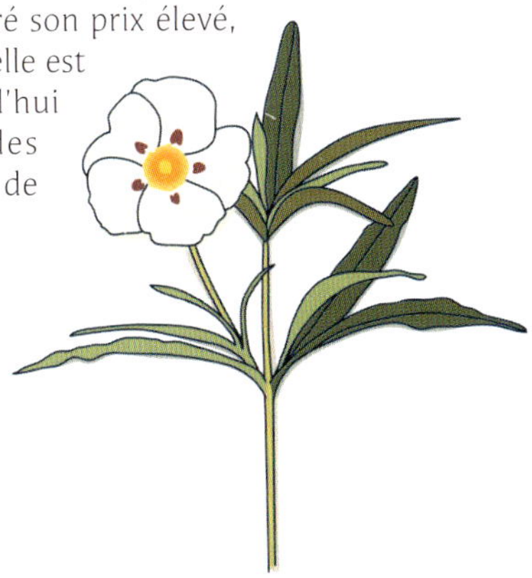

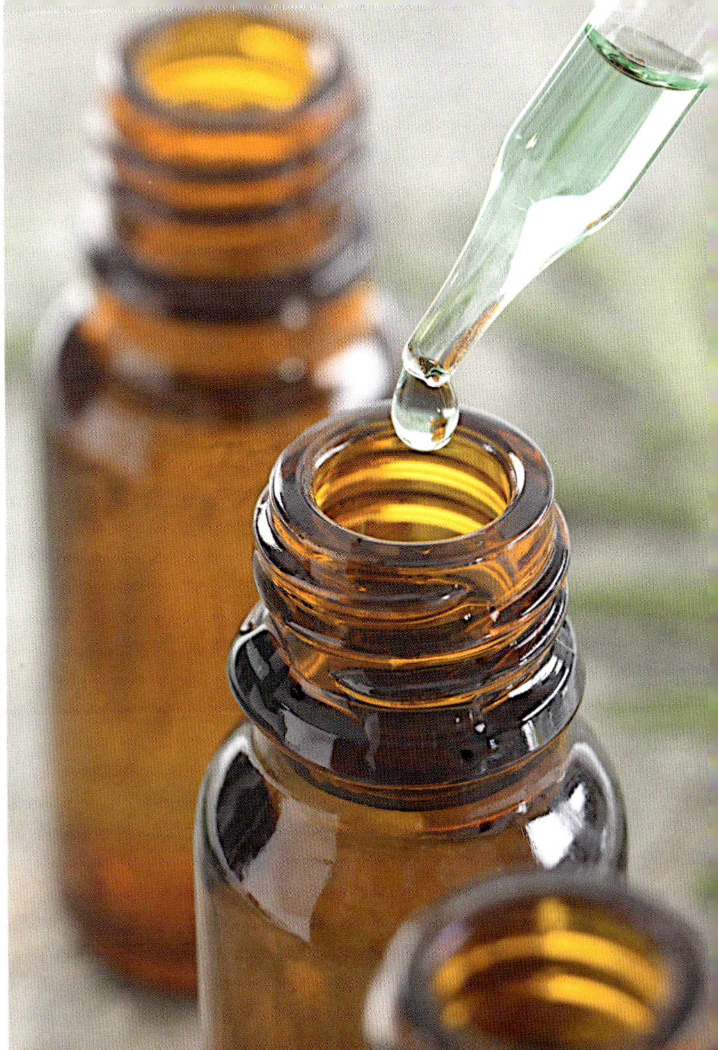

ASSOCIATIONS POSSIBLES

Avec les HE de bois de Hô (*Cinnamomum camphora* ct linalol), de rose de Damas (*Rosa damascena*), de géranium rosat (*Pelargonium x asperum*) et de rose musquée du Chili (*Rosa rubiginosa*), pour composer une huile de massage qui ralentit le vieillissement de la peau.

Antihémorragique

Cicatrisante et régénérante de la peau

Immuno-modulante

Citron

Nom latin : *Citrus limonum*
Famille : Rutacées

Originaire de l'Inde, le citron est cultivé depuis 2 000 ans en Méditerranée. C'est un excellent désinfectant de l'air. Son huile essentielle a des propriétés à la fois anti-infectieuses et circulatoires. C'est également un remède de la cellulite et un draineur des calculs urinaires.

Ses vertus

• L'huile essentielle du zeste de citron est antiseptique : elle est particulièrement **efficace en diffusion pour assainir l'atmosphère en cas d'épidémie**. C'est aussi un antibactérien et un antiviral.

• En ce qui concerne la sphère digestive, elle **soutient le foie et le pancréas**. Elle peut être conseillée aussi bien pour ses vertus digestive, apéritive, carminative et drainante que pour son effet mange-graisses.

• Comme elle fluidifie le sang, elle peut lutter **contre la fragilité capillaire** (elle tonifie les systèmes lymphatique et veineux) et la cellulite en usage externe, par exemple dans le cadre d'un drainage lymphatique par des massages (à condition d'éviter ensuite de s'exposer au soleil). Prise en interne, elle peut aider à **dissoudre les calculs rénaux**.

• L'huile essentielle des feuilles (petit grain) agit **contre les allergies respiratoires**. En onction sur l'abdomen, elle facilite, par son action dépurative, la digestion. Capable de **modérer le système neurovégétatif**, c'est aussi un régulateur du rythme cardiaque.

Comment l'utiliser

› **En interne** : versez 1 à 2 gouttes 3 fois par jour dans une cuillère à café de miel, d'huile d'olive, de purée d'amande ou de sésame pendant 7 jours.

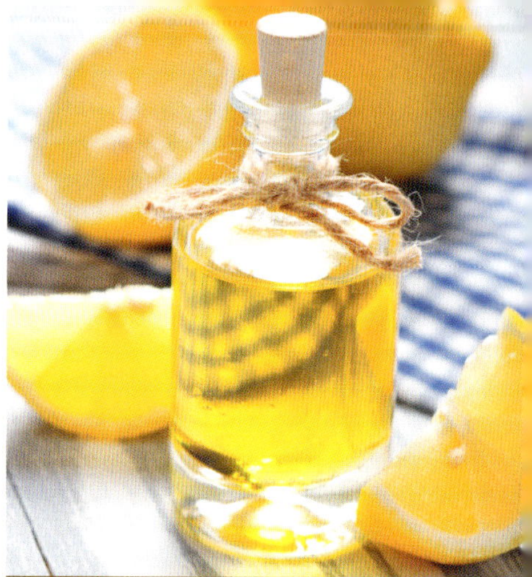

PARTIES DISTILLÉES

Le zeste par expression à froid et les feuilles (ou petit grain)

PRINCIPES ACTIFS

HE de zeste : monoterpènes *(limonène 70 %, β-pinène 12 %, γ-terpinène 10 %)*, **sesquiterpènes, coumarines, aldéhydes** *(géranial 2 %)*
HE de feuilles (petit grain) **: monoterpènes** *(limonène 35 %, β-pinène 20 %)*, **monoterpénols** *(géraniol, nérol, linalol)*, **aldéhydes** *(citrals 10-20 %)*, **esters** *(acétates de géranyle et de linalyle)*

PAYS PRODUCTEURS

Bassin méditerranéen

COULEUR

Jaune vif

ODEUR

Yang, tonique, acidulé

PRIX

€

> En externe : en onction locale, diluez à 20 % dans une huile végétale, puis appliquez sur la zone du foie ou sur les jambes pour la circulation, 2 fois par jour pendant 7 jours. L'huile essentielle de petit grain peut, quant à elle, être appliquée pure ou diluée sur le plexus, les poignets et l'abdomen.

Contre-indications et précautions d'emploi

Interaction avec les anticoagulants. Pure, l'huile essentielle de zeste de citron est agressive pour la peau et est photosensibilisante (ne vous exposez pas au soleil après application).

Autre usage

Prenez 1 à 2 gouttes d'huile essentielle de citron dans une cuillère à café d'huile d'olive pendant 7 jours (à renouveler), en association avec de l'aubier de tilleul (*Tilia cordata*) et de la sabline (*Arenaria rubra*) en tisanes, pour réduire les calculs rénaux.

> La plante et son histoire

Le citronnier est un arbre d'environ 10 m de haut, aux feuilles d'un vert brillant, aux fleurs blanches et parfumées et dont les fruits jaunes et acides présentent de nombreuses vertus : d'un point de vue nutritif, sous forme de zeste ou en boisson, il est bon de prendre un jus de citron le matin (c'est une bonne source de vitamine C) dans un verre d'eau tiède pour diminuer l'acidité du corps, nettoyer le foie, soigner rhume, grippe et angine et tonifier les capillaires veineux. C'est un acteur majeur de la santé au naturel, mis en valeur par Raymond Dextreit et le Dr Jean Valnet (tous deux connus pour leur cure de jus de citron).

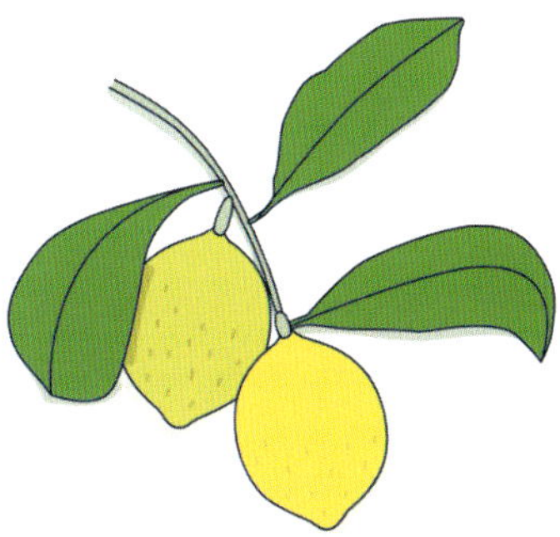

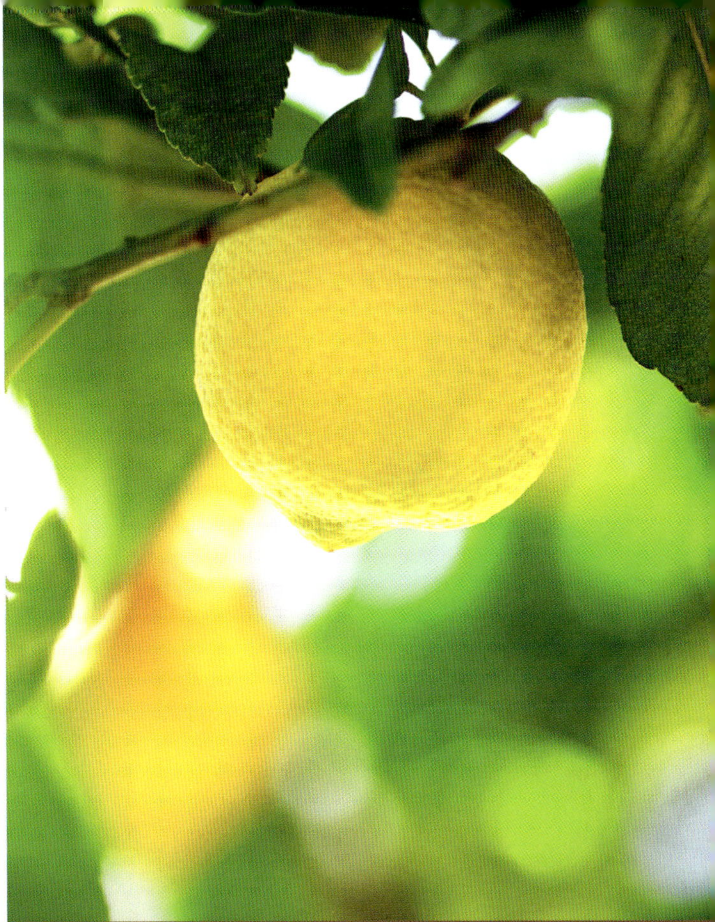

ASSOCIATIONS POSSIBLES

Contre les mauvaises graisses et la cellulite, avec les HE de cèdre de l'Atlas *(Cedrus atlantica)*, de cyprès *(Cupressus sempervirens)* et les zestes de tous les autres *Citrus* (orange, mandarine, pamplemousse...), à diluer à 20 % et à mélanger dans une huile de massage. Soyez prudent, car tous les zestes d'agrumes sont photosensibilisants.

Antiseptique des voies aériennes
Antibactérienne
Calculs urinaires
Tonique veineuse
Anticellulite

Citronnelle de Ceylan ou de Java

Nom latin : *Cymbopogon nardus* (Ceylan) ou *C. winterianus* (Java)
Famille : Poacées
Autres noms : mélisse indienne, verveine des Indes, herbe de Malabar, citronnelle indienne

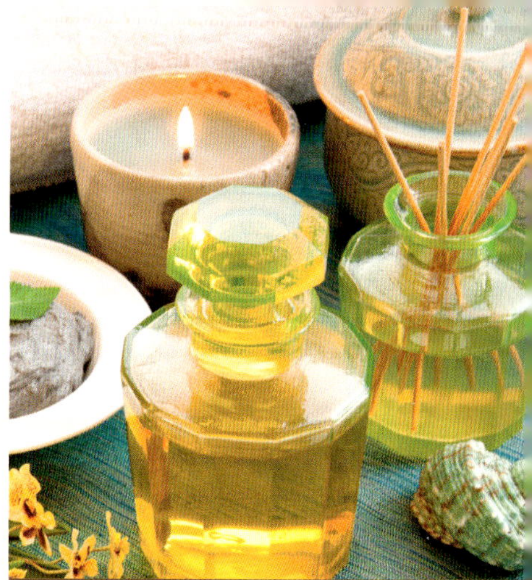

La citronnelle est une référence comme insectifuge, car elle est efficace pour repousser les moustiques. Mais c'est également un anti-inflammatoire remarquable contre les rhumatismes et les tendinites.

Ses vertus

• Insecticide efficace, l'huile essentielle de citronnelle est avant tout connue **pour éloigner les moustiques** ou d'autres insectes (poux, puces...), en onction sur le corps ou en diffusion. Pour augmenter son efficacité, associez-la à d'autres huiles essentielles insectifuges *(voir ci-contre)*.

• Ses propriétés anti-inflammatoires sont beaucoup moins connues, mais elle est pourtant un **excellent antalgique percutané**, qui peut être conseillé **contre les tendinites, les douleurs articulaires, musculaires** (les rhumatismes, par exemple) ou de l'arthrite. On peut également l'utiliser en local sur une piqûre de moustique pour en **apaiser la démangeaison**.

• Très bon antispasmodique, elle est aussi conseillée diluée en application locale sur le bas-ventre **contre les douleurs pelviennes** (comme la congestion du petit bassin, notamment).

• Elle est aussi antiseptique et antifongique, notamment en diffusion dans l'atmosphère. Bien que son parfum ne soit pas toujours apprécié, c'est aussi un **très bon désodorisant**.

Comment l'utiliser

> **En externe :** appliquez pure en application locale sur une douleur de tendinite, par exemple, ou pour éloigner les moustiques. Pour les peaux sensibles, il est préférable de la diluer à 20 % dans une huile végétale de jojoba (*Simmondsia chinensis*), de macadamia (*Macadamia integrifolia*) ou de noyau d'abricot (*Prunus armeniaca*) avant application.

PARTIES DISTILLÉES

L'herbe

PRINCIPES ACTIFS

La citronnelle de Ceylan contient des monoterpénols *(géraniol, citronellol)*, des aldéhydes *(citronnellal)*, des esters, des phénols méthyl-éthers *(isoeugénol ME)*
La citronnelle de Java contient des aldéhydes *(citronnellal 30 %)*, des monoterpénols *(géraniol 20 %, citronellol 18 %)*, des monoterpènes *(limonène, germacrène, β-élémène)* et des esters *(acétate de citronellyle)*

PAYS PRODUCTEURS

Java *(Indonésie)*, Sri Lanka, Inde

COULEUR

Jaune clair

ODEUR

Fraîche et citronnée, herbacée

PRIX

€

Contre-indications et précautions d'emploi

Aucune contre-indication connue, mais évitez l'application pure sur les peaux sensibles. N'en prenez pas non plus pendant les 3 premiers mois de la grossesse.

RECETTE

Préparez dans une cuillère à café d'huile d'amande douce, pour éloigner les moustiques ou les poux :

> 1 goutte d'HE de lavande
> 1 goutte d'HE de géranium rosat
> 1 goutte d'HE de citronnelle

Pour les adultes, appliquez plusieurs fois ce mélange sur la nuque et toutes les parties découvertes (les épaules, les bras et les jambes). Pour les enfants à partir de 3 ans, appliquez une noisette du mélange derrière les oreilles. Pour les plus petits, l'eau florale de lavande ou de géranium sera tout aussi efficace en spray.

> La plante et son histoire

Les citronnelles sont de grandes herbes vivaces des pays tropicaux, qui poussent en bouquet de longues feuilles étroites pouvant atteindre 1 m de haut. Outre les citronnelles de Ceylan ou de Java, il existe de nombreuses autres espèces du genre *Cymbopogon*, aux propriétés et aux parfums un peu différents, parmi lesquelles le lemongrass, le palmarosa, la citronnelle de Madagascar ou la citronnelle à myrcène. L'essence de citronnelle est utilisée depuis longtemps pour éloigner les moustiques, et son parfum est proche de celui de la mélisse de nos contrées, dont l'huile essentielle est beaucoup plus chère. Son usage remonterait au XVIIe siècle, époque où le chirurgien militaire Nicolas Grimm l'a expérimentée comme antiseptique.

Répulsive anti-insectes
Anti-inflammatoire
Antiseptique des voies aériennes

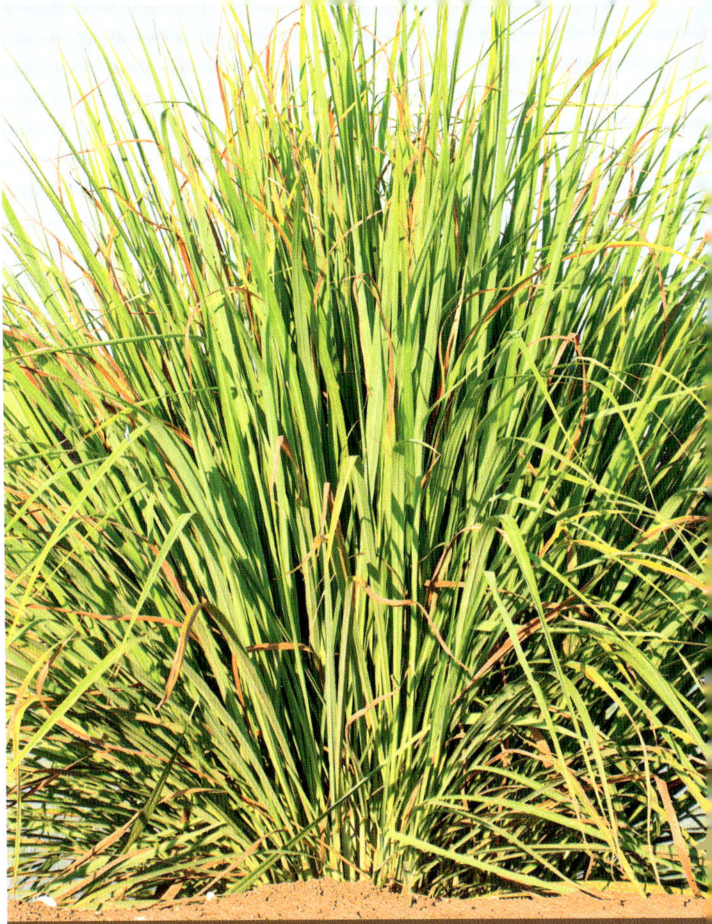

ASSOCIATIONS POSSIBLES

Avec les HE de géranium *(Pelargonium x asperum)* et de lavande vraie *(Lavandula angustifolia)* contre les insectes, ou de lemongrass *(Cymbopogon flexuosus)*, d'eucalyptus citronné *(Eucalyptus citriodora)* et de katrafay *(Cedrelopsis grevei)*, pour leurs propriétés anti-inflammatoires.

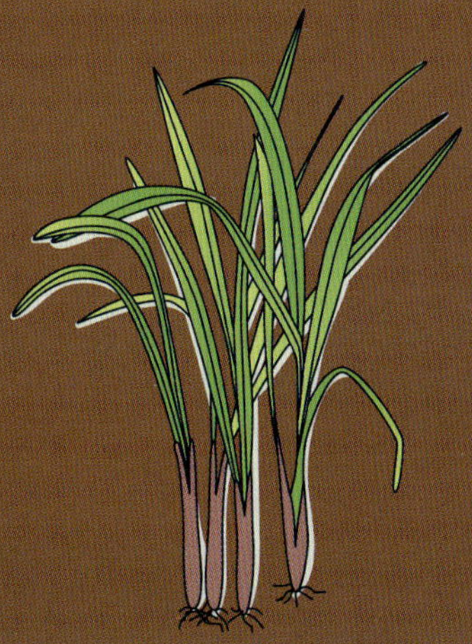

Curcuma

Nom latin : *Curcuma longa*
Famille : Zingibéracées
Autres noms : safran des Indes, safran-pays, turméric

Huile essentielle extraite du rhizome, elle agit principalment sur les insuffisances biliaires. Elle est aussi recommandée contre les douleurs locales, comme anti-inflammatoire.

Ses vertus

• L'huile essentielle de curcuma possède **une action sur la sphère digestive**, et plus particulièrement sur le foie et la vésicule biliaire, qu'elle stimule et régénère. Elle favorise **la production de bile** (action dite cholérétique) en cas d'insuffisance. C'est un excellent digestif, qui **apaise les inflammations des muqueuses** de l'estomac et des intestins. Elle est spécialement indiquée en cas d'inflammation du côlon, de lourdeurs digestives ou de ballonnements. Elle est également **carminative** (elle favorise l'expulsion des gaz) **et vermifuge** – elle est efficace contre les vers parasites intestinaux.

• C'est aussi un **anti-inflammatoire**, qui peut être employé en application locale comme antalgique, en cas de douleurs rhumatismales, articulaires et musculaires, ou de crampes. Elle a également un **effet apaisant** sur les affections de la peau (acné, eczéma).

Comment l'utiliser

› **En interne :** prenez 1 à 2 gouttes 2 fois par jour dans une cuillère à café d'huile d'olive ou de purée de sésame, de miel ou sur un comprimé neutre, pendant 7 jours.

› **En externe :** appliquez localement sur la peau, de préférence diluée à 20 %, dans une huile végétale comme celle d'amande douce (*Prunus dulcis*), par exemple dans la zone du foie, ou sur des douleurs locales, éventuellement associée à d'autres huiles essentielles *(voir ci-contre)*.

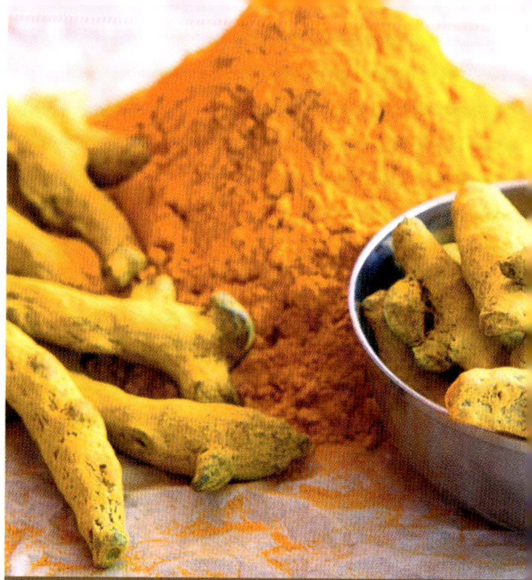

PARTIES DISTILLÉES

Le rhizome séché. Il existe une HE extraite du rhizome frais, qui est plus puissante

PRINCIPES ACTIFS

Sesquiterpènes *(zingibérène)*, **monoterpènes, cétones sesquiterpéniques** (α-, β- *et ar-turmérones jusqu'à 60 %)*

PAYS PRODUCTEURS

Inde, Madagascar

COULEUR

Jaune

ODEUR

Douceâtre, un peu boisée

PRIX

€ €

Stimulante digestive et hépatique
Anti-inflammatoire
Vermifuge
Anti-douleur

Contre-indications et précautions d'emploi

Déconseillée aux femmes enceintes ou allaitantes, aux nourrissons et aux jeunes enfants. Neurotoxique et abortive à fortes doses.

RECETTE

Pour stimuler l'appareil digestif, mélangez dans une cuillère à café d'huile d'olive :

- 1 goutte d'HE de curcuma frais
- 1 goutte d'HE de poivre noir
- 1 goutte d'HE de cannelle

Prenez 2 fois par jour pendant 7 jours.

> La plante et son histoire

Utilisé comme épice, teinture et plante médicinale depuis près de 3000 ans, le curcuma est une plante apparentée au gingembre. Sa longue histoire suit celle de la route des épices. De nos jours, on l'emploie dans la cuisine sous forme de poudre séchée, notamment en Inde, ainsi que dans les îles de l'océan Indien (Réunion, Madagascar). Il compose le célèbre curry, qui marie plusieurs épices orientales. Ses propriétés digestives sont connues depuis longtemps, mais il a aujourd'hui acquis une nouvelle popularité pour ses propriétés antioxydantes, et en prouvant son intérêt dans la prévention du cancer ou des maladies neurodégénératives.

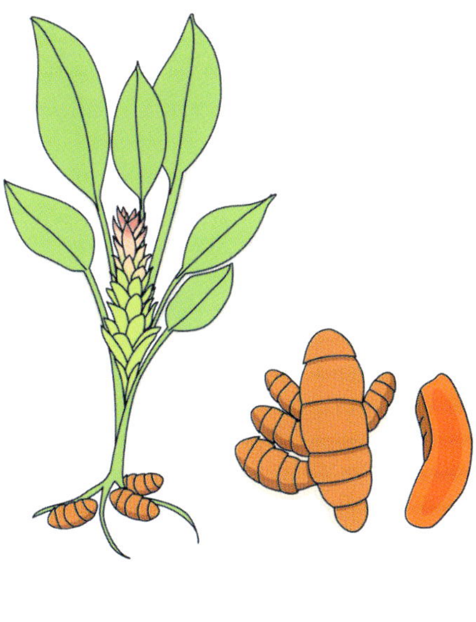

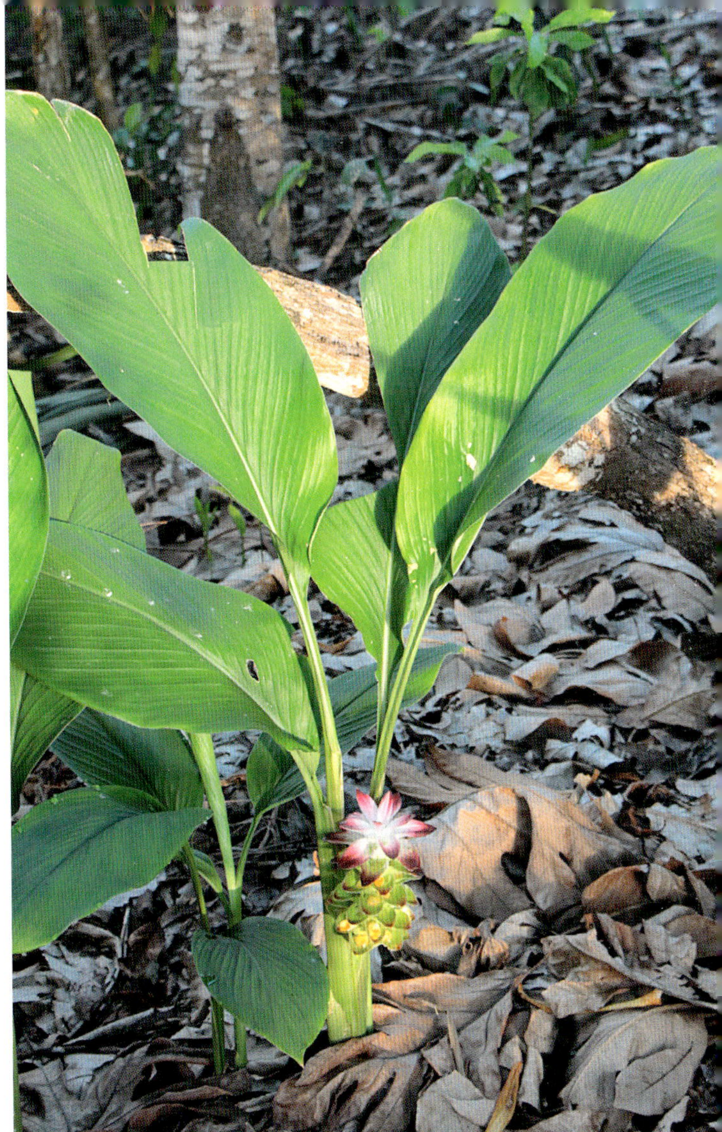

ASSOCIATIONS POSSIBLES

Avec d'autres huiles essentielles anti-inflammatoires telles que celles de katrafay *(Cedrelopsis grevei)*, de poivre noir *(Piper nigrum)*, d'eucalyptus citronné *(Eucalyptus citriodora)*, de gaulthérie odorante *(Gaultheria fragrantissima)*, dans une base d'huile végétale d'arnica *(Arnica montana)* ou de tamanu *(Calophyllum inophyllum)* par exemple.

Cyprès

Nom latin : Cupressus sempervirens
Famille : Cupressacées
Autres noms : cyprès commun, cyprès toujours vert, cyprès de Provence, cyprès d'Italie

Originaire d'Europe du Sud, ce conifère se reconnaît à sa ramure toujours verte. Celle-ci fournit une huile essentielle qui est sans doute la plus efficace pour traiter les problèmes de circulation veineuse. Mais c'est aussi un remède souverain contre les toux rebelles.

Ses vertus

• L'huile essentielle de cyprès a une action décongestionnante sur la prostate, ainsi que sur les systèmes veineux et lymphatique ; elle est ainsi conseillée **en cas de problèmes d'adénome de la prostate, d'hémorroïdes ou de varices**.

• Elle a aussi une **action vasoconstrictrice** et elle favorise la **résorption des œdèmes des membres inférieurs** et de la **cellulite**, par exemple en l'incorporant dans une huile de massage destinée au drainage lymphatique.

• Elle est aussi anti-infectieuse, antibactérienne et antifongique pour la sphère respiratoire, et elle est **indiquée en cas de problèmes ORL (bronchite, pharyngite ou laryngite).** Elle est notamment conseillée **contre les toux persitantes**.

• Elle a également un **effet œstrogénique** (elle mime les effets des hormones féminines), et peut faire venir les règles.

• Du point de vue émotionnel, l'huile essentielle de cyprès permet de se recentrer et de renforcer son caractère. Elle régularise le système neurovégétatif et est **indiquée en cas d'énurésie** (pipi au lit) chez l'enfant.

Comment l'utiliser

> **En interne :** prenez 1 à 2 gouttes 3 fois par jour sur un support neutre, c'est-à-dire une cuillère à café de miel, d'huile d'olive ou de purée d'amande, ou encore sur de la mie de pain ou un comprimé d'acérola, pendant 7 jours.

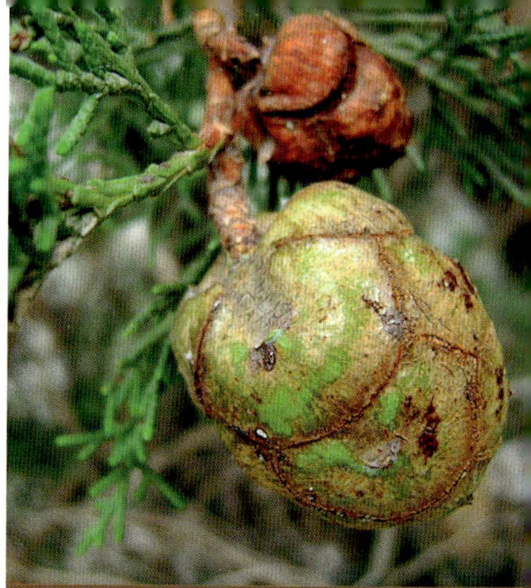

PARTIES DISTILLÉES

Les rameaux et les cônes

PRINCIPES ACTIFS

Monoterpènes (*α-pinène 55 %, δ-3-carène 20-25 %, terpinolène, limonène*), **sesquiterpénols** (*α-terpinéol, cédrol, linalol*), **esters** (*acétate de terpényle*)

PAYS PRODUCTEURS

Pays du Bassin méditerranéen, France, Espagne, Maroc

COULEUR

Brun clair

ODEUR

Résineuse, boisée

PRIX

€

› En externe : prenez en onction sur les trajets veineux, la zone pelvienne ou le périnée (en cas de congestions, notamment), de préférence diluée à 20 % dans une huile végétale.

Contre-indications et précautions d'emploi

Hyperœstrogénie, mastose, cancers hormono-dépendants, grossesse et allaitement.

Autres usages

Contre l'énurésie ou une congestion de la prostate, diluez 2 à 3 gouttes d'huile essentielle de cyprès dans une cuillère à café d'huile d'amande douce et appliquez 1 à 2 fois par jour sur le bas-ventre.

> La plante et son histoire

Le cyprès est un grand conifère qui peut atteindre 50 m de haut. Depuis plusieurs siècles, il est cultivé pour protéger les terrains du vent ou des pollutions. Il porte de petites feuilles vert foncé, et ses fleurs donnent des fruits appelés « cônes », qui sont utilisés en phytothérapie contre les problèmes de circulation. Il est aussi planté dans les cimetières des pays méditerranéens et est, de ce fait, associé au deuil, à l'éternité, à la vie après la mort (*sempervirens*, en latin, signifie « toujours vert ») et à Pluton, le dieu des Enfers.

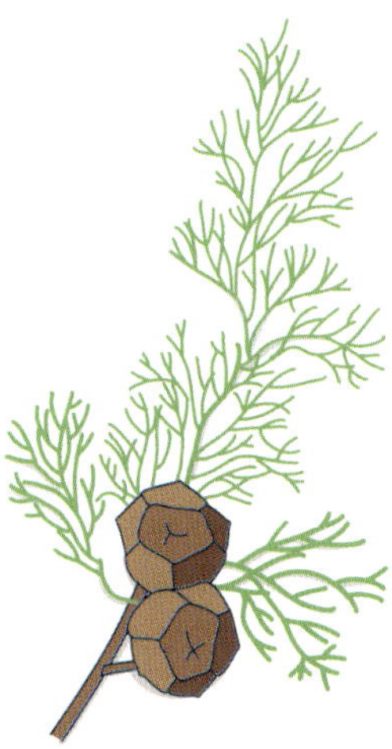

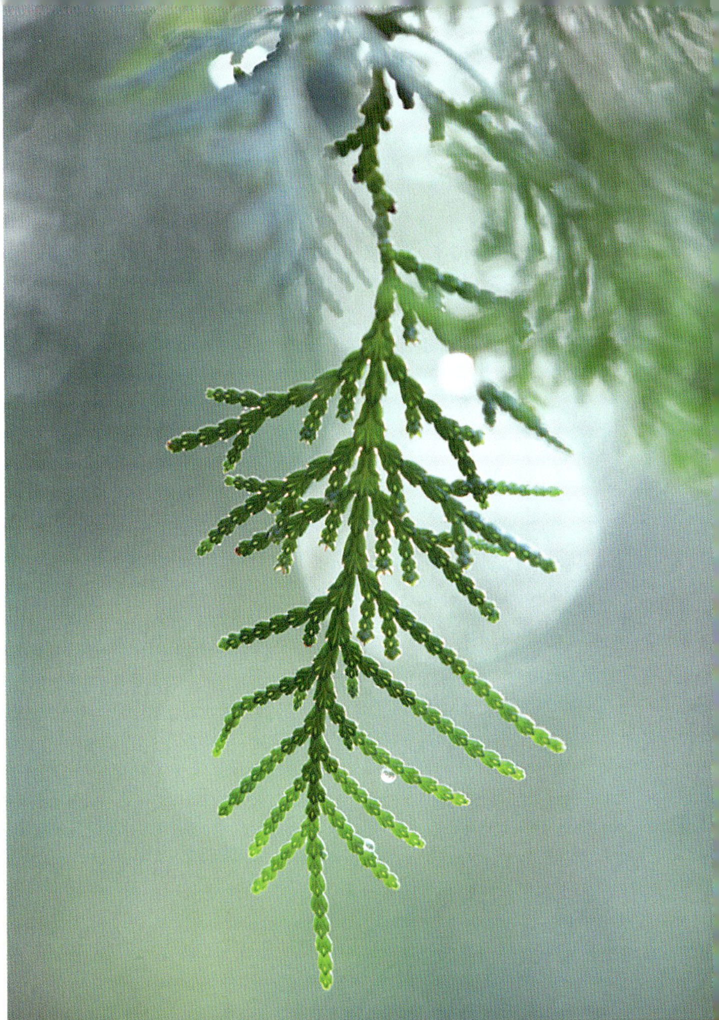

ASSOCIATIONS POSSIBLES

Avec les HE de cèdre de l'Atlas *(Cedrus atlantica)*, de citron *(Citrus limonum)* et de menthe poivrée *(Mentha* x *piperita)*, dans une huile de massage, contre l'insuffisance veineuse et la cellulite.

Tonique veineuse et lymphatique
Anticellulite
Décongestionne la prostate
Contre la toux

Encens

Nom latin : *Boswellia carterii, B. rivae, B. serrata*
Famille : Burséracées
Autre nom : oliban

Substance produite à partir de la résine de plusieurs arbres du genre *Boswellia*, l'encens fournit l'huile essentielle de la méditation ou de l'élévation spirituelle. À ce parfum mystique s'ajoutent des propriétés apaisantes et antidépressives, ainsi qu'une utilisation possible en soins palliatifs. Mais c'est également une huile de la peau, antifongique et cicatrisante.

Ses vertus

• L'huile essentielle d'encens est **anti-infectieuse des voies respiratoires** (laryngite, sinusite, rhume et rhinite), mais elle a aussi des vertus anti-inflammatoires **contre les douleurs articulaires et musculaires** (les rhumatismes, notamment), les tendinites ou les rigidités musculaires, ou encore la maladie de Crohn.

• En dermatologie, elle est **cicatrisante, raffermissante et régénérante de la peau**, et elle est conseillée contre les mycoses, les ulcères variqueux, les cicatrices ou même les rides.

• Au niveau de la sphère psychique et émotionnelle, elle est **active contre la dépression**. Elle peut aussi être indiquée dans les soins palliatifs en fin de vie, en onction sur le corps. Elle est également utilisée pour **favoriser l'atteinte d'états de méditation**, en application locale ou en diffusion.

• Parmi les espèces d'arbres à encens, *B. carterii* est plus spécifique de la sphère physique. *B. rivae*, du niveau psychique, en particulier comme antidépresseur.

Comment l'utiliser

> **En interne** : prenez 1 à 2 gouttes 3 fois par jour sur un support neutre, c'est-à-dire une cuillère à café de miel, d'huile d'olive ou de purée d'amande, ou sur de la mie de pain ou un comprimé d'acérola, pendant 7 jours.

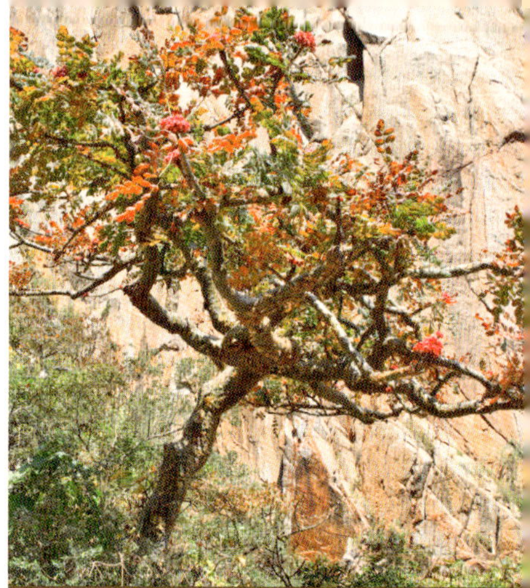

PARTIES DISTILLÉES

La résine extraite du tronc par incision

PRINCIPES ACTIFS

Monoterpènes *(α-pinène 40 %, α-thujène, limonène 5 %, sabinène 5 %, β-pinène 3 %, myrcène 4 %, paracymène 2 %)*, **sesquiterpènes** *(β-caryophyllène, α-humulène...)*, **monoterpénols** *(incensol)*, **esters, sesquiterpénols** *(viridiflorol)*, **oxydes...**

PAYS PRODUCTEURS

Originaire de la corne de l'Afrique et de la péninsule Arabique, elle est produite aujourd'hui en Éthiopie, en Érythrée *(B. rivae)*, **en Somalie, au Yémen** *(B. carterii)* **et en Inde** *(B. serrata)*

COULEUR

Brun clair à foncé

ODEUR

Boisée, forte, résineuse, chaude

PRIX

€ € €

> **En externe :** diluez à 20 % dans une base végétale ou en synergie avec d'autres huiles essentielles ***(voir ci-dessous)***, en onction le long de la colonne vertébrale en particulier.

Contre-indications et précautions d'emploi

Aucune contre-indication connue, mais à éviter pendant les 3 premiers mois de la grossesse.

Autre usage

Appliquez 1 goutte au plexus solaire et au sommet de la tête (au niveau des chakras ou points d'acupuncture), en cas de dépression ou pour atteindre un état méditatif.

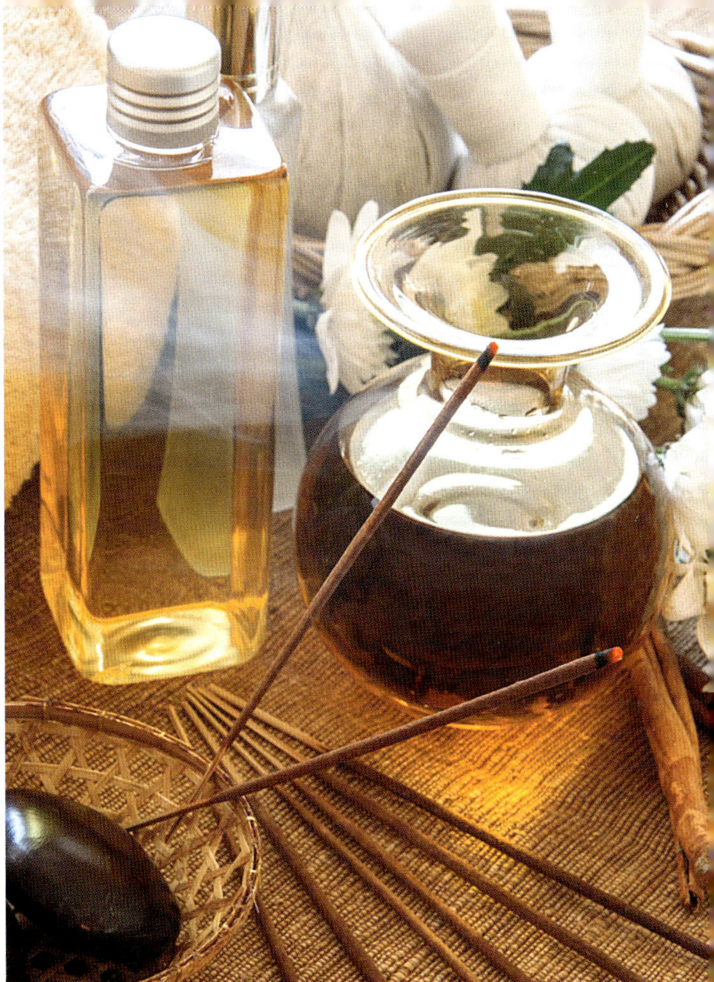

RECETTE

Pour une huile antidépressive, calmante ou pour des soins palliatifs, avec 20 % d'HE :

- 4 ml d'HE d'encens
- 4 ml d'HE de myrte
- 4 ml d'HE de néroli
- Huile végétale d'amande douce qsp 60 ml

Appliquez sur la plante des pieds, le plexus et l'intérieur des poignets.

ASSOCIATIONS POSSIBLES

Avec les HE de camomille romaine *(Anthemis nobilis)*, de néroli (fleurs de *Citrus aurantium)*, de petit grain bigaradier (feuilles de *Citrus aurantium)* et de rose de Damas *(Rosa damascena)*.

Antidépressive

Cicatrisante et régénérante de la peau

Antifongique

Favorise la méditation

Soins palliatifs

> La plante et son histoire

L'utilisation d'encens à des fins mystiques et religieuses est attestée sur tous les continents et dans de nombreuses cultures : dans l'Égypte ancienne, dans l'Europe chrétienne, chez les Hébreux, en Inde et en Asie. Six espèces d'arbres à encens ont été mises en évidence. L'encens est extrait par incision de l'écorce, qui laisse s'écouler une résine blanchâtre prenant une teinte marron au séchage. Cette résine est généralement brûlée sur des charbons.

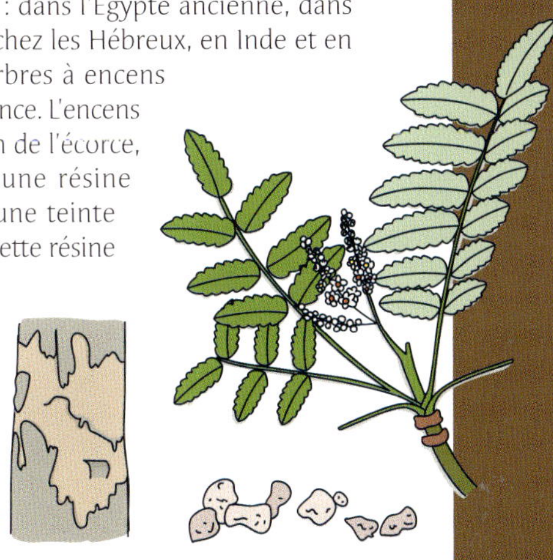

Épinette noire

Nom latin : *Picea mariana*
Famille : Abiétacées

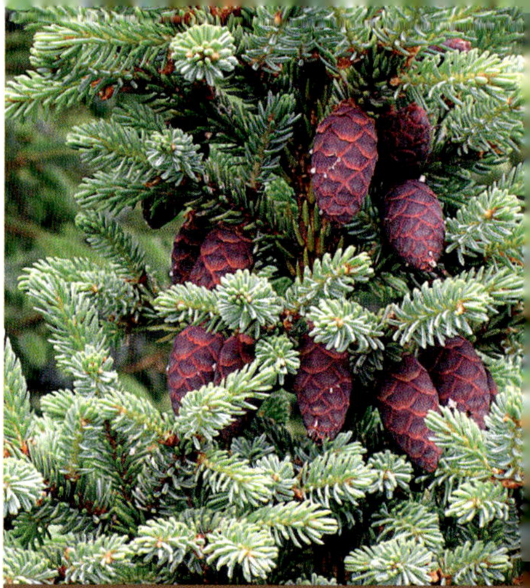

Comme toutes les huiles essentielles issues des conifères, celle de l'épinette noire est stimulante des glandes surrénales. C'est sans doute aussi celle qui offre le meilleur effet « cortisonique » contre les états de fatigue et d'épuisement. C'est par ailleurs un anti-infectieux respiratoire, un antiparasitaire et un anti-inflammatoire.

PARTIES DISTILLÉES

Les aiguilles

PRINCIPES ACTIFS

Monoterpènes (*α-pinène 15 %, β-pinène 3 %, δ-3-carène 7 %, camphène 20 %, myrcène 3 %, limonène 4 %*), **esters** (*acétate de bornyle 30 %*), **monoterpénols** (*bornéol*), **oxydes, sesquiterpènes**

PAYS PRODUCTEURS

Amérique du Nord

COULEUR

Incolore à ambrée

ODEUR

Fortement résineuse

PRIX

€ €

Ses vertus

• L'huile essentielle d'épinette noire est **avant tout tonique**, et elle **stimule les défenses immunitaires**, ainsi que les glandes surrénales (par leur effet cortisonique) **en cas de fatigue et d'asthénie**, voire d'épuisement. En particulier, **en cas de troubles de la thyroïde**, les glandes corticosurrénales prennent le relais pour résister à la fatigue qui en résulte, et il est nécessaire de les soutenir, notamment avec l'huile essentielle d'épinette noire.

• Elle est **anti-infectieuse des voies respiratoires** (bronchite, sinusite...). C'est aussi un **antiseptique intestinal**, avec une action antiparasitaire et antifongique (contre les candidoses, notamment). Elle est également conseillée **pour les problèmes de peau** de type acné, psoriasis, mycoses ou eczéma.

• Elle est anti-inflammatoire en application locale **contre les douleurs musculaires et articulaires**, mais elle peut aussi être employée **contre les inflammations de la prostate**, en cas de congestion par exemple (en application sur le bas-ventre ou le périnée). C'est enfin un **très bon antispasmodique**.

Comment l'utiliser

> **En externe :** appliquez pure le long de la colonne vertébrale ou au plexus solaire, ainsi que sur les douleurs rhumatismales. Sur les peaux sensibles, il est préférable de la diluer à 20 %, en synergie avec d'autres huiles essentielles anti-inflammatoires ou toniques ***(voir ci-contre)***, dans une base de massage

comme, par exemple, une huile d'arnica (*Arnica montana*). Il est intéressant aussi de la diffuser pour assainir l'atmosphère.

Contre-indications et précautions d'emploi

Aucune contre-indication connue, mais à éviter pendant les 3 premiers mois de la grossesse, l'allaitement et chez les enfants de moins de 7 ans.

Autres usages

En cas de fatigue ou de surmenage, l'huile essentielle d'épinette noire permet de se donner un coup de fouet, en appliquant 1 à 2 gouttes sur les lombaires (plus précisément à hauteur des reins) et en frictionnant cette zone avec les poings fermés. Il est également possible de verser 10 gouttes dans un bouchon de gel neutre pour le bain pour obtenir un bain tonique et particulièrement revigorant.

> La plante et son histoire

Ce petit conifère, d'environ 15 m de haut, est un arbre typique du nord du Canada, poussant dans les zones de tourbières. Les Indiens d'Amérique du Nord l'utilisent depuis toujours contre le scorbut et les refroidissements, et en onguent contre les douleurs ou sur les plaies. Dans cette région, il existe plusieurs espèces d'épinettes. De composition assez proche, c'est sur le plan énergétique que leur usage diffère. Outre l'épinette noire, qui est la plus connue, il existe l'épinette blanche (*Picea alba* ou *P. glauca*), l'épinette bleue (*P. pungens*) et l'épinette rouge (*P. rubens*), ces deux dernières espèces étant dotées de propriétés antalgiques supérieures.

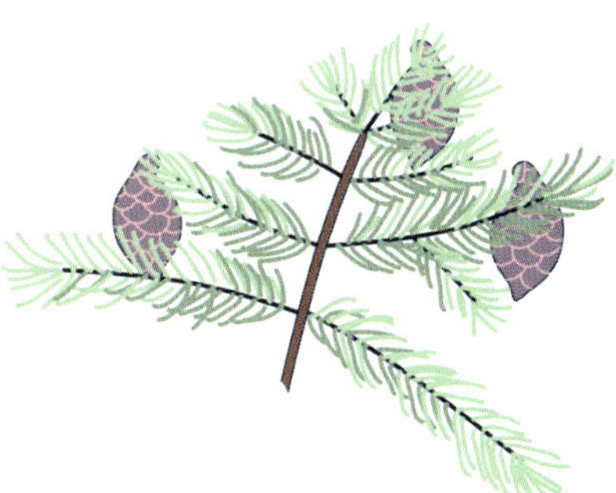

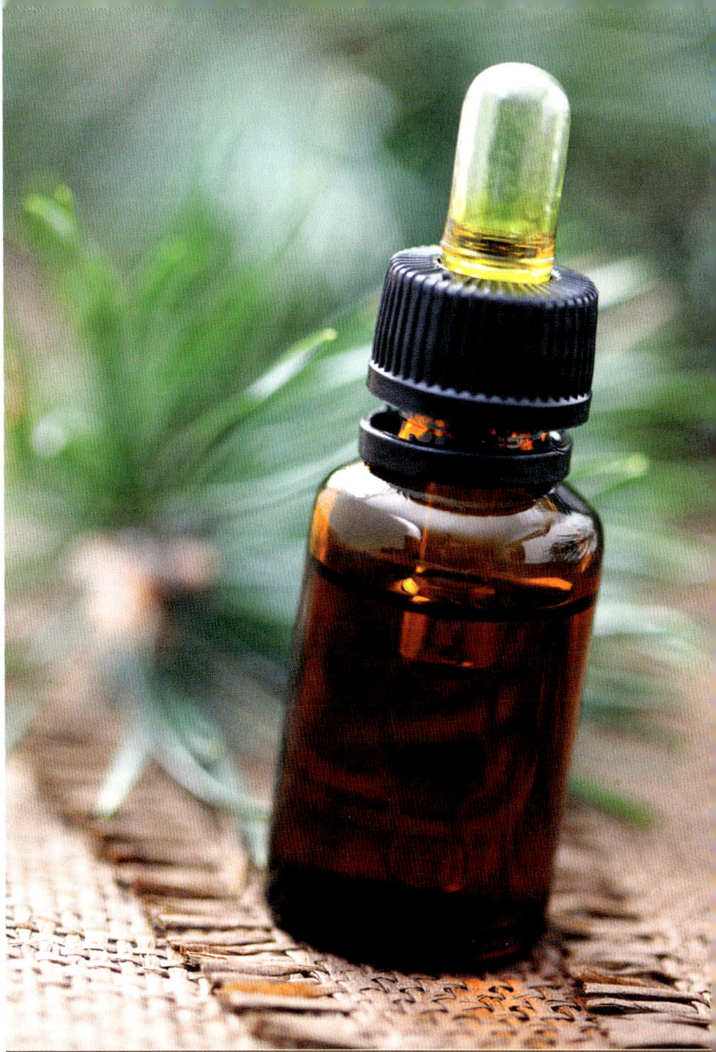

ASSOCIATIONS POSSIBLES

Avec les HE d'autres épinettes (blanche, rouge ou bleue), de pin sylvestre *(Pinus sylvester)* ou encore de pin maritime *(P. pinaster)*, pour composer une synergie tonique.

Tonique, stimulante, antifatigue

Anti-inflammatoire

Anti-infectieuse des voies respiratoires

Antiparasitaire

Estragon

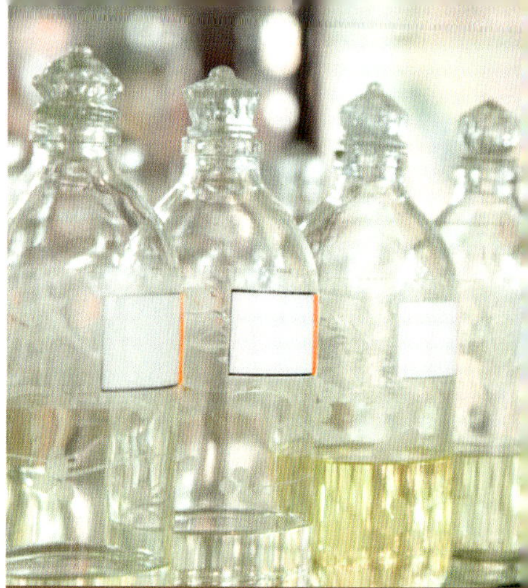

Nom latin : Artemisia dracunculus
Famille : Astéracées
Autres noms : herbe au dragon, petit dragon, dragonne

Proche du basilic par sa composition, l'estragon donne une huile essentielle dont les propriétés sont similaires : digestive, carminative, anti-infectieuse et surtout antispasmodique. C'est aussi un antiallergique recommandé pour les personnes prédisposées.

Ses vertus

• L'huile essentielle d'estragon est connue avant tout comme digestive, et elle est **conseillée en cas de colite, de ballonnements ou de dyspepsie**. Elle **stimule le foie et la digestion**. Mais elle est par ailleurs antibactérienne et antivirale, et elle est recommandée **contre les infections intestinales et les fermentations**.

• Elle est aussi **antiallergique et antispasmodique**. Elle **régularise le système neurovégétatif** (qui contrôle les fonctions vitales) et agit ainsi efficacement sur la dystonie neurovégétative, en atténuant les symptômes digestifs (constipation, diarrhée, spasmes intestinaux, aérophagie), contre le mal des transports (nausées et vomissements), la spasmophilie ou les spasmes associés au syndrome prémenstruel.

• Ses vertus antispasmodiques en font un bon anti-inflammatoire, qui **calme les spasmes et les crampes musculaires**, les contractures et les douleurs de sciatique ou de névrite.

• Au niveau émotionnel et psychique, elle produit un effet relaxant et anxiolytique, **utile en cas de stress et de nervosité**.

Comment l'utiliser

› **En interne :** prenez 1 à 2 gouttes 3 fois par jour sur un support neutre, c'est-à-dire une cuillère à café de miel, d'huile d'olive ou de purée d'amande, ou sur de la mie de pain ou un comprimé d'acérola, pendant 7 jours. Il est également intéressant de verser 1 à 2 gouttes dans une vinaigrette ou une sauce.

PARTIES DISTILLÉES

Les sommités fleuries

PRINCIPES ACTIFS

Monoterpènes *(limonène 3 %, cis- et trans-β-ocimène 10 % chacun)*, **phénols méthyl-éthers** *(chavicol M.E. jusqu'à 80 %)*, **coumarines** *(faibles)*

PAYS PRODUCTEURS

Originaire d'Asie centrale, elle est produite aujourd'hui dans le monde entier *(Europe, Afrique du Nord, Amérique, Moyen-Orient, Asie)*

COULEUR

Incolore

ODEUR

Anisée

PRIX

€ €

> En externe : appliquez pure sur le plexus solaire ou en onction sur l'abdomen, de préférence diluée à 20 % pour éviter toute irritation.

Contre-indications et précautions d'emploi

Aucune contre-indication connue, mais à éviter pendant les 3 premiers mois de la grossesse. Elle est parfois irritante lorsqu'elle est appliquée pure, et il est conseillé, en ce cas, de la diluer à 50 %, ou au moins à 20 %.

Autre usage

En cas d'allergie, diffusez de l'huile essentielle d'estragon dans une pièce, faites des inhalations ou respirez un flacon d'huile essentielle. Avec le pouce, appliquez 1 goutte sur le palais.

> La plante et son histoire

L'estragon est connu depuis le Moyen Âge européen comme apéritif, digestif et antispasmodique. Il était répertorié à la même époque par les grands médecins arabes. C'est une plante herbacée, vivace, haute de 1 m environ et portant des grappes de fleurs à son sommet. Ses feuilles lancéolées sont utilisées dans la cuisine comme condiment (en sauce, notamment), mais on l'employait aussi autrefois pour améliorer le sommeil – du fait de ses vertus sédatives – et même contre l'épilepsie. Il avait par ailleurs la réputation de soigner les morsures de serpents et était parfois appelé « herbe aux dragons », d'où son nom latin (*A. dracunculus*).

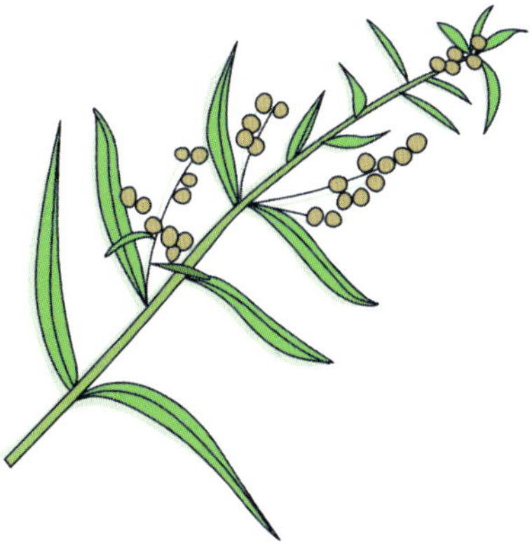

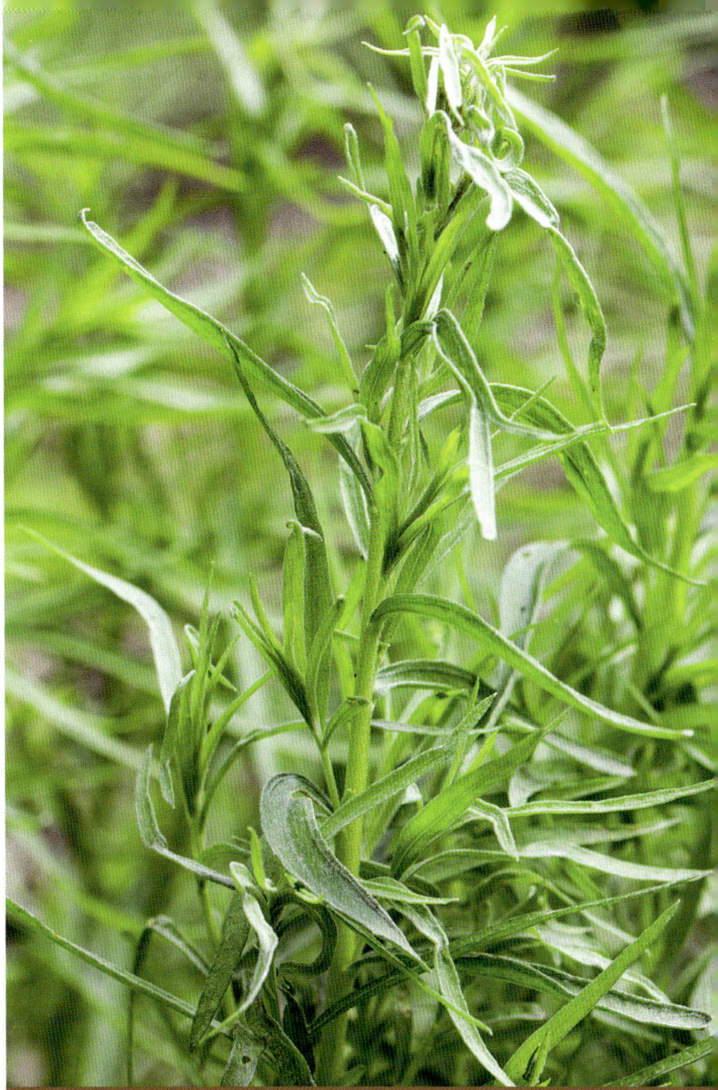

ASSOCIATIONS POSSIBLES

En synergie contre les problèmes digestifs, avec les HE de basilic *(Ocimum basilicum)*, de semences d'angélique *(Angelica archangelica)* et de menthe poivrée *(Mentha* x *piperita)*.

Digestive et anti-ballonnements
Antispasmodique puissante
Antinauséeuse
Antiallergique

Eucalyptus citronné

Nom latin : Eucalyptus citriodora (= *Corymbia citriodora*)
Famille : Myrtacées

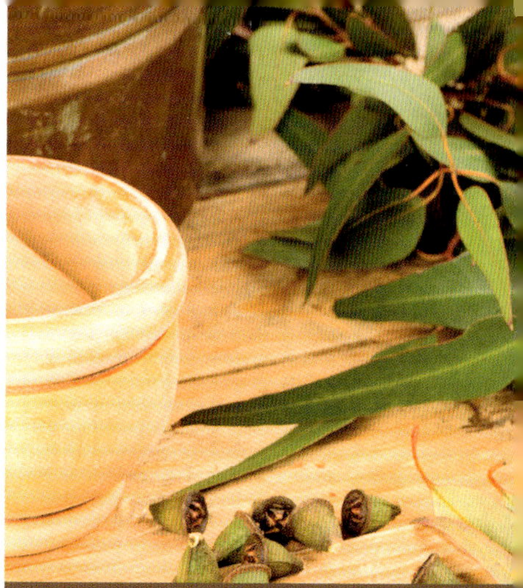

L'huile essentielle d'eucalyptus citronné se taille une réputation grandissante, devenant une huile essentielle majeure, avec la gaulthérie, pour remédier aux douleurs articulaires et musculaires. C'est aussi un antifongique efficace.

Ses vertus

• L'huile essentielle d'eucalyptus citronné est avant tout un **anti-inflammatoire de premier plan** : efficace **contre les douleurs musculaires et articulaires**, les rhumatismes, l'arthrite ou la polyarthrite rhumatoïde, en synergie avec d'autres huiles essentielles *(voir ci-contre)*.

• Ses vertus anti-inflammatoires sont aussi efficaces **contre les démangeaisons cutanées** (zona, prurit ou piqûres d'insectes). L'huile essentielle d'eucalyptus citronné est également antifongique et agit contre les mycoses.

• Insectifuge, elle **éloigne les moustiques** comme l'huile essentielle de citronnelle – dont le parfum est proche –, ainsi que d'autres insectes indésirables.

• Comme pour les autres eucalyptus, son action anti-inflammatoire et anti-infectieuse est particulièrement efficace au niveau de la **sphère uro-génitale** (**cystites, vaginites** ou pertes blanches).

• Du point de vue émotionnel, elle est plutôt **relaxante** et, sur le plan psychique, c'est un tonique cérébral et un stimulant. Elle est **sédative et hypotensive** (elle réduit les troubles cardiaques : hypertension, péricardite ou coronarite).

Comment l'utiliser

› **En interne :** prenez 1 à 2 gouttes 3 fois par jour sur un support neutre, c'est-à-dire une cuillère à café de miel, d'huile d'olive ou de purée d'amande, ou sur de la mie de pain ou un comprimé d'acérola.

PARTIES DISTILLÉES

Les feuilles

PRINCIPES ACTIFS

Monoterpénals *(citronnellal jusqu'à 70 %)*, **monoterpénols** *(citronnellol 5 à 10 %, isopulegol 10 %)*, **esters** *(acétate de citronellyle)*, **sesquiterpènes** *(β-caryophyllène)*

PAYS PRODUCTEURS

Originaire d'Australie, elle est produite aujourd'hui à Madagascar, en Inde et au Viêtnam

COULEUR

Incolore à jaune pâle

ODEUR

Citronnée, fraîche

PRIX €

Anti-inflammatoire et antispasmodique
Insectifuge
Anti-démangeaisons
Antifongique

> **En externe :** c'est surtout en usage externe qu'elle joue un rôle important. Appliquez pure sur une douleur locale, en massant légèrement. Ou dans une huile de massage pour le corps, par exemple l'huile d'arnica (*Arnica montana*), avec 20 % d'autres huiles essentielles.

Contre-indications et précautions d'emploi

Aucune contre-indication connue, mais à éviter pendant les 3 premiers mois de la grossesse.

RECETTE

Pour une huile de massage anti-inflammatoire contre les ecchymoses :

- 5 ml d'HE d'eucalyptus citronné
- 6 ml d'HE de gaulthérie
- 1 ml d'HE d'hélichryse italienne
- Huile végétale d'arnica qsp 60 ml

> La plante et son histoire

L'eucalyptus citronné, originaire du nord-est de l'Australie mais largement naturalisé dans le monde (Europe méridionale, Chine, Amérique du Sud) est un grand arbre (50 m) à la silhouette élancée, aux feuilles longues et étroites d'un vert franc, naissant sur des rameaux rougeâtres, et dégageant un parfum citronné au froissement. Il se distingue des autres eucalyptus par ses fleurs crème et ses fruits (semblables à des poivrières miniatures) regroupés en bouquets rayonnants. Les eucalyptus sont utilisés depuis toujours par les Aborigènes contre la fièvre ou les refroidissements, ou pour panser les plaies.

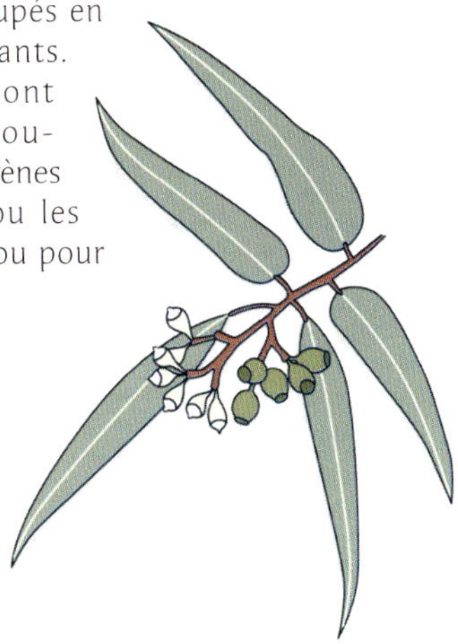

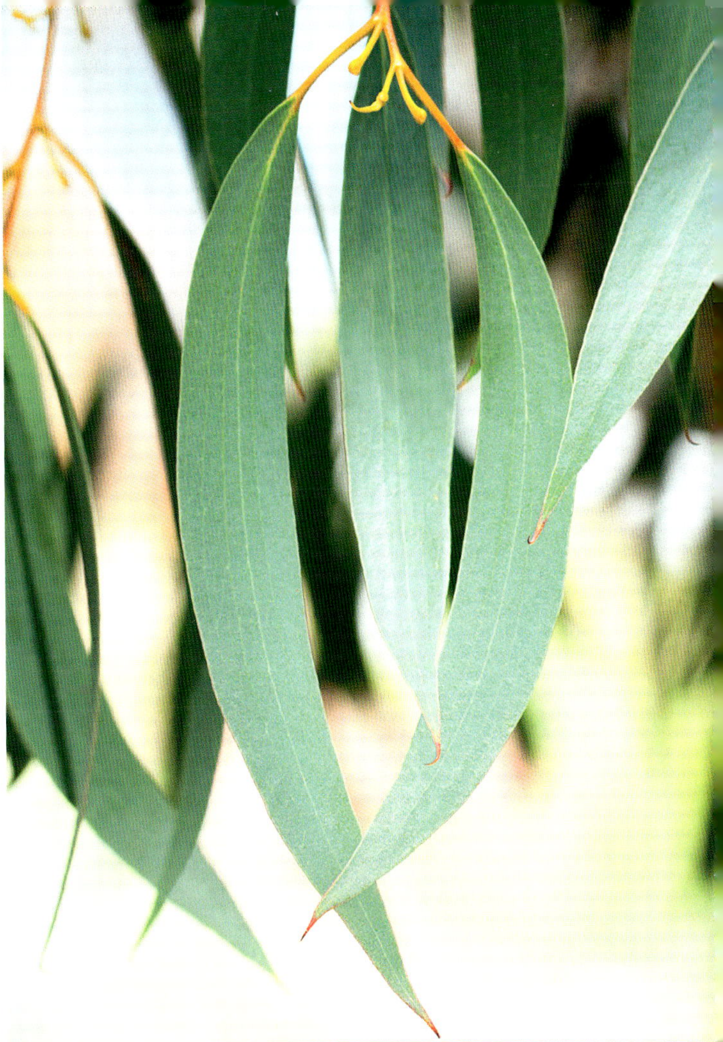

ASSOCIATIONS POSSIBLES

Avec les HE de gaulthérie odorante *(Gaultheria fragrantissima)*, **d'hélichryse italienne** *(Helichrysum italicum)*, **de citronnelle** *(Cymbopogon winterianus)*, **en synergie anti-inflammatoire, mais aussi avec le géranium rosat** *(Pelargonium* x *asperum)* **pour éloigner les moustiques.**

Eucalyptus globuleux

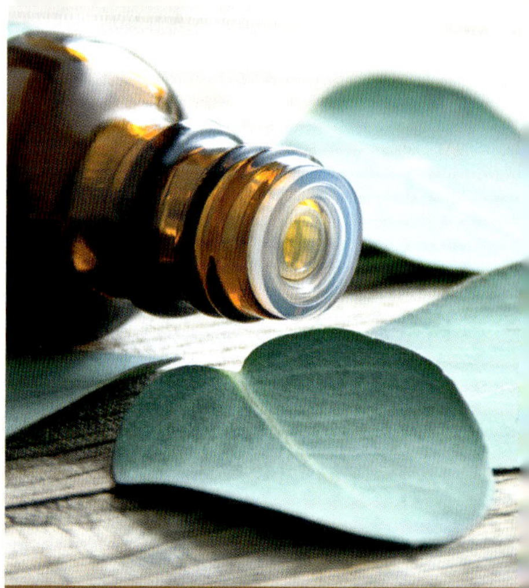

Nom latin : Eucalyptus globulus
Famille : Myrtacées
Autres noms : gommier bleu, eucalyptus commun

Très connu pour son efficacité sur la sphère respiratoire, l'eucalyptus globuleux s'est très bien acclimaté au terrain méditerranéen, où il prospère depuis son implantation au XVIIIe siècle pour assécher les zones marécageuses. Son huile essentielle est expectorante et anti-infectieuse.

Ses vertus

• L'huile essentielle d'eucalyptus globuleux agit surtout sur la sphère ORL **contre toutes les pathologies de l'hiver**. C'est le **remède incontournable de la laryngite**, l'amygdalite, la bronchite, l'otite, la sinusite ou encore la rhinopharyngite. Elle est **expectorante et décongestionne les voies respiratoires** (elle est mucolytique). Il faut néanmoins prendre garde à son effet asséchant sur les muqueuses chez les personnes sensibles *(voir ci-contre les contre-indications)*.

• Mais son action résulte également de propriétés antivirales (contre la grippe, par exemple), antibactériennes et antifongiques : elle est **active contre le colibacille responsable des cystites**, **le staphylocoque doré**, le pneumocoque et le streptocoque, ainsi que contre les champignons comme le *Candida albicans*.

• Ses propriétés anti-infectieuses s'exercent aussi au niveau de la peau – **contre les dermites** (inflammations cutanées d'origine bactérienne ou mycosique). De manière plus modérée, elle est antiparasitaire de l'intestin. C'est enfin un insectifuge, bien que l'eucalyptus citronné soit plus efficace pour éloigner les insectes.

Comment l'utiliser

› **En interne :** avalez 1 à 2 gouttes 3 fois par jour dans une cuillère à café de miel, d'huile d'olive ou de purée d'amande, pendant 7 jours.

› **En externe :** diffusez pour assainir l'atmosphère (avec un diffuseur ou un saturateur de radiateur). Ou diluez dans une huile végétale (à 5 % au maximum pour le visage, à 20 % pour le corps).

PARTIES DISTILLÉES

Les feuilles

PRINCIPES ACTIFS

Oxydes *(1.8 cinéole ou eucalyptol 70 % jusqu'à 90 %)*, sesquiterpènes *(aromadendrène)*, monoterpènes *(paracymène 5-10 %, α-pinène 5-10 %, limonène 5-10 %)*, monoterpénols, sesquiterpénols, cétones *(traces seulement)*

PAYS PRODUCTEURS

Originaire d'Australie, elle est produite aujourd'hui dans le monde entier, plus particulièrement en Espagne, au Portugal, en Chine, en Afrique, à Madagascar et en Amérique du Sud *(Équateur)*

COULEUR

Incolore à jaune clair

ODEUR

Fraîche, cinéolée *(eucalyptol)*

PRIX

€

Contre-indications et précautions d'emploi

Asthme (à éviter sur des bronches encombrées), grossesse, allaitement et chez le jeune enfant (*Eucalyptus radiata* est plus adapté à l'enfant, de préférence en onction sur le dos). Comme il contient des traces de cétones, l'eucalyptus globuleux peut parfois provoquer un assèchement des muqueuses et un symptôme asthmatiforme ; il faut donc l'employer avec précaution.

RECETTE

En cas de refroidissement, versez 3 gouttes dans une cuillère à café d'huile d'amande douce *(Prunus dulcis)* pour l'appliquer sur le thorax, le dos, la gorge ou autour des oreilles, suivant vos besoins.

> La plante et son histoire

Ce grand arbre (50 m de haut) se reconnait à son écorce gris-bleu, et à ses longues feuilles lancéolées, gris-bleu, aromatiques. Les fleurs, solitaires, donnent des fruits en forme de petite boîte conique. Originaire d'Australie, il a été introduit en Europe méridionale au XVIIIe siècle pour lutter contre le paludisme. En effet, très gourmand en eau, il a permis d'assécher de nombreuses zones marécageuses en réduisant la population de moustiques. Dès cette époque, le bois d'eucalyptus fut destiné à l'industrie du papier. Mais son développement s'est fait au détriment des espèces indigènes. L'huile essentielle était déjà utilisée au XIXe siècle comme désinfectant, et elle est maintenant incluse dans de nombreux produits d'hygiène, grâce à sa grande efficacité antiseptique associée à un faible coût de revient.

Expectorante et antiseptique respiratoire

Antibactérienne et antivirale

Antifongique

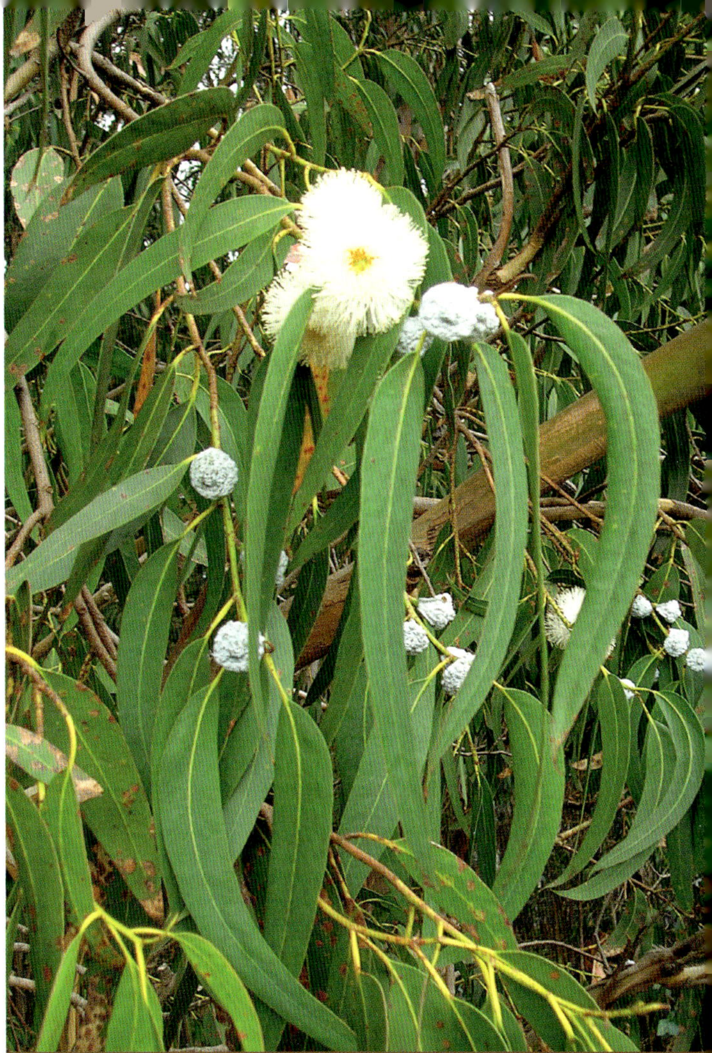

ASSOCIATIONS POSSIBLES

Avec d'autres HE respiratoires telles que le ravintsara (*Cinnamomum camphora* ct 1.8 cinéole), le saro (*Cinnamosma fragrans*), l'eucalyptus radié (*Eucalyptus radiata*)...

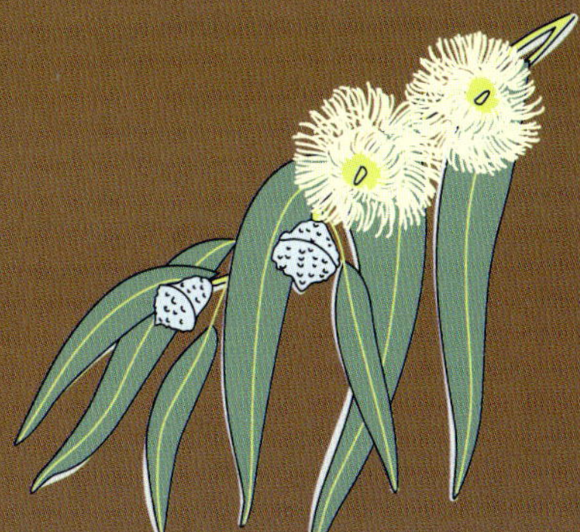

Gaulthérie

Nom latin : *Gaultheria procumbens* (Amérique du Nord)
et *G. fragrantissima* (Népal)
Famille : Éricacées
Autres noms : wintergreen, gaulthérie couchée, gaulthérie odorante

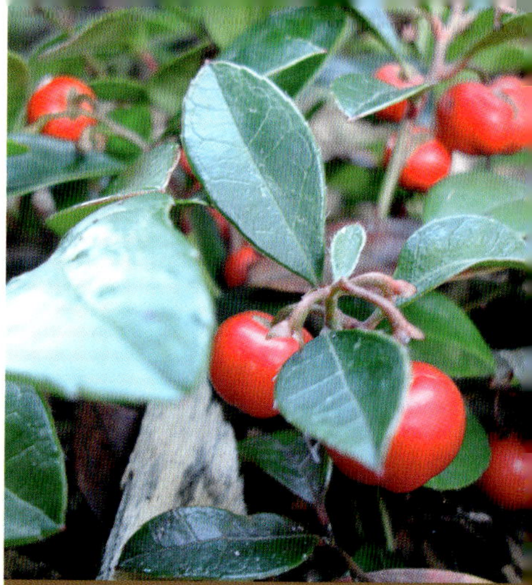

Originaire soit d'Amérique du Nord (pour la gaulthérie couchée), soit du Népal (pour la gaulthérie odorante), l'huile essentielle de gaulthérie, aussi appelée wintergreen, est sans conteste l'anti-inflammatoire le plus connu au monde, avec son odeur caractéristique de cuir de Russie. Elle est idéale contre les crampes ou les tendinites.

Ses vertus

• L'huile essentielle de gaulthérie est un **anti-inflammatoire très efficace** et un **antalgique percutané**. C'est un outil indispensable pour atténuer un large éventail de douleurs, telles que celles des spasmes musculaires, des crampes, des tendinites, de l'arthrose ou même de la polyarthrite rhumatoïde. Elle peut aussi soulager les maux de tête (céphalées et migraines), notamment lorsqu'ils trouvent leur origine dans des problèmes hépatiques.

• La gaulthérie odorante (*G. fragrantissima*) aurait un **effet drainant sur les reins et la vésicule biliaire**, et elle est indiquée pour prévenir les calculs. La gaulthérie couchée (*G. procumbens*) a une **action régénératrice sur le foie**.

• **Puissamment antispasmodique**, la gaulthérie couchée (*G. procumbens*) peut agir aussi **sur les troubles cardiovasculaires** (hypertension artérielle, artériosclérose, coronarite, péricardite...), tandis que la gaulthérie odorante (*G. fragrantissima*) peut **soulager plus particulièrement les coliques néphrétiques**.

Comment l'utiliser

› **En externe** : apliquez de préférence diluée dans une huile végétale (20 % pour le corps), en particulier l'huile de millepertuis (*Hypericum perforatum*) – en évitant l'exposition au soleil – ou l'huile d'arnica (*Arnica montana*).

PARTIES DISTILLÉES

Les feuilles

PRINCIPES ACTIFS

Esters (*salicylate de méthyle à 99 %*)

PAYS PRODUCTEURS

Népal (*G. fragrantissima*), **Amérique du Nord** (*G. procumbens*)

COULEUR

Jaune pâle à rouge

ODEUR

Phénolique et médicale, cuir de Russie

PRIX

HE de *G. fragrantissima* : €
HE de *G. procumbens* : € €

Anti-inflammatoire puissante
Antirhumatismale
Antispasmodique
Stimulante du foie

Contre-indications et précautions d'emploi

Allergies aux salicylés (aspirine et équivalents). Évitez de l'appliquer pure, car elle peut être irritante pour les peaux sensibles. Elle est aussi déconseillée aux femmes enceintes et aux enfants de moins de 7 ans. L'usage interne ne doit se faire que sur les conseils d'un aromathérapeute expérimenté.

RECETTE

Pour une huile de massage anti-tendinites, avec les huiles essentielles suivantes :

- 3 ml d'HE d'eucalyptus citronné
- 3 ml d'HE de gaulthérie
- 3 ml d'HE de genévrier
- Huile d'arnica, en quantité suffisante pour compléter un flacon de 60 ml

Appliquez localement 2 fois par jour pendant 7 jours.

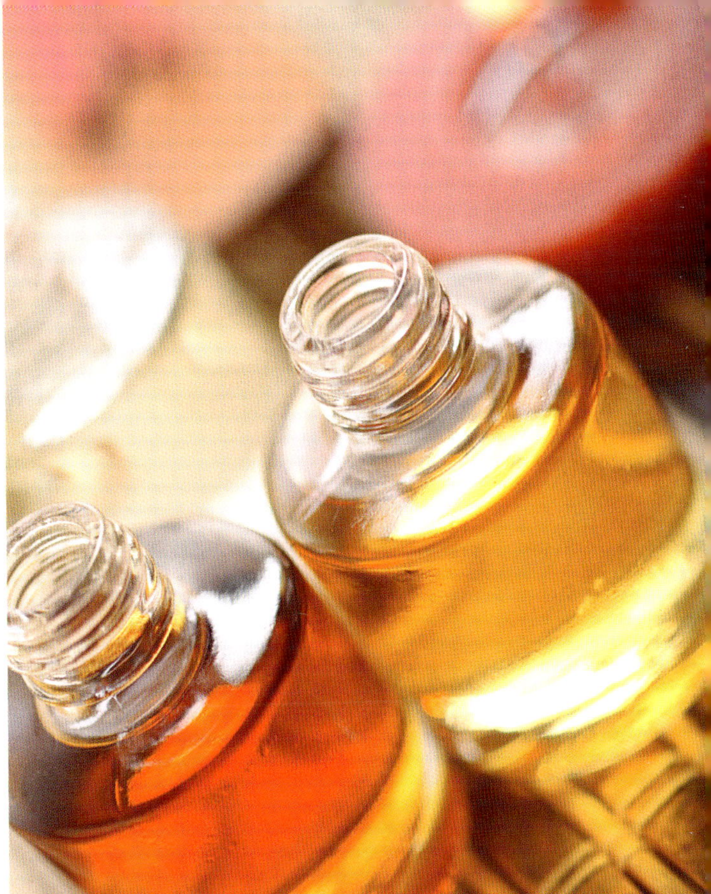

ASSOCIATIONS POSSIBLES

Pour une synergie anti-inflammatoire, avec les HE de katrafay *(Cedrelopsis grevei)*, **d'eucalyptus citronné** *(Eucalyptus citriodora)*, **d'hélichryse italienne** *(Helichrysum italicum)* **et de genévrier** *(Juniperus communis)*, **dans de l'huile d'arnica** *(Arnica montana)* **ou de millepertuis** *(Hypericum perforatum)*.

> La plante et son histoire

La gaulthérie couchée (*Gaultheria procumbens*) est une plante bien connue des Amérindiens, qui l'utilisaient traditionnellement contre les douleurs et les fièvres. La gaulthérie odorante (*G. fragrantissima*), originaire du Népal, a des vertus similaires. Ces arbrisseaux rampants (15-20 cm), proches des bruyères et des myrtilles, se plaisent dans les zones humides et les terrains acides. Ils portent des feuilles persistantes, vertes, ovales, et des fleurs blanches en forme de clochettes, qui donnent des fruits rouge vif. L'odeur d'aspirine que dégagent les feuilles lorsqu'on les brise est la même que celle de la reine-des-prés en fleur : elle provient de la molécule salicylée, dont est dérivée l'aspirine, qui est aussi présente dans les écorces de saule blanc (*Salix alba*) et de bouleau jaune (*Betula alleghaniensis*) d'Amérique du Nord.

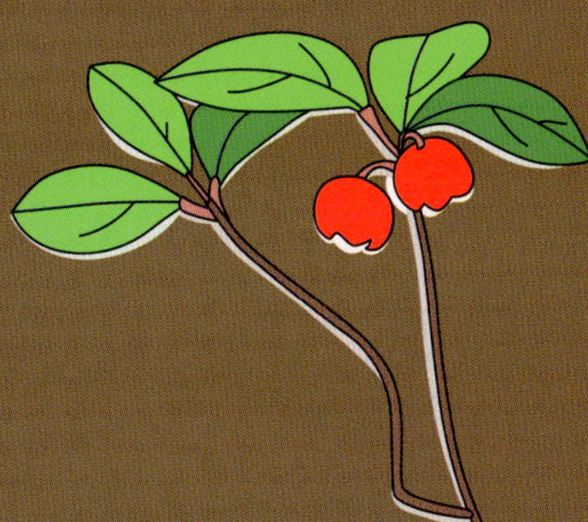

Genévrier

Nom latin : Juniperus communis
Famille : Cupressacées
Autre nom : genévrier commun

Arbuste bien connu pour ses baies bleues qui parfument la choucroute, le genévrier donne une huile essentielle qui offre de remarquables propriétés antalgiques et anti-inflammatoires. Par ailleurs, elle est anti-infectieuse et stimule le foie et le pancréas.

Ses vertus

• L'huile essentielle de genévrier est un **anti-inflammatoire très efficace et un antalgique percutané**. Elle est indiquée **contre toutes les douleurs articulaires et musculaires**, de type arthrite ou polyarthrite, la sciatique, la tendinite, la névrite ou les rhumatismes.

• Elle opère comme antispasmodique, en particulier au niveau du système digestif. C'est aussi une huile essentielle anti-infectieuse, qui a une **action antiseptique sur les sphères urinaire et intestinale** et qui agit sur les inflammations du côlon et de l'intestin grêle (entérocolites avec fermentations intestinales, colites spasmodiques).

• C'est un bon diurétique **pour drainer les voies urinaires et biliaires**. Elle est conseillée en **prévention des calculs** urinaires et biliaires, mais elle ne peut être utilisée de manière prolongée, car elle peut être irritante à moyen terme.

• Elle a enfin un **effet stimulant des glandes surrénales**, et elle permet ainsi de redonner de l'énergie à l'organisme **en cas de fatigue**, voire d'épuisement.

Comment l'utiliser

> **En interne :** prenez 1 à 2 gouttes 3 fois par jour dans une cuillère à café de miel, d'huile d'olive ou de purée d'amande, ou sur un comprimé d'acérola, sur 3 jours au maximum.

> **En externe :** diluez à 20 % dans une huile végétale, comme celle d'arnica *(Arnica montana)* par exemple, pour un massage des zones doulou-

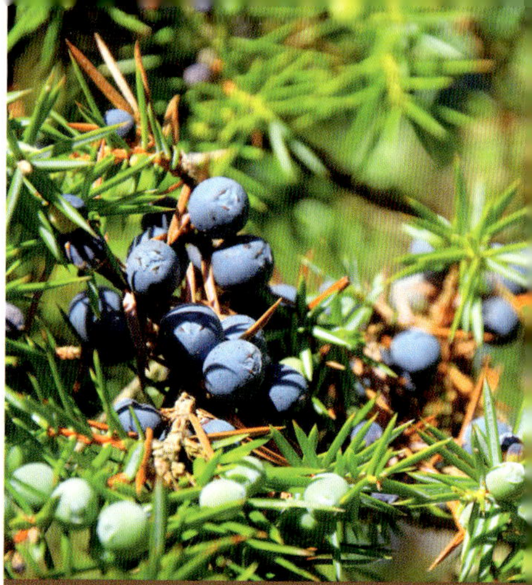

PARTIES DISTILLÉES

Les rameaux à baies

PRINCIPES ACTIFS

Monoterpènes *(sabinène 5 %, myrcène 20 %, α-pinène 35-40 %, β-pinène, limonène)*, **sesquiterpènes** *(germacrène D 5 %, β-caryophyllène, δ-cadinène)*, **esters** *(acétates de bornyle et terpényle)*, **monoterpénols** *(terpinène-4-ol, α-terpinéol)*

PAYS PRODUCTEURS

Europe du Nord

COULEUR

Jaune vert

ODEUR

Boisée, résineuse

PRIX €€

Anti-inflammatoire et antirhumatismale
Tonique des glandes surrénales
Prévention des calculs

reuses, le long de la colonne vertébrale ou à hauteur des reins.

Contre-indications et précautions d'emploi

Grossesse, néphrite, infection urinaire et insuffisance rénale. Ne faites pas d'usage prolongé en interne (c'est irritant à moyen terme pour les néphrons).

RECETTE

Pour une huile de massage digestive contre la colite :

- 3 ml d'HE de basilic
- 3 ml d'HE de semences d'angélique
- 3 ml d'HE de genévrier
- Huile d'amande douce, en quantité suffisante pour compléter un flacon de 60 ml

Massez l'abdomen autour du nombril et le dos au niveau des lombaires.

> La plante et son histoire

Le genévrier est un arbuste à feuilles persistantes de la famille des cyprès, que l'on rencontre facilement sur les sols secs, les landes, en plaine et en altitude jusqu'à 3 000 m. Son tronc brun rougeâtre porte des branches aux feuilles acérées, qui se terminent en pointes aiguisées. Les baies vertes mûrissent en 2 ans pour se revêtir d'une couleur bleu foncé. Le bois et les baies sont utilisés depuis l'Antiquité comme sudorifique, dépuratif, digestif, diurétique et antiseptique urinaire, ainsi que contre la goutte. Jadis, on préparait aussi un vin médicinal diurétique avec les baies.

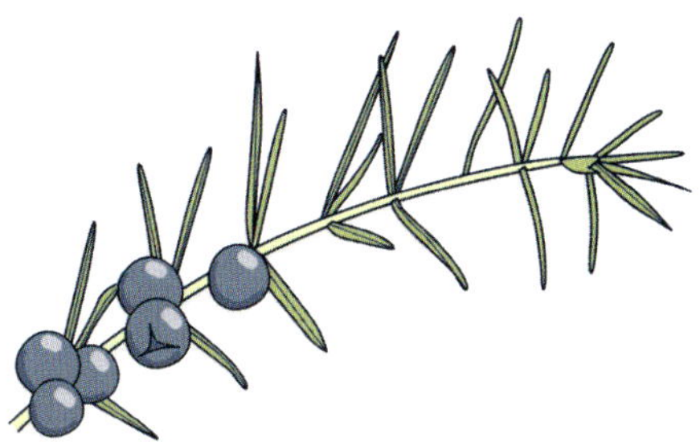

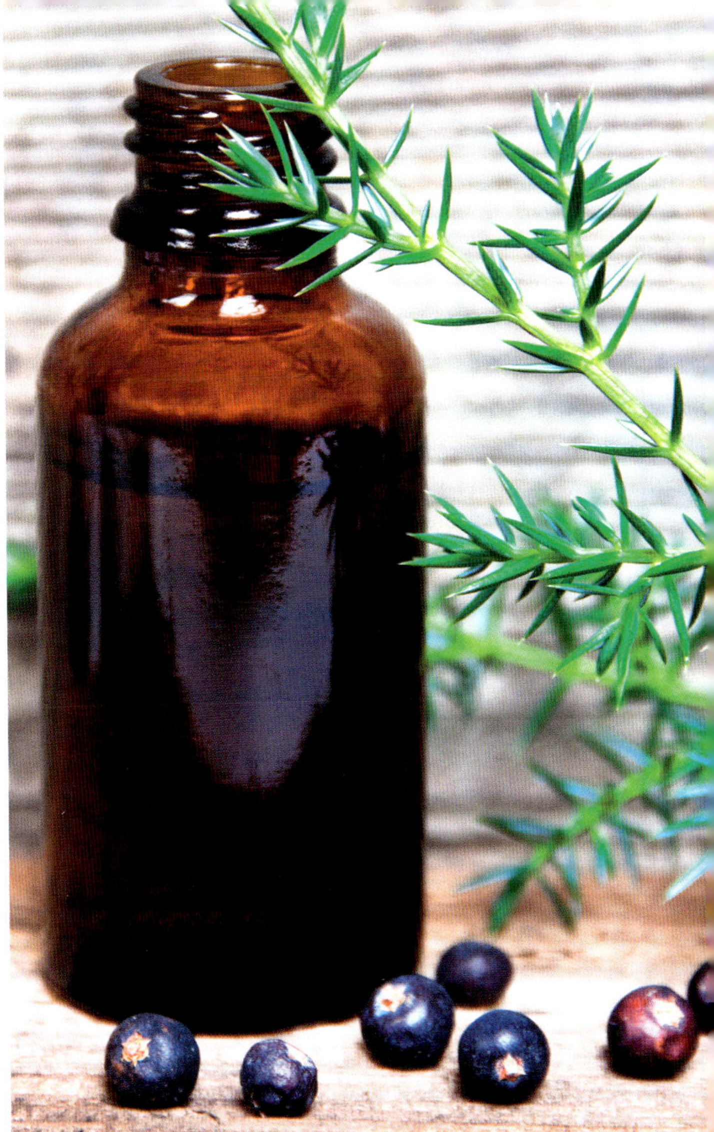

ASSOCIATIONS POSSIBLES

Avec les autres HE anti-inflammatoires de gaulthérie *(Gaultheria procumbens* **ou** *G. fragrantissima)*, **d'eucalyptus citronné** *(Eucalyptus citriodora)*, **de katrafay** *(Cedrelopsis grevei)* **et de copahier** *(Copaifera officialis)*, **en synergie dans une huile végétale d'arnica** *(Arnica montana)* **ou de tamanu** *(Calophyllum inophyllum)*.

Géranium rosat

Nom latin : *Pelargonium* x *asperum*
Famille : Géraniacées
Autres noms : géranium bourbon, géranium odorant

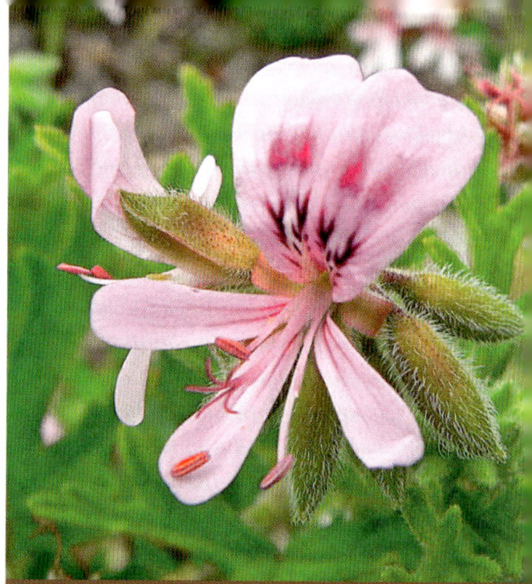

Le géranium rosat produit la reine des huiles essentielles, qui associe une action circulatoire, une action dermatologique protectrice de la peau – ce qui en fait un antifongique exceptionnel – et une action insectifuge pour éloigner poux et moustiques.

Ses vertus

• L'huile essentielle de géranium rosat est un **tonique circulatoire** efficace en **prévention des varices**, voire d'une phlébite (mais pas pour une phlébite avérée !). Hémostatique et astringente, elle peut aussi **stopper un saignement**.

• Elle a une action anti-inflammatoire et peut être appliquée sur des **douleurs tendino-musculaires**, en cas de rhumatismes ou d'arthrite. Elle offre aussi des propriétés décongestionnantes **sur les hémorroïdes, le lymphœdème ou encore l'hypertrophie de la prostate.**

• Ses remarquables propriétés antifongiques et régénérantes sont mises à profit **pour de nombreux problèmes de peau** : rides, mycoses, eczéma, vergetures, acné, brûlures ou coupures. Elle est aussi conseillée en interne contre les mycoses gynécologiques.

• Elle régularise le système nerveux par ses effets apaisants **contre le stress et la nervosité**, ou en cas de fatigue nerveuse.

• Enfin, elle est par ailleurs connue comme **insectifuge**, car elle éloigne efficacement puces, poux et moustiques.

Comment l'utiliser

› **En interne :** prenez 1 à 2 gouttes 3 fois par jour dans une cuillère à café de miel, d'huile d'olive ou de purée d'amande, ou sur un comprimé d'acérola, pendant 7 jours.

PARTIES DISTILLÉES

Les feuilles

PRINCIPES ACTIFS

Monoterpénols *(citronnellol 25 à 30 %, géraniol 10 à 15 %)*, **esters** *(25 % : formiate et acétate de citronnellyle, de géranyle...)*, **aldéhydes** *(citrals 1 % : géranial, néral)*, **monoterpènes, sesquiterpènes** *(β-caryophyllène)*, **cétones**

PAYS PRODUCTEURS

Îles de la Réunion et de Madagascar pour la variété 'Bourbon'. Elle est également produite en Égypte et en Chine

COULEUR

Jaune, vert clair

ODEUR

Rose, avec une touche de litchi

PRIX

€ €

> En externe : diluez dans une huile végétale (à 5 % au maximum pour le visage, à 20 % pour le corps) pour une application locale ou un massage. Il est possible de déposer 1 goutte sur un vêtement, une taie d'oreiller... pour éloigner les insectes.

Contre-indications et précautions d'emploi

Aucune contre-indication connue, mais elle est déconseillée pendant les 3 premiers mois de la grossesse. Attention : en cas de phlébite avérée, n'appliquez rien et voyez en urgence un médecin.

Autre usage

Appliquez 1 goutte pure sur une petite coupure pour arrêter un saignement, éventuellement avec 1 goutte d'huile essentielle de ciste ladanifère (*Cistus ladaniferus*).

> La plante et son histoire

Il existe près de 500 espèces de « géraniums » non rustiques (en réalité des pélargoniums), qui développent des parfums très variés – qui vont de la citronnelle à la menthe ou au chocolat. Le géranium rosat est originaire d'Afrique. Si la plante sauvage peut atteindre 1,20 m de hauteur, il en existe plus de 300 variétés cultivées, certaines ne dépassant pas 20 à 30 cm. Les feuilles sont dentelées, les fleurs ont 5 pétales de couleur rose, rouge ou blanche. Seules quelques espèces de géraniums sont distillées pour leur huile essentielle – en particulier la variété 'Bourbon' du géranium rosat, originaire de la Réunion. Mais plusieurs autres espèces sont utilisées en parfumerie et en cosmétique.

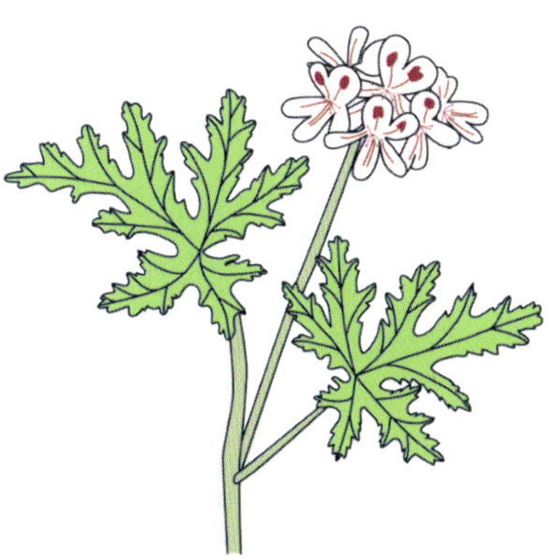

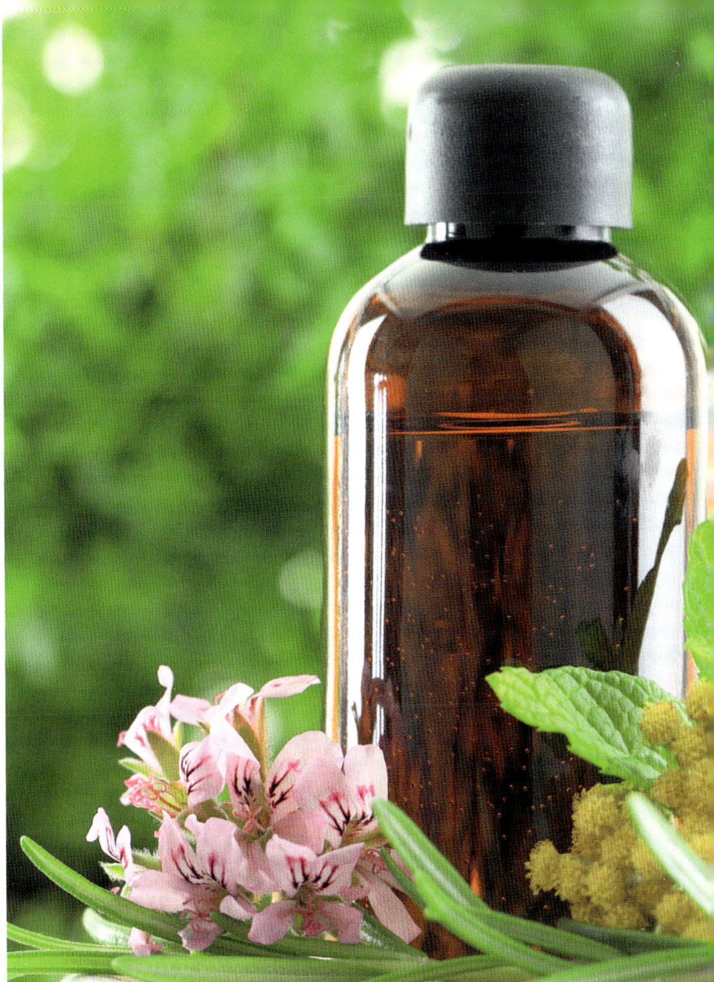

ASSOCIATIONS POSSIBLES

Pour les soins de beauté de la peau, avec les HE de bois de Hô (*Cinnamomum camphora* et linalol), de ciste ladanifère (*Cistus ladaniferus*), de patchouli (*Pogostemon cablin*) et de palmarosa (*Cymbopogon martinii*), dans une huile végétale de rose musquée du Chili (*Rosa rubiginosa*).

Problèmes de peau
Antifongique
Hémostatique
Calmante et antispasmodique

Gingembre

Nom latin : Zingiber officinale
Famille : Zingibéracées

Remède ancien déjà attesté par les médecines chinoise et ayurvédique, le gingembre est connu pour son action sur les problèmes digestifs, en particulier les nausées. Il est fréquemment utilisé dans la cuisine asiatique. C'est aussi un remarquable anti-inflammatoire.

Ses vertus

• L'huile essentielle de rhizome de gingembre est un **tonique digestif**, et elle est indiquée **pour de nombreux problèmes digestifs**, tels que dyspepsie, constipation, colite, ballonnements, aérophagie, lourdeurs après les repas, manque d'appétit, **nausées et mal des transports**.

• Elle serait considérée comme **tonique sur les plans sexuel et aphrodisiaque**, notamment parce qu'elle agirait sur les problèmes d'impuissance.

• C'est un excellent anti-inflammatoire, et un antalgique **efficace contre les douleurs articulaires et musculaires**, ainsi que contre les douleurs dentaires et les névralgies. En tant que décongestionnant veineux et lymphatique, elle est indiquée **contre les varices**, l'œdème circulatoire ou la fragilité capillaire.

• Enfin, elle peut s'avérer remarquablement efficace pour les problèmes respiratoires, tels que les bronchites chroniques et les catarrhes.

Comment l'utiliser

› **En interne** : prenez 1 à 2 gouttes 3 fois par jour dans une cuillère à café de miel, d'huile d'olive ou de purée d'amande, ou sur un comprimé d'acérola, pendant 7 jours, contre les troubles digestifs.

› **En externe** : diluez dans une huile végétale (à 20 % au maximum pour le corps) pour une application locale ou un massage (jambes lourdes ou varices). Ou apliquez pure sur le cou en cas de nausées.

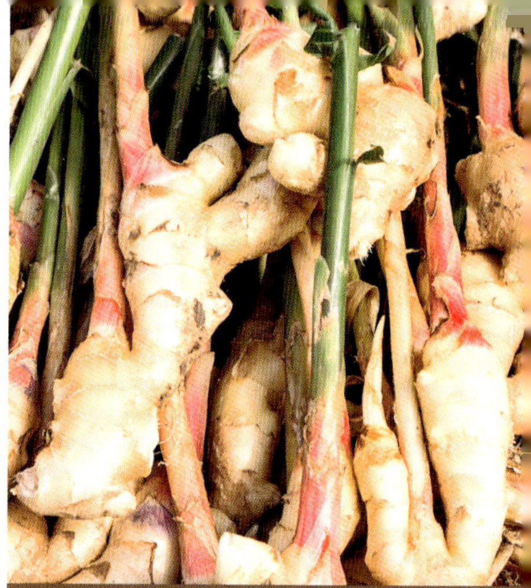

PARTIES DISTILLÉES

Le rhizome séché. Il existe une HE extraite du rhizome frais, plus efficace

PRINCIPES ACTIFS

Sesquiterpènes à 60 % *(α-zingibérène, γ- et β-bisabolène, β-sesquiphellandrène, β-phellandrène, curcumène...)*, **oxydes** *(1.8 cinéole)*, **monoterpènes, monoterpénols** *(α-terpinéol, bornéol)*, **sesquiterpénols, esters** *(acétate de géranyle)*

PAYS PRODUCTEURS

Originaire d'Asie, elle est produite aujourd'hui dans tous les pays tropicaux, au Sri Lanka en particulier

COULEUR

Orange clair

ODEUR

HE de rhizome séché : piquante, épicée, chaude
HE de rhizome frais : plus citronnée

PRIX €€

Contre-indications et précautions d'emploi

Aucune contre-indication connue, mais elle est déconseillée pendant les 3 premiers mois de la grossesse.

RECETTE

Pour une huile de massage sensuelle et tonique, avec les huiles essentielles suivantes :

> 5 ml d'HE de gingembre
> 1 ml d'HE de cannelle
> 5 ml d'HE d'ylang-ylang
> Huile d'amande douce, en quantité suffisante pour compléter un flacon de 60 ml

Pour masser le corps, en évitant le visage et surtout le contour des yeux.

> La plante et son histoire

Le gingembre est une plante vivace, haute de 50 cm environ. Du gros rhizome charnu se dressent des tiges verticales portant des feuilles élancées et étroites, qui sont surmontées de plusieurs fleurs jaune vert à lèvre rouge. C'est une épice qui nous est venue d'Orient dès le IXe siècle, et qui était fréquemment intégrée dans la cuisine du Moyen Âge jusqu'au XIXe siècle, où elle fut supplantée par le poivre. Le gingembre était considéré comme aphrodisiaque, mais également comme pectoral dans la médecine arabe. Il revient aujourd'hui en tant qu'épice, notamment grâce à la mode de la cuisine asiatique, et pour son efficacité dans le traitement des nausées de la grossesse.

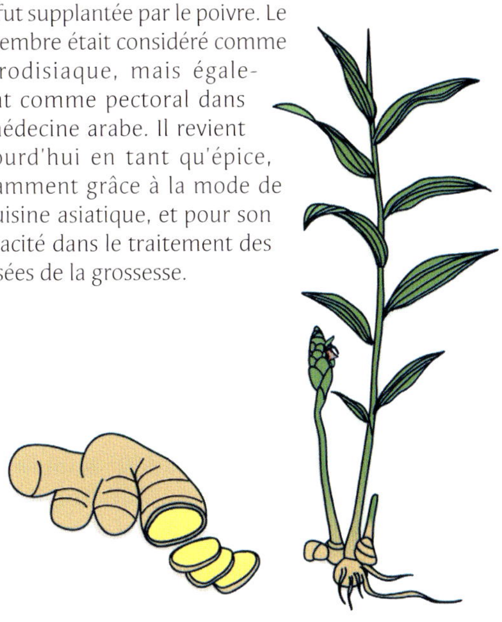

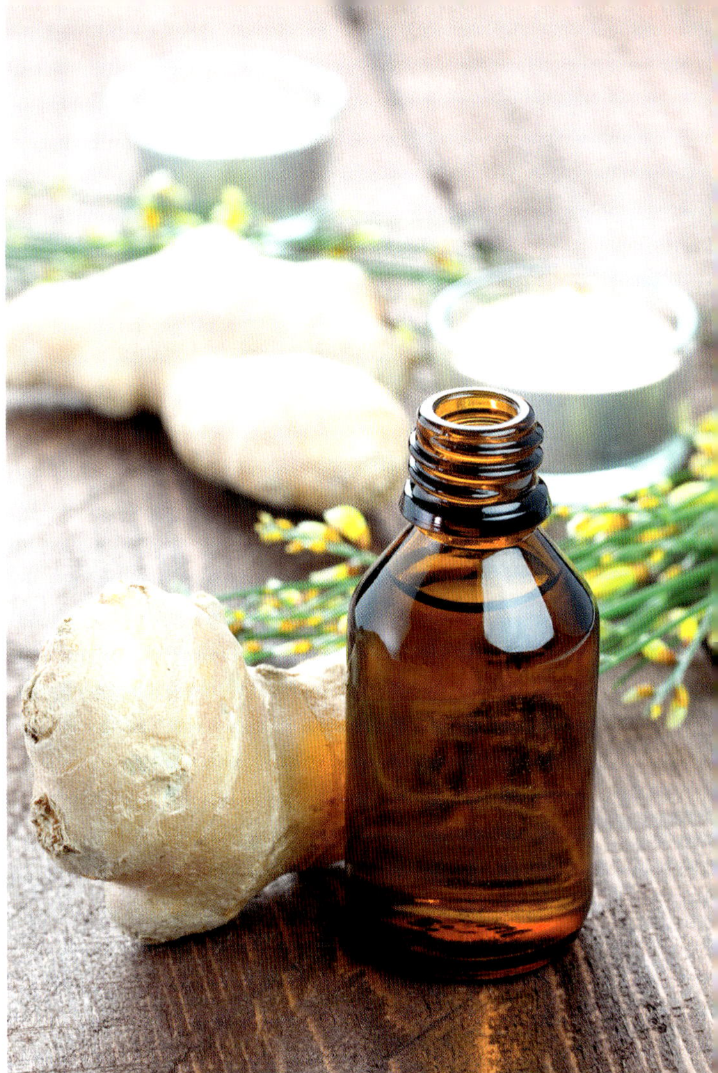

ASSOCIATIONS POSSIBLES

Pour leur côté tonique réchauffant avec les HE de poivre noir *(Piper nigrum)*, de curcuma *(Curcuma longa)*, de giroflier *(Syzygium aromaticum)*...

Puissante action digestive
Tonique générale
Anti-inflammatoire
Tonique veineuse et lymphatique

Katrafay

Nom latin : *Cedrelopsis grevei*
Famille : Ptaeroxylacées

Apparu récemment dans le petit monde des huiles essentielles, le katrafay est un arbre de Madagascar qui donne une huile essentielle anti-inflammatoire très efficace contre les problèmes tendino-musculaires. Elle est aussi très tonique, et c'est un remède de l'énurésie infantile (pipi au lit).

Ses vertus

• L'huile essentielle de katrafay est un tonique énergisant, qui **stimule les glandes surrénales** (par son effet cortisonique) et qui permet de lutter **contre les états de fatigue** ou d'épuisement.

• C'est aussi une huile essentielle **anti-inflammatoire aux vertus puissantes**, un antalgique actif contre les douleurs articulaires ou musculaires, qu'il s'agisse de rhumatismes, d'arthrite, de polyarthrite rhumatoïde ou d'arthrose. Moins connue que les huiles essentielles de gaulthérie ou d'eucalyptus citronné, elle est tout aussi efficace, voire plus puissante encore. Pour en optimiser l'efficacité, on peut d'ailleurs les associer en synergie.

• Elle offre également une action dermatologique, à exploiter pour tout **problème d'inflammations, de peaux sèches** ou de brûlures. C'est aussi un remède de l'énurésie chez l'enfant, en application locale au bas-ventre *(voir ci-contre)*.

• Sur le plan émotionnel, elle peut aider à s'enraciner ou à **faire remonter des émotions anciennes** qui reviennent à la surface (selon le spécialiste Simon Lemesle).

Comment l'utiliser

> **En externe :** elle peut être appliquée pure localement, en massage ou en onction sur les zones douloureuses, ou diluée à 20 % dans une huile végétale, comme par exemple l'huile d'arnica (*Arnica montana*).

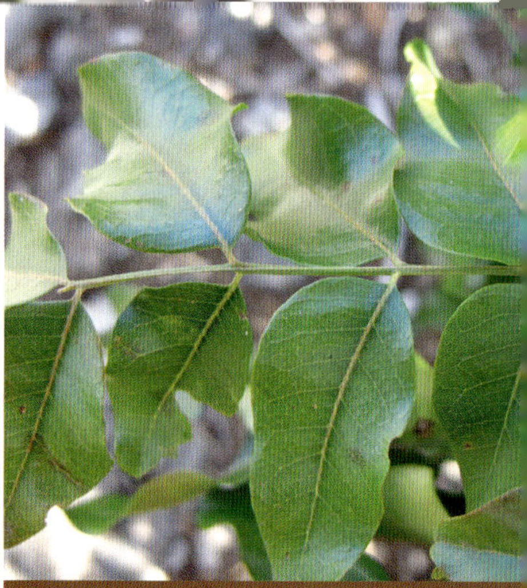

PARTIES DISTILLÉES :

L'écorce et les feuilles

PRINCIPES ACTIFS

Sesquiterpènes (*β-élemène 10 %, α-copaène 8 %, α-curcumène, rotundène, cypérène...*), **oxydes** (*caryophyllène oxyde*), **ishwarane 15 %, monoterpènes, sesquiterpénols**

PAYS PRODUCTEURS

Madagascar

COULEUR

Jaune clair

ODEUR

Boisée, avec une note de tourbe

PRIX

€ €

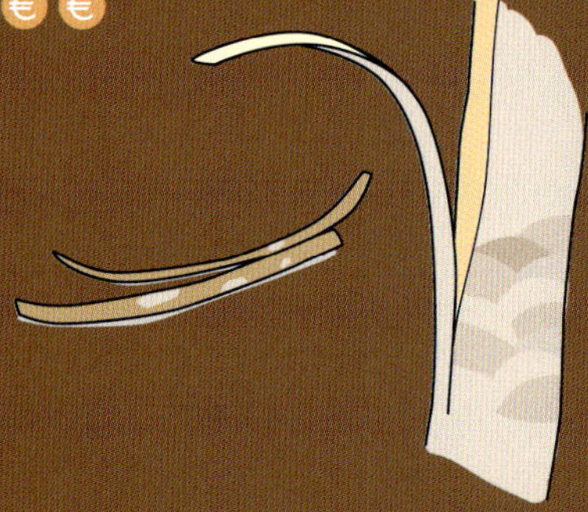

Contre-indications et précautions d'emploi

Aucune contre-indication connue, mais à éviter pendant les 3 premiers mois de la grossesse.

RECETTE

Mélangez les HE anti-inflammatoires suivantes :

- 2 ml d'HE de gaulthérie
- 2 ml d'HE de katrafay
- 2 ml d'HE d'eucalyptus citronné
- Huile végétale d'arnica qsp 30 ml

Autre usage

En cas d'énurésie chez l'enfant, appliquez 2 gouttes d'huile essentielle de katrafay sur le bas-ventre au coucher.

> La plante et son histoire

La richesse de la flore endémique de Madagascar permet de découvrir aujourd'hui de nouvelles huiles essentielles, commercialisées par de jeunes entreprises qui font du commerce équitable et qui sont sensibles à la préservation des ressources naturelles. Le katrafay est un arbre des forêts sèches du sud de Madagascar (5 à 15 m de haut), reconnaissable à son écorce tachetée de couleurs verte, orangée ou grise. Il est connu des guérisseurs malgaches : l'écorce pulvérisée était appliquée sur le front pour calmer les maux de tête, ou sur les fractures contre la douleur. La décoction de l'écorce aurait aussi des propriétés toniques, voire aphrodisiaques, et elle calme les maux de ventre.

Anti-inflammatoire remarquable
Protectrice des peaux sèches
Tonique stimulante

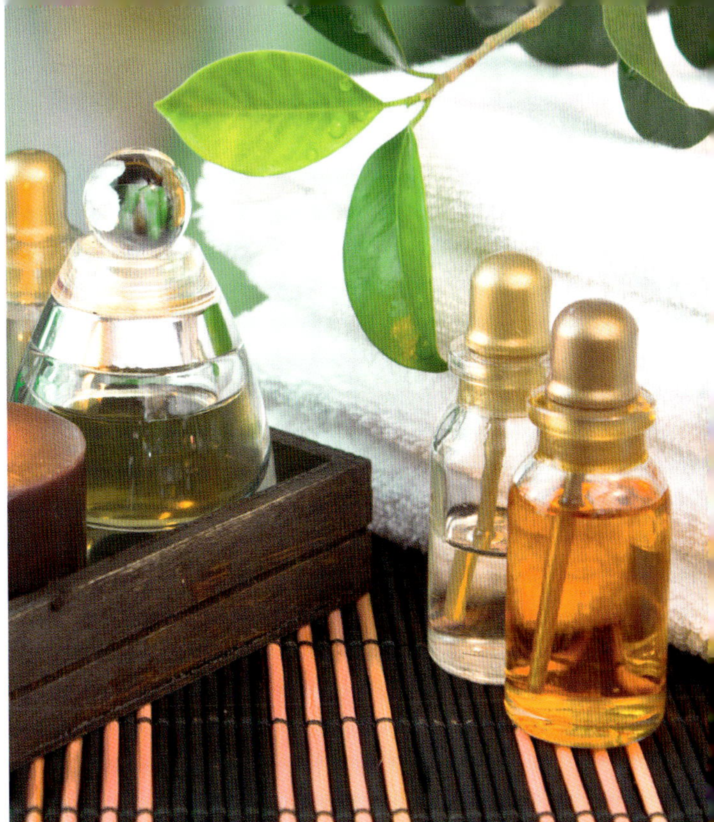

ASSOCIATIONS POSSIBLES

En synergie anti-inflammatoire, avec les HE telles que l'huile d'arnica *(Arnica montana)*, l'huile de tamanu *(Calophyllum inophyllum)* et l'huile de millepertuis *(Hypericum perforatum)* en évitant l'exposition au soleil, ou les HE comme la gaulthérie couchée *(Gaultheria procumbens)*, l'eucalyptus citronné *(Eucalyptus citriodora)*, le genévrier *(Juniperus communis)* ou encore le copahier *(Copaifera officialis)*.

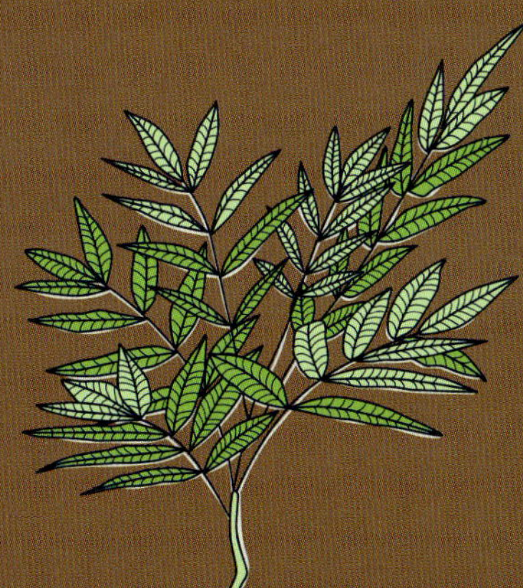

Lavande aspic

Nom latin : Lavandula latifolié (= L. spica)
Famille : Lamiacées
Autres noms : aspic, grande lavande, lavande à larges feuilles

La lavande aspic est une lavande sauvage qui est indispensable dans la trousse à pharmacie. Elle fait en effet des merveilles pour une piqûre d'insecte, pour désinfecter une petite plaie ou apaiser une brûlure.

Ses vertus

• L'huile essentielle de lavande aspic est moins connue que sa sœur – celle de la lavande fine –, mais elle recèle de remarquables propriétés, tout en étant moins onéreuse.

• Son **action expectorante est excellente**, et elle est conseillée contre les catarrhes (inflammations des muqueuses accompagnées de sécrétions excessives). Elle est aussi **antimicrobienne, en particulier au niveau des voies respiratoires**, et donc efficace contre la sinusite, la laryngite, la bronchite ou la rhinite.

• Sur le plan dermatologique, elle est antifongique : on l'utilise **contre les mycoses cutanées et génitales**. Bon antiseptique de la peau, elle est indiquée contre l'acné, l'eczéma, les psoriasis, les coupures, les ulcères... Son **pouvoir cicatrisant est exceptionnel**, encore supérieur à celui de l'HE de lavande fine : elle agit avec succès **contre les brûlures ou le venin des piqûres d'insecte** ou de méduses.

• Elle est enfin anti-inflammatoire (à utiliser **contre les rhumatismes ou les crampes**). Au niveau émotionnel, elle est connue pour ses **vertus anxiolytiques et apaisantes**, mais on peut lui préférer la lavande fine.

Comment l'utiliser

> **En interne :** prenez 1 à 2 gouttes 3 fois par jour dans une cuillère à café de miel, d'huile d'olive ou de purée d'amande, sur de la mie de pain ou un comprimé d'acérola, pendant 7 jours.

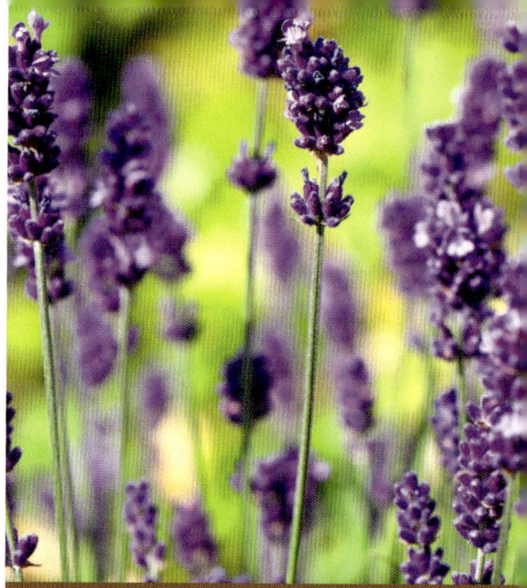

PARTIES DISTILLÉES

Les sommités fleuries

PRINCIPES ACTIFS

Oxydes *(1.8 cinéole 30 %)*, **cétones** *(camphre 10-12 %)*, **monoterpènes, monoterpénols** *(linalol 40 %, bornéol)*, **sesquiterpènes** *(β-phellandrène)*, **coumarines** *(traces)*

PAYS PRODUCTEURS

Elle pousse à l'état sauvage en Provence et dans tout le sud de l'Europe, en dessous de 1 000 m d'altitude

COULEUR

Jaune clair ou transparente

ODEUR

Douce, fleurie, légèrement camphrée

PRIX

€

> En externe : appliquez localement pure sur une brûlure, une coupure ou une piqûre. Diluée à 10-20 % dans une huile de massage, elle peut être appliquée en onction sur le corps, en particulier sur le torse et le dos. Elle peut aussi être facilement diffusée dans une pièce, dans la chambre d'un enfant agité par exemple.

Contre-indications et précautions d'emploi

À éviter pendant la grossesse et l'allaitement, ou chez les nourrissons, du fait de sa teneur en camphre.

Autre usage

Pour une otite, appliquez 1 à 2 gouttes pures en onction autour de l'oreille.

> La plante et son histoire

Typique de la flore de la région provençale, la lavande aspic pousse spontanément sur les sols de garrigue, où elle s'est acclimatée en basse altitude jusqu'à 600 m. Les épis de fleurs violettes ou bleues, très odorants, naissent au sommet de tiges élancées, ramifiées, plus hautes que celles de la lavande fine, et portant de longues feuilles un peu sinueuses (8-10 cm), vert argenté, en forme de spatule. Son nom « aspic » vient de la vipère du même nom, car la légende veut que les bergers frottaient des rameaux de lavande aspic sur les bêtes qui avaient été mordues par un serpent.

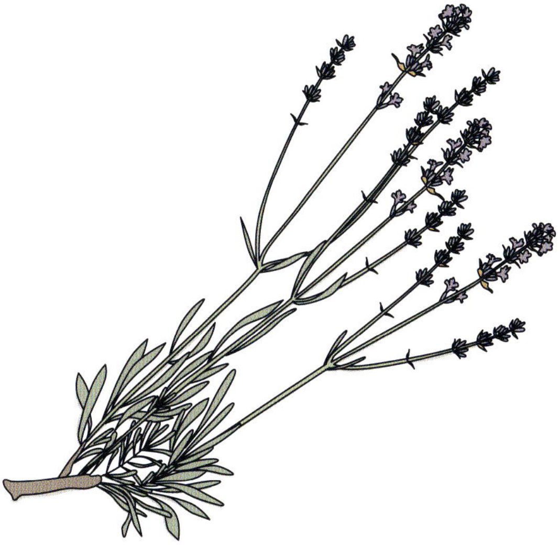

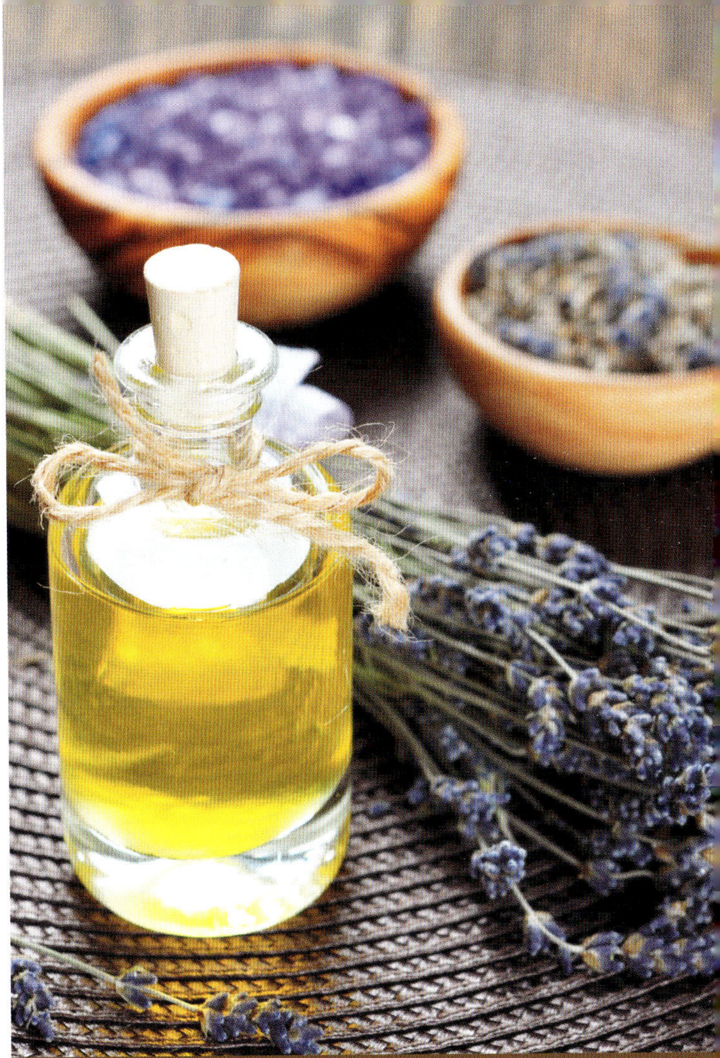

ASSOCIATIONS POSSIBLES

Pour leurs vertus dermatologiques et cicatrisantes, avec les HE de géranium rosat *(Pelargonium x asperum)* et de palmarosa *(Cymbopogon martinii)*, dans une huile végétale de tamanu *(Calophyllum inophyllum)*.

Cicatrisante
Antifongique
Anti-inflammatoire
Anxiolytique

Lavande fine

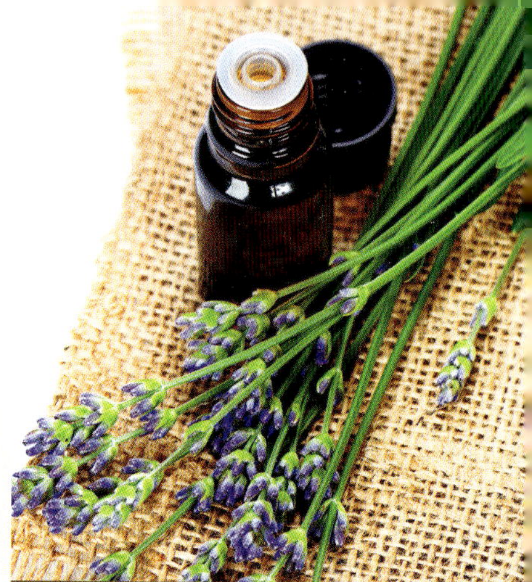

Nom latin : Lavandula angustifolia (= *L. vera*)
Famille : Lamiacées
Autres noms : lavande vraie, lavande officinale, lavande à feuilles étroites

L'huile essentielle de lavande fine est sans doute la plus courante et la plus utilisée, puisque c'est avec elle qu'est née l'aromathérapie. Connue surtout pour ses vertus apaisantes, c'est aussi un remarquable remède de la peau.

Ses vertus

• L'huile essentielle de lavande fine est exceptionnelle **pour traiter toutes les situations de stress**, d'angoisse ou d'anxiété, et tous les troubles vitaux d'origine nerveuse : hypertension artérielle, palpitations, insomnie ou asthme.

• Elle est **apaisante et décontractante** sur les plans émotionnel et musculaire. C'est un **puissant antispasmodique** et un anti-inflammatoire efficace, qui est employé avec succès **contre les crampes, les rhumatismes ou les contractures musculaires**. Sur le plan psychique, elle est **sédative et calmante**, voire antidépressive.

• **Douée de vertus cicatrisantes remarquables**, elle est efficace contre les problèmes de peau : eczéma, mycose, acné, couperose, brûlure, psoriasis, dermite, coupure, démangeaison...

• Ses propriétés anti-infectieuses, et notamment antibactériennes, la rendent très utile **contre les otites et les sinusites** par exemple. Elle est également **insectifuge** et éloigne poux, puces et mites. C'est généralement l'huile essentielle qui est utilisée en première intention pour les enfants **en cas d'invasion de poux**.

Comment l'utiliser

> **En interne :** prenez 1 à 2 gouttes 3 fois par jour dans une cuillère à café de miel, d'huile d'olive ou de purée d'amande, ou sur de la mie de pain ou un comprimé d'acérola, pendant 7 jours.

Anxiolytique, antispasmodique
Cicatrisante
Anti-infectieuse
Insecticide et répulsive

PARTIES DISTILLÉES

Les sommités fleuries

PRINCIPES ACTIFS

Esters *(acétate de linalyle 35 à 50 %, acétate de lavandulyle)*, **monoterpénols** *(linalol 30 à 40 %, terpinène-1-ol-4)*, **monoterpènes** *(trans- et cis-β-ocimène 4 %)*, **sesquiterpènes 5-10 %** *(β-caryophyllène)*

PAYS PRODUCTEUR

Originaire du sud de la France, la lavande fine pousse jusqu'à 1 800 m

COULEUR

Jaune clair ou transparente

ODEUR

Douce, florale

PRIX €€

> **En externe :** diluée à 20 % dans une huile de massage, elle peut être appliquée en onction sur le corps, en particulier sur le torse et le dos. Elle peut aussi être appliquée pure sur le plexus solaire, l'intérieur des poignets ou la voûte plantaire pour apaiser, ou sur tout problème de peau.

Contre-indications et précautions d'emploi

Aucune contre-indication connue, mais à éviter pendant les 3 premiers mois de la grossesse.

Autres usages

Pour apaiser les jeunes enfants, pensez à l'eau florale de lavande, plus douce, en spray sur le torse. C'est très efficace également en diffusion. Cette même eau florale peut être employée pour éloigner les poux. Pour les enfants de plus de 3 ans, on peut appliquer 1 goutte d'huile essentielle derrière chaque oreille.

> La plante et son histoire

Avant que sa culture ne se développe en Provence, la lavande fine poussait à l'état sauvage de 800 à 1800 m d'altitude. Elle se distingue de la lavande aspic par ses feuilles étroites et linéaires, relativement courtes (5-6 cm) et par ses fleurs, mauve pâle ou violettes, peu odorantes, qui forment des épis lâches au sommet de tiges non ramifiées. Hildegarde von Bingen, au XIIe siècle, en vantait déjà les vertus contre les douleurs du foie et des poumons, pour éloigner les maladies et les poux et pour obtenir « une connaissance pure et un esprit pur ». René-Maurice Gattefossé découvrit accidentellement les propriétés cicatrisantes de l'huile essentielle de lavande dans les années 1910. C'est ainsi qu'est née l'aromathérapie moderne.

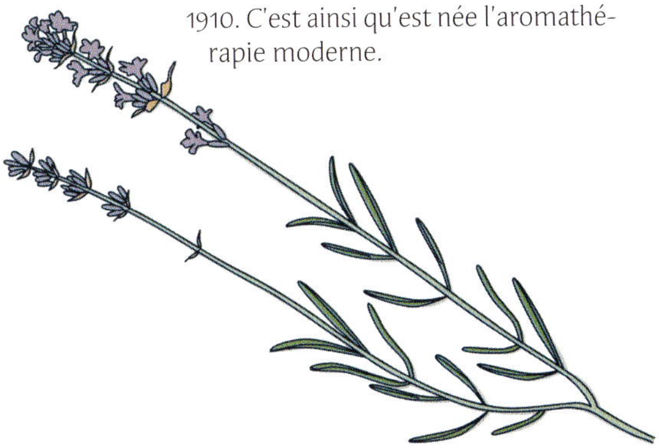

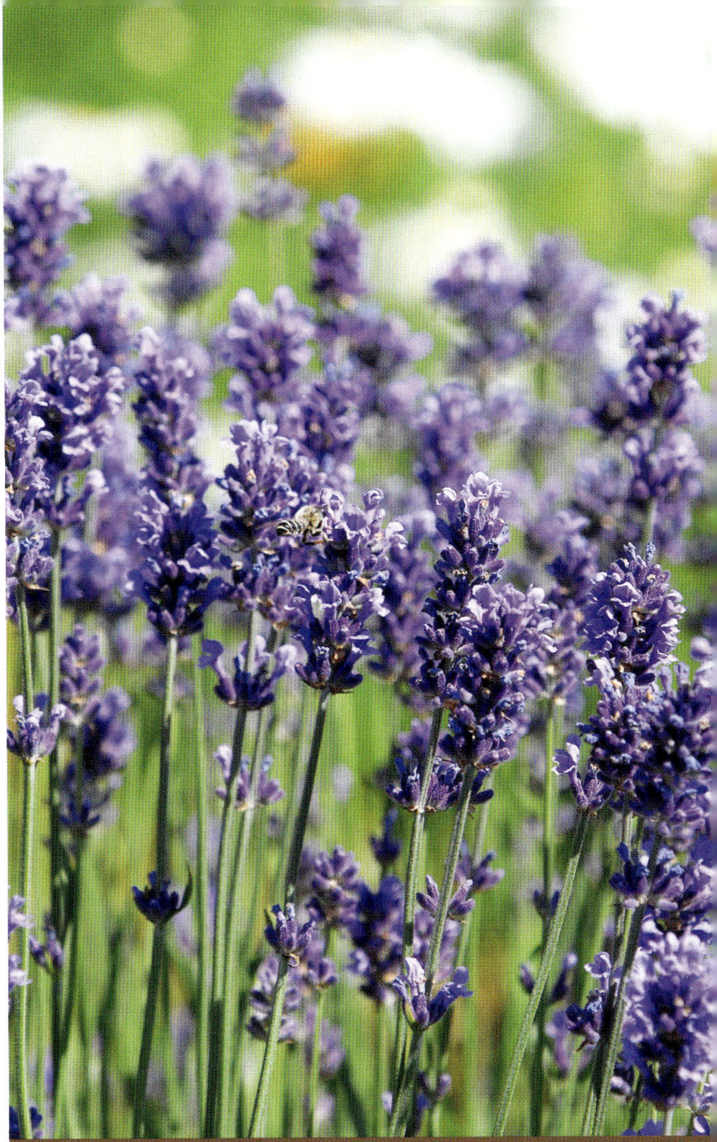

ASSOCIATIONS POSSIBLES

Avec les HE apaisantes comme le petit grain bigaradier *(Citrus aurantium*, les feuilles), **le néroli** (*Citrus aurantium*, les fleurs), **la camomille romaine** *(Anthemis nobilis)*, **le basilic** *(Ocimum basilicum)*, **la marjolaine** *(Origanum majorana)* **et le géranium rosat** *(Pelargonium x asperum)*, **pures ou diluées et mélangées dans une huile végétale.**

Lavandin

Nom latin : *Lavandula* x *burnatii*, notamment les variétés abrialis, super ou grosso
Famille : Lamiacées
Autres noms : lavandin hybride, lavandin doux et, suivant la variété, lavandin abrial, lavandin super, lavandin grosso

Le lavandin est un hybride de la lavande fine. Il a plusieurs variétés, qui sont des clones dont les propriétés sont proches de celles de la lavande. Son parfum est moins raffiné que celui de la lavande, mais il est moins cher.

Ses vertus

• L'huile essentielle de lavandin est un **anti-infectieux** actif contre les virus, les bactéries ou les champignons. Elle est tout de même un peu moins efficace que l'huile essentielle de lavande fine. Elle est employée contre les otites ou les sinusites, en onction locale.

• Douée de **vertus cicatrisantes remarquables**, elle est indiquée **pour traiter les brûlures, les plaies légères**, les dermatoses infectieuses, les allergies cutanées, les ulcères ou les escarres. L'HE peut être employée pure ou diluée dans une huile végétale.

• L'huile essentielle de lavandin est efficace **pour éloigner les insectes**, tels que poux, puces, mites et punaises. Dans la maison, versez-en 1 à 2 gouttes sur du bois de cèdre ou des morceaux de pierre ponce.

• C'est un **anti-antispasmodique** et un **décontractant musculaire**, qui est utilisé localement contre les crampes, les rhumatismes ou les tendinites.

• Moins subtil que celui de la lavande fine, son parfum est néanmoins très apaisant, utile en cas d'insomnie, de stress ou de déprime, ainsi que de palpitations ou d'hypertension (elle est hypotensive).

Comment l'utiliser

> **En interne :** prenez 2 gouttes 3 fois par jour dans une cuillère à café de miel, d'huile d'olive ou de purée d'amande, ou sur de la mie de pain ou un comprimé d'acérola.

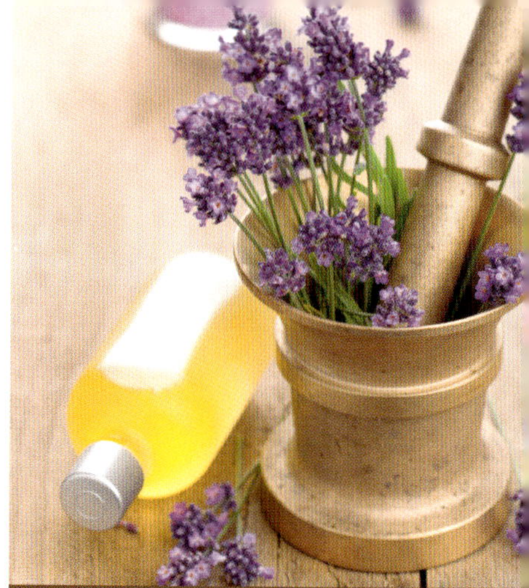

PARTIES DISTILLÉES

Les sommités fleuries

PRINCIPES ACTIFS

Variété abrial, proche de la lavande aspic : esters *(acétate de linalyle 20 %, acétate de lavandulyle)*, **monoterpénols** *(linalol 30 à 40 %, terpinène-1-ol-4)*, **oxydes** *(1.8 cinéole)* **10 %, monoterpènes 5-10 %** *(α-terpinènes, trans-β-ocimène)*, **sesquiterpènes 2 %** *(β-caryophyllène)*, **cétones** *(camphre 10 %)*
Variétés grosso et surtout super, proches de la lavande fine : jusqu'à 40 % d'acétate de linalyle

PAYS PRODUCTEUR

Originaire du sud de la France, le lavandin pousse jusqu'à 1 800 m

COULEUR

Jaune clair

ODEUR

Douce, fleurie

PRIX €

> **En externe :** diluée à 20 % dans une huile de massage, elle peut être utilisée en onction sur le corps, en particulier sur le torse et le dos. Elle peut aussi être appliquée pure sur le plexus solaire, l'intérieur des poignets ou la voûte plantaire pour se détendre. Elle crée également une atmosphère apaisante en diffusion.

Contre-indications et précautions d'emploi

Aucune contre-indication connue, mais à éviter pendant les 3 premiers mois de la grossesse.

RECETTE

Contre la nervosité, prenez 1 ou 2 gouttes de lavandin dans une cuillère à café de miel, 2 à 3 fois par jour.

> La plante et son histoire

Le lavandin est un hybride naturel de la lavande fine (*L. angustifolia*) et de la lavande aspic (*L. latifolia*). Il se reconnaît à ses tiges ramifiées (comportant en général une tige principale et deux tiges secondaires) ornées de fleurs violettes ou bleues en épis compacts et étroits. Le rendement de la distillation du lavandin est le double de celui de la lavande fine, ce qui explique sa différence de prix. Plusieurs clones très productifs ont été sélectionné : abrial, super, grosso, reydovan... L'essence du lavandin, plus camphrée que celle de la lavande, est très utilisée dans la parfumerie industrielle. Elle est aussi très efficace pour éloigner les insectes, par exemple en disposant de petits sachets dans les armoires entre les couches de linge.

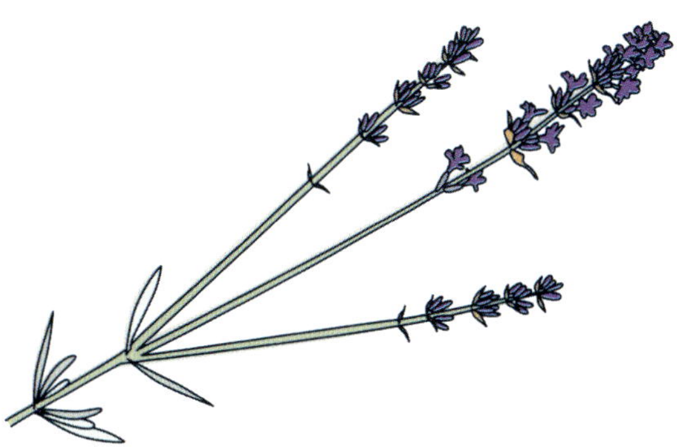

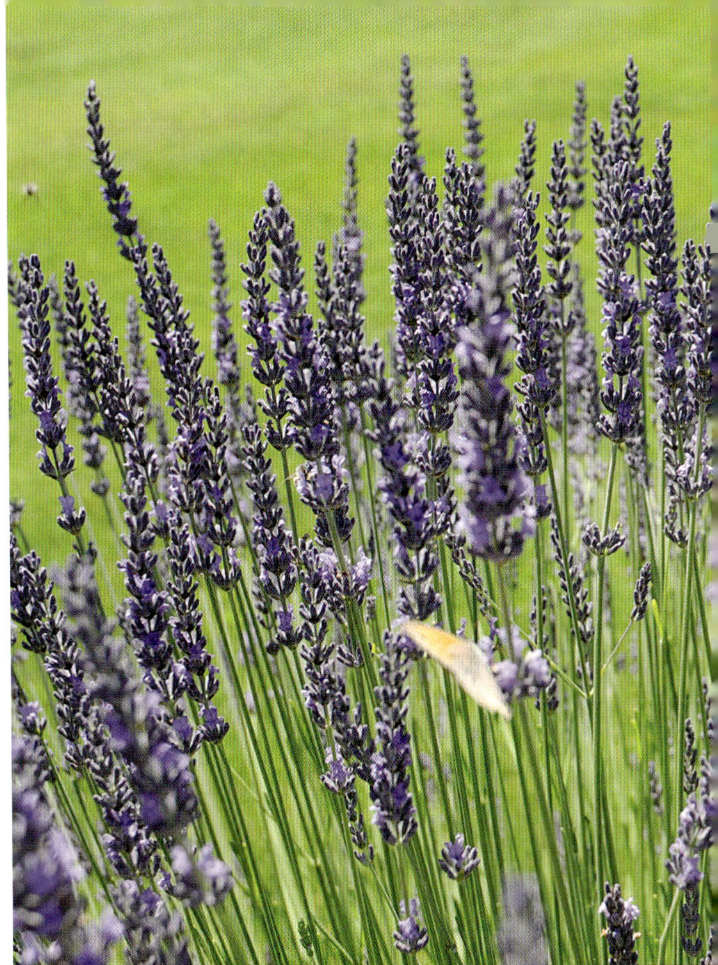

ASSOCIATIONS POSSIBLES

Contre les poux, elle peut être associée aux HE de géranium rosat *(Pelargonium x asperum)* et de citronnelle de Java *(Cymbopogon winterianus)*, diluées dans de l'alcool pour les vêtements ou dans une huile végétale pour une application sur cheveux mouillées après le shampoing.

Anti-infectieuse
Cicatrisante
Insectifuge
Décontractante et antispasmodique

Lemongrass

Nom latin : *Cymbopogon flexuosus, C. citratus*
Famille : Poacées
Autres noms : citronnelle de l'Inde, verveine des Indes

Le lemongrass est une plante herbacée tropicale de la famille des citronnelles. Équilibrant du système nerveux autonome – notamment du système nerveux sympathique –, il régularise la dystonie neurovégétative.

Ses vertus

• L'huile essentielle de lemongrass **aide à rééquilibrer le système neurovégétatif** (partie du système nerveux qui module l'activité des organes vitaux) en cas de dystonie neurovégétative ou de fatigue chronique. Au niveau psychique, elle est **sédative**.

• **Stimulante du foie et de la vésicule biliaire**, elle favorise la digestion. Sur le plan circulatoire, elle a une action vasodilatatrice et lymphotonique, et elle est conseillée **contre la cellulite** *(voir recette ci-contre)*.

• Elle est également **anti-inflammatoire**, et on l'utilise (après dilution) sur les tendinites, les rhumatismes, les névralgies, les douleurs de sciatique ou l'arthrite. Diluée en massage, elle aurait une action reminéralisante et agirait contre l'arthrose.

• C'est une huile essentielle anti-infectieuse, antifongique, antivirale, antibactérienne et antimoustiques. Au niveau cutané, elle est indiquée **contre diverses dermatoses** telles que l'eczéma, l'herpès labial ou génital (attention, diluez-la bien à 5 % au minimum) ou les mycoses, et elle est apaisante sur les piqûres de moustiques.

Comment l'utiliser

> **En interne :** prenez 1 à 2 gouttes dans une cuillère à café de miel, d'huile d'olive ou de purée d'amande, ou sur de la mie de pain ou un comprimé d'acérola. Une prise par jour (1 à 2 gouttes seulement) apporte un effet calmant. Trois prises par jour (soit 6 gouttes) produisent un effet tonifiant.

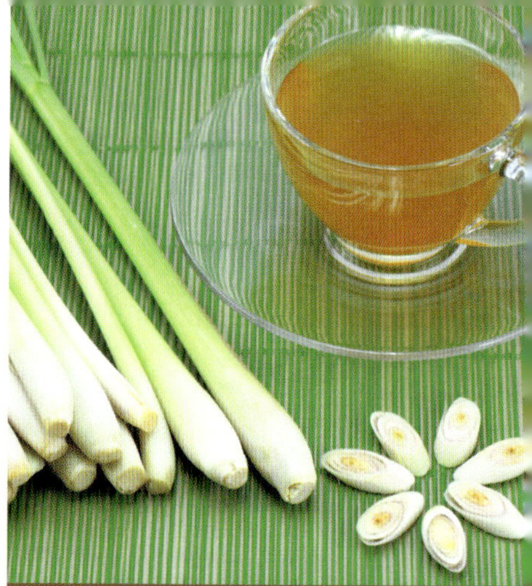

PARTIES DISTILLÉES

Les parties aériennes

PRINCIPES ACTIFS

HE de *C. citratus* : aldéhydes *(citrals : néral 30 % et géranial 30 %)*, **monoterpénols 7 %** *(citronellol, linalol, géraniol)*, **monoterpènes** *(myrcène 10 %)*
HE de *C. flexuosus*, proche de la verveine du Yunnan *(Litsea citrata)* **: aldéhydes** *(citrals : néral 30 %, géranial 45 %, farnésal)*, **monoterpénols 5 %** *(α-terpinéol, bornéol, nérol, géraniol)*, **sesquiterpénols 10 %** *(farnésol)*

PAYS PRODUCTEURS

Madagascar, Indonésie, Népal, Chine, Inde *(C. citratus)*, **Amérique du Sud, Afrique, Haïti** *(C. flexuosus)*

COULEUR

Jaune dense à vert pâle

ODEUR

Citronnée, amère

PRIX

€

> **En externe :** diluez à 50 % dans une huile végétale, pour appliquer localement contre la cellulite, les problèmes circulatoires ou les douleurs articulaires et musculaires. Pour les muqueuses (labiale ou génitale), il est recommandé de la diluer à 5 % au minimum dans une huile végétale.

Contre-indications et précautions d'emploi

Ne l'utilisez pas pure, car elle est irritante pour la peau et les muqueuses. Elle est fortement vasodilatatrice.

Autre usage

Diluez-la à 50 % dans une huile végétale, en onction le long de la colonne vertébrale, contre l'ostéoporose.

RECETTE

Préparez une huile de massage anticellulite et circulatoire, avec 20 % d'huiles essentielles :

- 4 ml d'HE de cèdre de l'Atlas
- 4 ml d'HE de cyprès
- 4 ml d'HE de lemongrass
- Huile végétale d'amande douce pour compléter un flacon de 60 ml

> La plante et son histoire

Également appelé verveine des Indes ou citronnelle de l'Inde, le lemongrass est une plante vivace herbacée dont les touffes de feuilles atteignent 1,50 m de haut. Elle pousse dans les régions tropicales – en Inde, en Orient ou à Madagascar (*Cymbopogon citratus*), ou en Amérique du Sud et en Haïti (*C. flexuosus*). Avec sa forte odeur citronnée, le lemongrass est très utilisé dans la cuisine orientale (poulet à la citronnelle) ou en parfumerie pour l'huile essentielle. À Madagascar, elle est plantée pour stabiliser les talus, du fait de son important réseau racinaire.

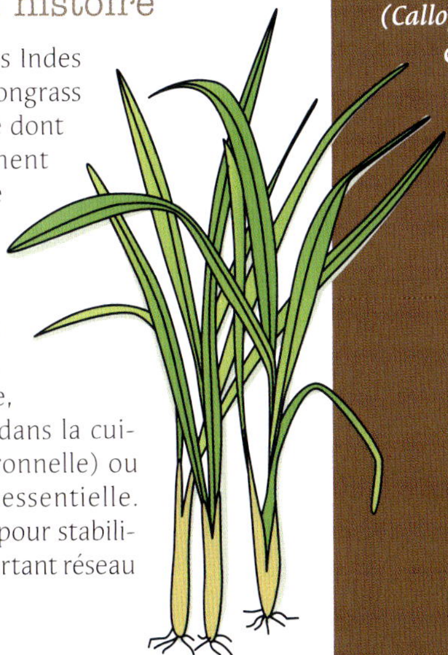

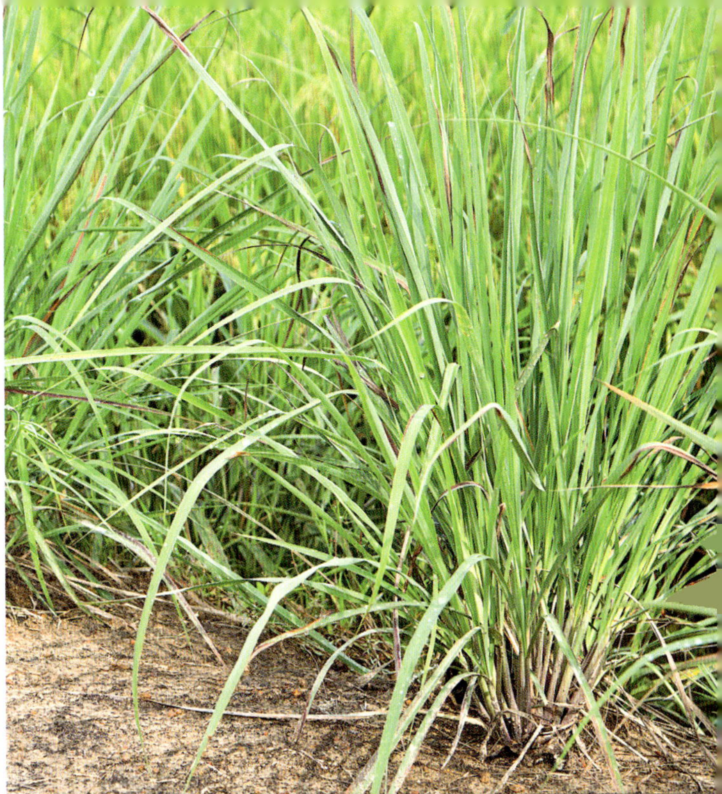

ASSOCIATIONS POSSIBLES

Avec les HE d'eucalyptus citronné *(Eucalyptus citriodora)*, **de gaulthérie odorante** *(Gaultheria fragratissima)*, **de katrafay** *(Cedrelopsis grevei)* **et de citronnelle à myrcène** *(Cymbopogon citratus* **ct myrcène), mélangées et diluées dans une huile végétale d'arnica** *(Arnica montana)* **ou de tamanu** *(Callophyllum inophyllum)*, **contre les douleurs de l'arthrose et la déminéralisation.**

Rééquilibrante neurovégétative
Vasodilatatrice
Anticellulite
Anti-inflammatoire et reminéralisante

Litsée citronnée

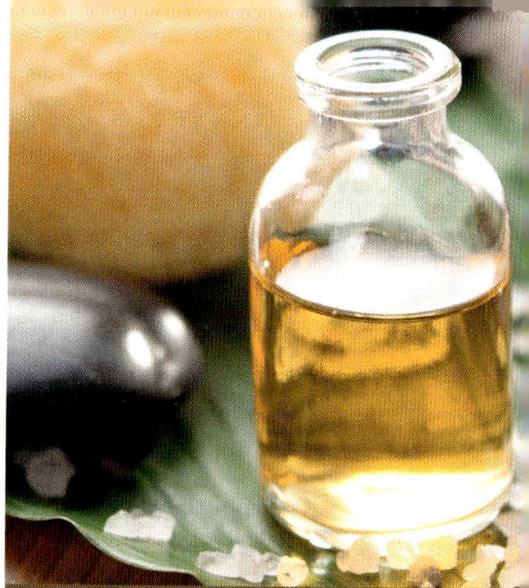

Nom latin : *Litsea citrata*, (= *L. cubeba*)
Famille : Lauracées
Autres noms : verveine du Yunnan, verveine exotique, litsée cubèbe

Appelée aussi verveine du Yunnan – car son huile essentielle est très proche de celle de la verveine citronnée ou de la mélisse –, la litsée citronnée partage les mêmes propriétés calmantes, pour un prix beaucoup plus accessible. C'est également un excellent anti-inflammatoire.

Ses vertus

• L'huile essentielle de litsée citronnée présente un profil chimique **très proche de celui de la verveine citronnée** (*Lippia citriodora*), quoique moins subtil. Et elle est **moins chère** parce sa distillation offre un meilleur rendement. Quoi qu'il en soit, l'huile essentielle de litsée citronnée est, elle aussi, remarquablement apaisante, sédative et antispasmodique. **Remède efficace de l'insomnie**, elle prépare au sommeil. Elle **équilibre aussi le système nerveux** : elle régularise les émotions et redonne le sourire.

• Anti-inflammatoire, elle est indiquée contre les **inflammations intestinales** (colites, par exemple), les **douleurs articulaires et musculaires** (tendinites, arthrite) ou encore les **piqûres d'insecte**, qu'elle soulage efficacement.

• C'est aussi un **remède de la peau**, qui est conseillé contre les mycoses et les candidoses, ou encore l'acné. **Insecticide**, elle éloigne les moustiques, comme la citronnelle.

Comment l'utiliser

> **En interne :** prenez 2 gouttes 2 à 3 fois par jour dans une cuillère à café de miel, d'huile d'olive ou de purée d'amande, ou sur de la mie de pain ou un comprimé d'acérola, pendant 7 jours.

Sédative (contre l'anxiété et l'insomnie)
Antispasmodique
Anti-inflammatoire
Antifongique

PARTIES DISTILLÉES

Les fruits

PRINCIPES ACTIFS

Aldéhydes *(citrals : néral 30-35 %, géranial 40 %, citronellal 2 %, isocitral)*, **monoterpènes** *(10 % : limonène, myrcène)*, **monoterpénols 5-10 %** *(linalol, géraniol, nérol)*, **sesquiterpènes, cétones** *(méthylheptone 3 %)*, **oxydes** *(1.8 cinéole)*, **esters** *(traces)*

PAYS PRODUCTEURS

Asie tropicale, Chine, Taïwan, Viêtnam

COULEUR

Jaune clair

ODEUR

Fraîche, citronnée, caractéristique de la verveine citronnée ou de la mélisse

PRIX €

> En externe : diluez-la à 20 % dans une huile de massage. Elle peut aussi être appliquée pure sur la peau, sauf si vous avez un terrain sensible. Elle est très efficace sur les mycoses, des pieds notamment. Diffusez-la aussi pour créer une atmosphère très reposante.

Contre-indications et précautions d'emploi

Elle peut être irritante lorsqu'elle est utilisée pure sur la peau. Il est donc recommandé de la diluer. Déconseillée durant les 3 premiers mois de la grossesse et chez les enfants de moins de 7 ans.

Autre usage

En cas de difficulté à l'endormissement, 1 goutte au plexus, sur le bas-ventre, à l'intérieur des poignets ou sur la voûte plantaire favorise le sommeil.

> La plante et son histoire

Originaire des forêts des régions tropicales de la Chine, du Viêtnam et de Taïwan – où elle pousse à l'état sauvage –, la litsée citronnée ou verveine du Yunnan est un arbre de taille moyenne (5 à 12 m), persistant, aux feuilles alternes et lancéolées. Ses fleurs crèmes donnent des petits fruits recouverts d'une écorce peu épaisse, en forme de grains de poivre cubèbe, d'où son autre nom latin, *Litsea cubeba*. Ils renferment une pulpe dont la distillation offre une huile essentielle proche de celle du lemongrass. La Chine en produit environ 1 000 tonnes par an. La litsée citronnée est aussi utilisée comme épice chez certains peuples aborigènes de Taïwan.

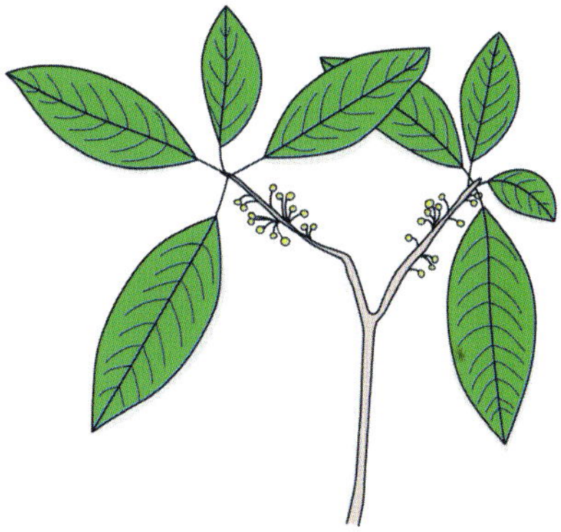

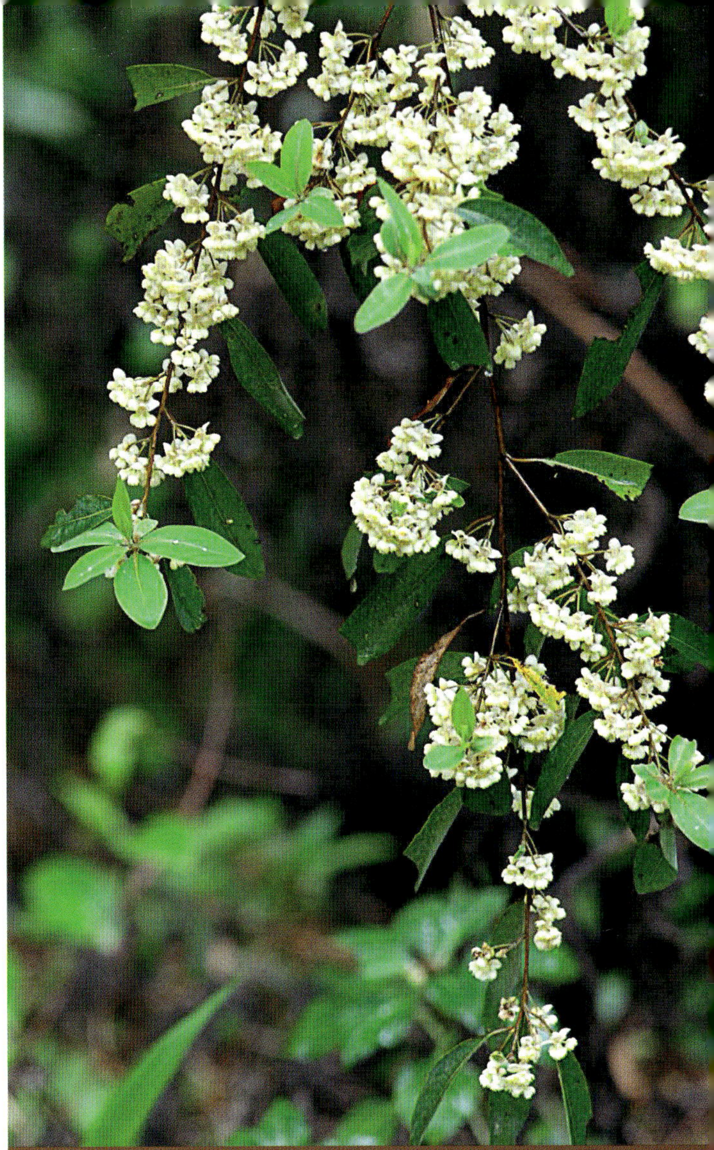

ASSOCIATIONS POSSIBLES

Avec les HE de citronnelle *(Cymbopogon nardus)*, de géranium rosat *(Pelargonium x asperum)*, de lemongrass *(Cymbopogon flexuosus)*, d'eucalyptus citronné *(Corymbia citriodora)* ou de gaulthérie odorante *(Gaultheria fragrantissima)*, car elles ont en commun des vertus antispasmodiques, antistress, anti-inflammatoires, voire anti-insectes (sauf la gaulthérie odorante).

Mandarinier

Nom latin : *Citrus reticulata*
Famille : Rutacées

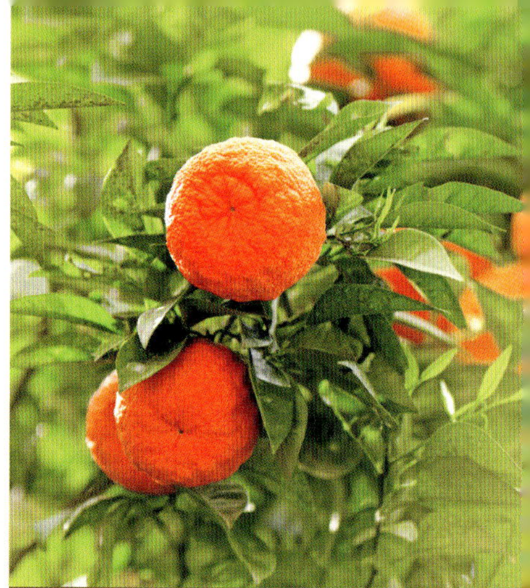

Le mandarinier offre une huile essentielle antistress majeure. Son parfum est souvent préféré à celui de l'oranger amer (qui donne les huiles essentielles de néroli et de petit grain bigaradier), et il est tout aussi relaxant et calmant.

Ses vertus

• **L'huile essentielle de zeste de mandarinier** est un **puissant sédatif**, qui tempère le système neurovégétatif (en cas de dystonie, c'est-à-dire de troubles des fonctions vitales d'origine nerveuse). Elle est **calmante** et agit efficacement sur les états d'angoisse ou d'excitation, et sur les problèmes d'insomnie. **Sur le plan digestif**, elle calme les ballonnements, l'aérophagie, les lourdeurs après les repas et les problèmes de constipation.

• Prise en interne, elle a aussi un **effet mange-graisses**, comme tous les zestes d'agrumes (*Citrus*). Elle peut également être employée en externe, associée à une base d'huile végétale, pour un **massage anticellulite**.

• **L'huile essentielle de feuilles (ou petit grain) de mandarinier** est remarquablement **calmante et antispasmodique**, voire antidépressive. Sur le plan psychique, elle apaise les états d'angoisse et de surmenage. **Son parfum est très apaisant** et procure rapidement un sentiment de sérénité. Elle soulage aussi les problèmes d'aérophagie et de lourdeurs après les repas. Enfin, elle calme le système nerveux sympathique, en particulier au niveau cardiovasculaire.

Comment l'utiliser

> **En interne :** prenez 2 gouttes 3 fois par jour dans une cuillère à café de miel, d'huile d'olive ou de purée d'amande, ou sur de la mie de pain ou un comprimé d'acérola. Par exemple, avalez 1 à 2 gouttes d'huile essentielle de zeste de mandarine dans une cuillère à café de miel, le soir une demi-heure avant le coucher, pour favoriser le sommeil. À renouveler pendant 7 jours.

PARTIES DISTILLÉES

Le zeste, par expression à froid, et les feuilles (ou petit grain)

PRINCIPES ACTIFS

HE de zeste : monoterpènes (*limonène 70-80 %, γ-terpinène 15 %, α-pinène, α-thujène*), traces de terpénols, d'esters, d'aldéhydes et de coumarines
HE de feuilles (ou petit grain) : esters (*anthranilate de méthyle 50 %*), monoterpènes (*γ-terpinène 25 %, limonène 10 %, paracymène 5 %, α-thujène, α-pinène*), sesquiterpènes (*β-caryophyllène*)

PAYS PRODUCTEURS

Originaire de Chine, elle est produite dans tout le pourtour méditerranéen et les régions subtropicales

COULEUR

Jaune-vert à rouge

ODEUR

HE de zeste : fruitée, acidulée, piquante
HE de feuilles : note fleurie et acidulée

PRIX €

> **En externe :** les huiles essentielles de petit grain ou de zeste de mandariner peuvent être diluées à 20 % pour concocter une huile de massage relaxante. Elles sont également calmantes en diffusion et en olfaction, pour favoriser la détente et le sommeil.

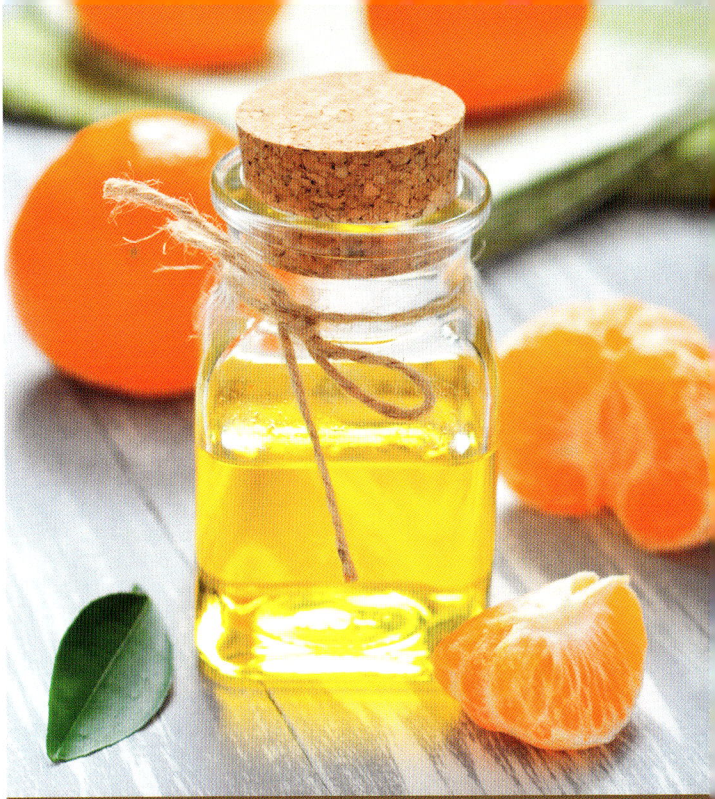

Contre-indications et précautions d'emploi

L'usage externe de l'huile essentielle de zeste est formellement déconseillé avant une exposition au soleil, car elle est photosensibilisante. Pure, elle peut être par ailleurs irritante sur les peaux sensibles. Déconseillée les 3 premiers mois de la grossesse.

RECETTE

Pour une huile de massage relaxante :

> 3 ml d'HE de petit grain de mandarinier
> 3 ml d'HE de lavande fine
> 3 ml d'HE d'ylang-ylang
> 3 ml d'HE de ravintsara
> Huile végétale de noyau d'abricot (*Prunus armeniaca*), en quantité suffisante pour compléter un flacon de 60 ml

ASSOCIATIONS POSSIBLES

Avec les autres HE relaxantes, telles que celles de petit grain bigaradier (*Citrus aurantium*, les feuilles), de ravintsara (*Cinnamomum camphora* ct 1.8 cinéole), de basilic (*Ocimum basilicum*), de lavande fine (*Lavandula angustifolia*) et d'ylang-ylang (*Cananga odorata*).

Relaxante, calmante et apaisante

Digestive

Mange-graisses

Anticellulite

> La plante et son histoire

Comme l'oranger amer (ou bigaradier), le mandarinier est un petit arbre à feuilles persistantes, ovales et vert foncé brillant. Ses fleurs blanches à 5 pétales exhalent un doux parfum. La mandarine (5 à 8 cm de diamètre), habituellement de couleur orange, possède une écorce fine et renferme de nombreux pépins. Il existe également une mandarine verte et une mandarine rouge, qui donnent des huiles essentielles au parfum plus prononcé. Originaire de Chine méridionale, le mandarinier s'est ensuite répandu dans toute l'Asie. Pendant les fêtes, son fruit était offert en cadeau aux mandarins chinois, qui lui ont donné son nom. Au début du XIXe siècle, il a été importé en Europe, d'abord en Angleterre, puis dans les régions méditerranéennes.

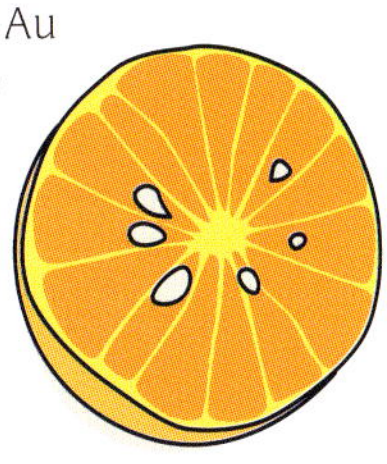

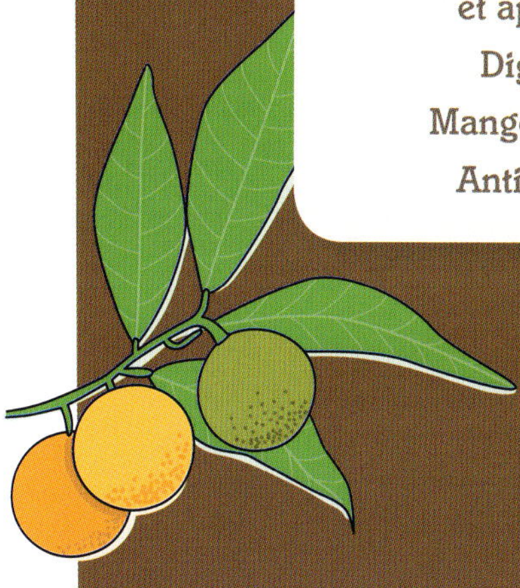

Mandravasarotra (saro)

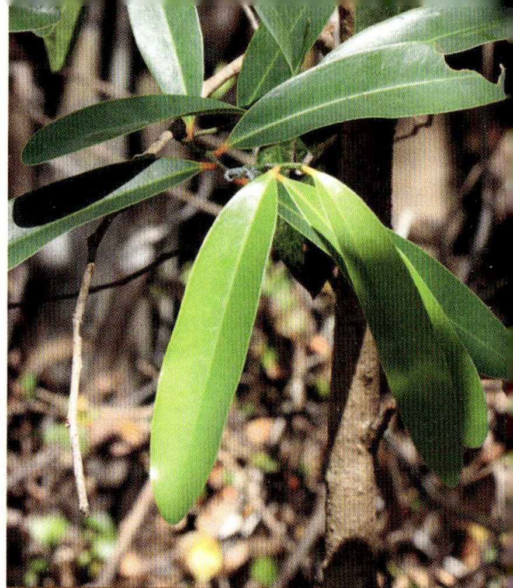

Nom latin : Cinnamosma fragrans
Famille : Cannellacées
Autres noms : saro, kmôtrobeantigana (antakarana), fanalamangidy, mangidimanitra, matrobetinana (malgache)

Ce petit arbre originaire de Madagascar apporte les mêmes principes actifs que le ravintsara. Son huile essentielle est une alternative de premier plan en cas d'épidémie. En particulier, elle est très efficace contre la grippe.

Ses vertus

• L'huile essentielle de mandravasarotra est dotée de vertus **anti-infectieuses remarquables**. On peut l'utiliser contre les infections des voies respiratoires, urinaires ou gynécologiques (cystites et candidoses), mais aussi au niveau intestinal, dermalologique (contre les mycoses cutanées, en particulier) et bucco-dentaire (gingivite, aphtes).

• Elle est à la fois **antivirale, antibactérienne et antiparasitaire** (contre les diarrhées ou la tourista), et elle régularise les **défenses immunitaires.** Dans la sphère ORL, elle est utilisée contre le rhume, la rhinite, la sinusite, la bronchite, la grippe, l'angine... C'est un **excellent expectorant**, qui fluidifie les sécrétions bronchiques et permet ainsi de soulager les catarrhes.

• Elle est également active contre de nombreux **virus** : ceux du groupe de l'herpès (zona, herpès et varicelle), mais aussi les agents responsables des **hépatites virales**, de la **mononucléose infectieuse** (virus d'Epstein-Barr) et des **gastro-entérites virales**.

• Par ailleurs, elle stimule le psychisme et est antispasmodique, voire **antidépressive**. Remarquablement calmante, elle soutient le système nerveux en cas de stress.

Comment l'utiliser

> **En interne** : prenez 1 à 2 gouttes 3 fois par jour dans une cuillère à café de miel, d'huile d'olive ou de purée d'amande, ou sur de la mie de pain ou un comprimé d'acérola, pendant 7 jours.

PARTIES DISTILLÉES

Les feuilles

PRINCIPES ACTIFS

Oxydes *(1.8 cinéole 40 %)*, **monoterpénols** *(terpinène-1-ol-4 à 3 %, linalol 5 %, α-terpinéol 2 %)*, **monoterpènes** *(α- et β-pinène 5-10 %, δ-3-carène, α- et γ-terpinènes 2 %, sabinène 8 %, myrcène, ocimène...)*, **sesquiterpènes** *(β-caryophyllène 4 %)*, **esters** *(acétate de terpényle 3 %)*, **aldéhydes** *(citrals en traces)*

PAYS PRODUCTEUR

Madagascar

COULEUR

Incolore

ODEUR

Fraîche, cinéolée *(eucalyptol)*

PRIX

€

› **En externe :** diluez à 20 % dans une huile de massage et appliquez 2 fois par jour sur le torse et le dos, ou derrière les oreilles. Il est possible de se masser avec quelques gouttes pures sur le front (sinusite), le thorax et le dos (grippe). En prévention d'une épidémie grippale, elle peut être régulièrement diffusée dans l'atmosphère.

Contre-indications et précautions d'emploi

Aucune contre-indication connue, mais déconseillée pendant les 3 premiers mois de la grossesse.

Autres usages

Appliquez quelques gouttes pures sur la plante des pieds en période d'épidémie bactérienne ou virale. En cas de dépression nerveuse, appliquez 1 à 2 gouttes pures à l'intérieur des poignets et au plexus.

> La plante et son histoire

Plante endémique de l'ouest de Madagascar, le mandravasarotra ou saro est un petit arbre qui atteint 5 m de haut et pousse dans les forêts sèches jusqu'à 600 m d'altitude. Il porte des feuilles oblongues, alternes et d'un vert persistant, et des fruits sous forme de baies de 6 cm de long. Fruits et feuilles ont une saveur piquante. Son nom, mandravasarotra, signifie « qui chasse le mal » en malgache. Les feuilles et l'écorce sont utilisées traditionnellement contre les diarrhées et comme tonique, et l'écorce plus particulièrement contre les maux de dents. Moins connu que le ravintsara, il développe une activité tonique du système immunitaire et rééquilibrante généralement reconnue comme supérieure.

Anti-infectieuse, antivirale puissante

Antispasmodique

Légèrement antidépressive

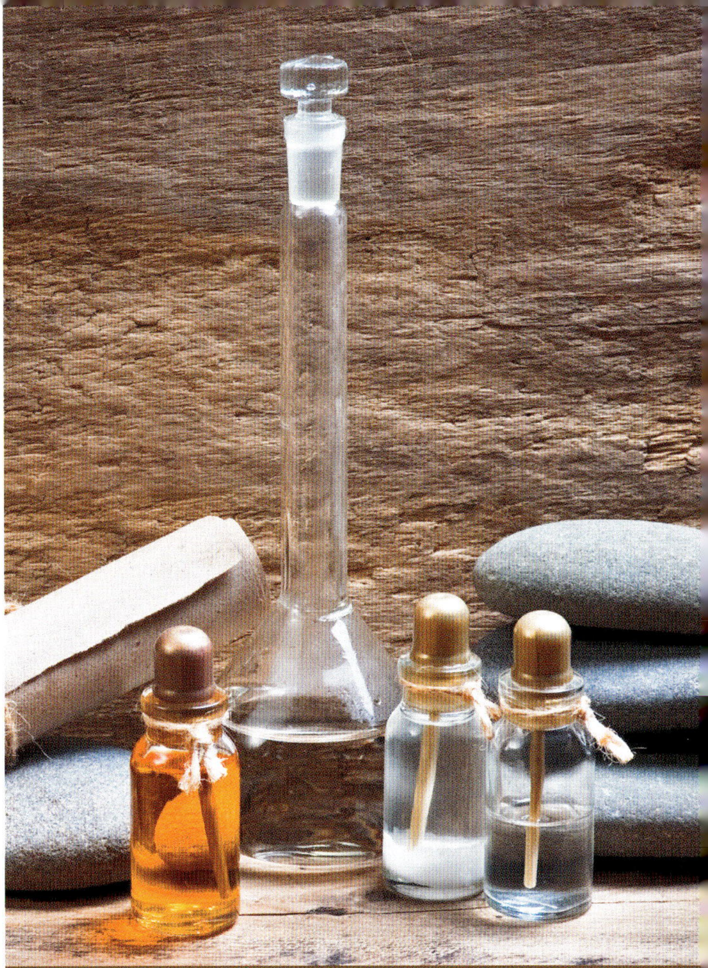

ASSOCIATIONS POSSIBLES

Avec d'autres HE antivirales telles que celles de ravintsara (*Cinnamomum camphora* ct cinéole), de tea tree ou arbre à thé (*Melaleuca alternifolia*), de niaouli (*Melaleuca quinquenervia*) et de cajeput (*Melaleuca cajuputii*).

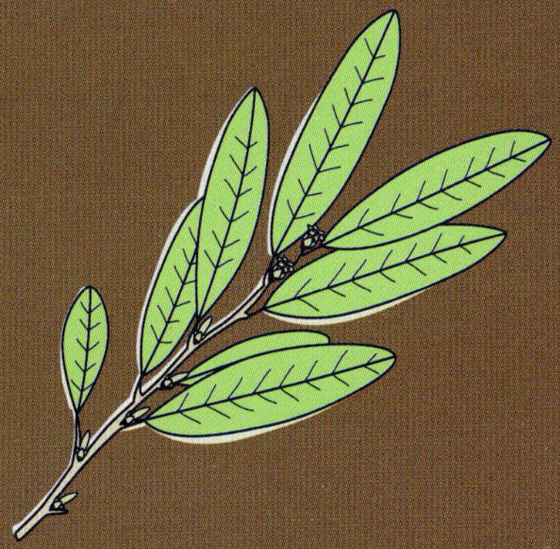

Marjolaine

Nom latin : Origanum majorana
Famille : Lamiacées
Autres noms : marjolaine à coquilles, marjolaine des jardins, grand origan, marjolaine d'Orient, marjolaine vraie

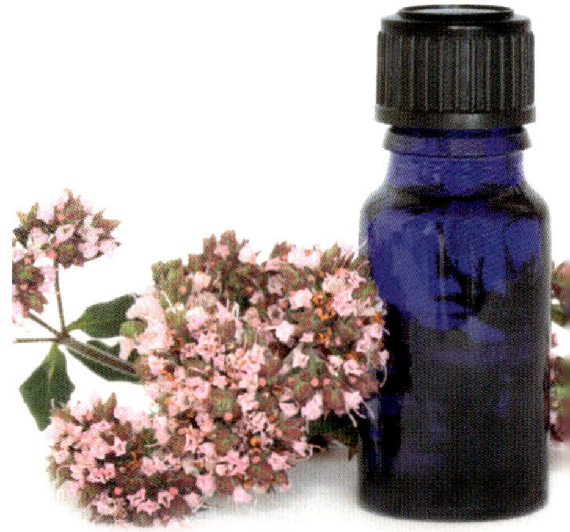

L'huile essentielle de marjolaine fait partie des remèdes majeurs de la nervosité et elle est prompte à calmer le système nerveux sympathique. Elle apaise aussi le cœur, la thyroïde et le système digestif.

Ses vertus

• L'huile essentielle de marjolaine **régularise le système nerveux autonome** (qui contrôle les fonctions vitales). C'est un remède remarquable de la dystonie (contraction musculaire involontaire et douloureuse), de la spasmophilie et de la nervosité. **Elle calme la thyroïde** en cas d'hyperthyroïdie. **Elle apaise le cœur** et se révèle utile contre les palpitations, les extrasystoles (contractions cardiaques anormales), l'hypertension et la tachycardie. **Au niveau du système digestif**, elle est efficace contre l'aérophagie, les ballonnements, la gastrite, la colite ou les lourdeurs après les repas.

• Elle atténue également les **oppressions respiratoires** et les **toux spasmodiques**. Elle apaise l'excitation sexuelle et les obsessions. Au niveau du système nerveux, **elle peut être employée contre le stress, l'angoisse, la dépression ou l'agitation**.

• Dotée d'un pouvoir **antalgique et anti-inflammatoire**, elle permet de soulager les crampes et les contractures musculaires, les douleurs d'arthrite, les rhumatismes, les sciatiques et les névralgies.

• Elle montre aussi une **action antibactérienne** au niveau des voies respiratoires (utile en cas de bronchite, sinusite ou pharyngite), et c'est aussi un **antifongique**. Enfin, elle diminue la **sécheresse de la bouche et des voies respiratoires.**

Comment l'utiliser

› **En interne :** prenez 2 gouttes 3 fois par jour dans une cuillère à café de miel, d'huile d'olive ou de purée d'amande, ou sur de la mie de pain ou un comprimé d'acérola, pendant 7 jours.

PARTIES DISTILLÉES

Les sommités fleuries

PRINCIPES ACTIFS

Monoterpénols ***(terpinène-1-ol-4 30 %, cis-thujanol-4 10 %)*****, monoterpènes** ***(sabinène 6 %, myrcène 2 %, α et γ-terpinènes 10 et 15 %, limonène, paracymène, terpinolène...)*****, sesquiterpènes** ***(β-caryophyllène 3 %)*****, esters, phénols méthyl-éthers**

PAYS PRODUCTEURS

Tout le Bassin méditerranéen et le Moyen-Orient

COULEUR

Incolore

ODEUR

Herbacée, légèrement poivrée

PRIX

€

> **En externe :** diluez à 20 % dans une huile de massage relaxante. Elle peut aussi être appliquée pure localement sur le plexus et l'intérieur des poignets, ou encore sur la voûte plantaire, en cas de stress ou de déséquilibre nerveux.

Contre-indications et précautions d'emploi

Aucune contre-indication connue, mais à éviter pendant la grossesse et l'allaitement. Formellement déconseillée chez l'asthmatique en cas de crise.

Autres usages

Diluée à 2 % dans de l'huile végétale, elle a une action rapide directe sur le système nerveux sympathique : on introduit l'HE dans les fosses nasales avec un stylet ou un Coton-Tige, en effleurant des zones réflexes du cavum nasal. Cette méthode est également indiquée contre la sécheresse nasale, voire contre la perte réversible de l'odorat.

> La plante et son histoire

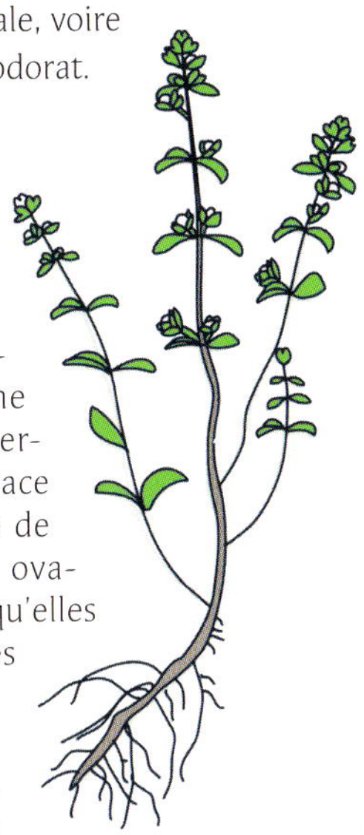

Originaire d'Afrique du Nord, la marjolaine est cultivée depuis l'Égypte ancienne sur tout le pourtour méditerranéen. C'est une plante vivace de 50 cm de hauteur, dotée de petites feuilles vert foncé, ovales et très parfumées – lorsqu'elles sont froissées –, et de petites fleurs blanches ou pourpres. Comme la plupart des Lamiacées (thym, lavande, menthe...), les Grecs l'associaient à la déesse Aphrodite et lui prêtaient des vertus toniques aphrodisiaques. Elle servait aussi à aromatiser les vins. Au Moyen Âge, elle a été introduite dans la cuisine pour faciliter la digestion et conserver la charcuterie.

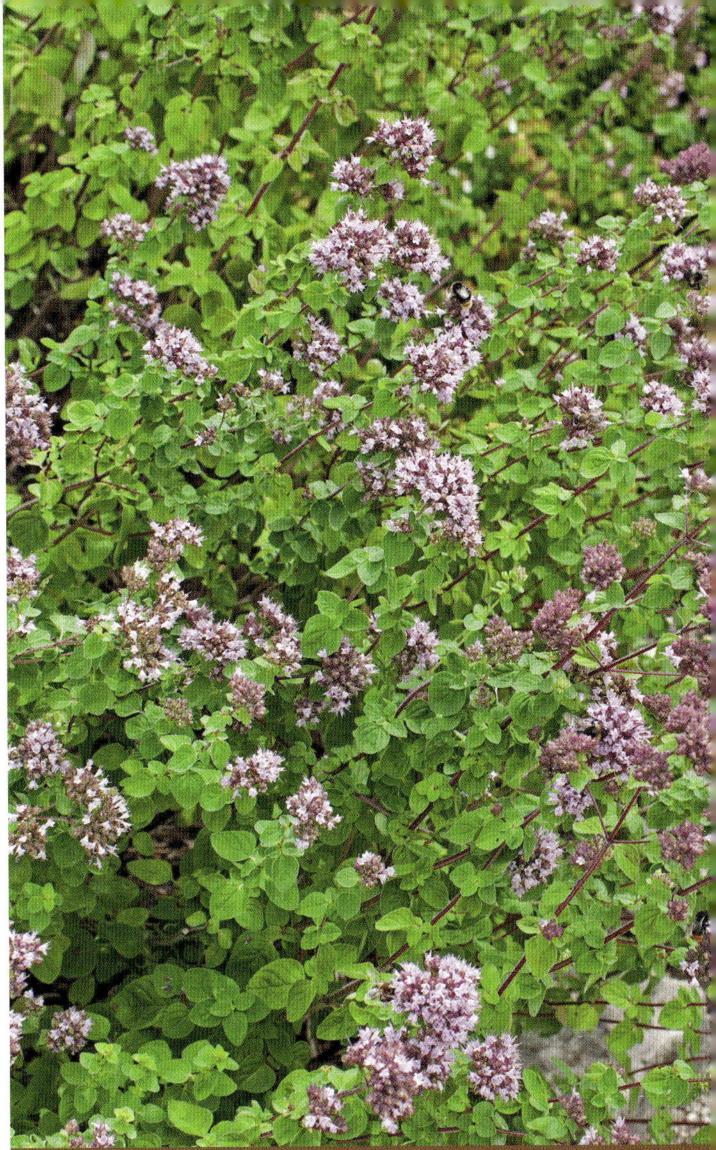

ASSOCIATIONS POSSIBLES

Avec les HE de basilic (*Ocimum basilicum*), de petit grain bigaradier (*Citrus aurantium*, les feuilles), de mandarinier (*Citrus reticulata*, les feuilles), de ravintsara (*Cinnamomum camphora* ct cinéole) et de lemongrass (*Cymbopogon citratus*), toutes très actives sur le système nerveux sympathique.

Calmante

Régulatrice du système nerveux

Anti-inflammatoire

Remède de la sécheresse des voies ORL

Menthe poivrée

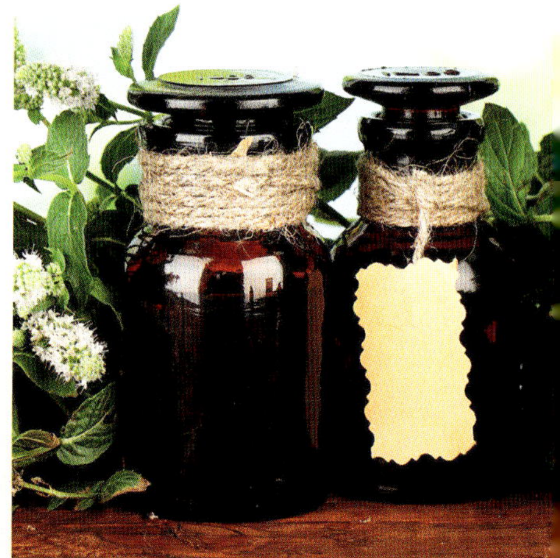

Nom latin : *Mentha* x *piperita*
Famille : Lamiacées
Autres noms : menthe anglaise, *peppermint* (anglais)

L'huile essentielle distillée à partir des feuilles de menthe poivrée offre de nombreuses propriétés : elle est anti-inflammatoire, antibactérienne et antivirale. Par ailleurs, elle stimule la digestion.

Ses vertus

• L'huile essentielle de menthe poivrée est **tonique** : elle agit sur les systèmes cardiovasculaire (elle est hypertensive), nerveux (elle est stimulante) et digestif (contre nausées, lourdeurs, fatigue du foie, mauvaise haleine ou ballonnements). Sur le plan psychique, elle favorise la **concentration intellectuelle**.

• **Elle stimule le foie** (en activant la production de la bile et en aidant celle-ci à s'évacuer vers l'intestin) et le pancréas. Par ailleurs, elle est **antibactérienne et antivirale**, et elle est indiquée en cas d'hépatites virales ou de gastro-entérites. **Antispasmodique**, elle apaise aussi les colites.

• Elle est également reconnue pour **les problèmes de peau**, d'origine virale ou autre (zona, varicelle, eczéma, plaie ou urticaire). C'est un antalgique et un **anti-inflammatoire remarquable**, qui est recommandé contre les coups, les migraines, le zona ophtalmique, les névrites, les prurits, l'arthrite, les tendinites, la prostatite, la sciatique et les rhumatismes…

• Enfin, elle est **décongestionnante des voies ORL**, et elle est conseillée contre les rhumes, les rhinites et les sinusites.

Comment l'utiliser

> **En interne :** prenez 2 gouttes 3 fois par jour dans une cuillère à café de miel, d'huile d'olive ou de purée d'amande, ou sur de la mie de pain ou un comprimé d'acérola, pendant 7 jours au maximum (ne faites pas d'usage prolongé).

PARTIES DISTILLÉES

Les feuilles

PRINCIPES ACTIFS

Monoterpénols *(menthol 50 %)*, **monoterpénones** *(menthone 20 %, pulégone, pipéritone)*, **oxydes** *(1.8 cinéole 5 %)*, **esters** *(acétate de menthyle 5 %)*, **monoterpènes** *(α- et β-pinènes)*

PAYS PRODUCTEURS

Toute l'Europe, l'Amérique du Nord, le Maroc, l'Égypte, l'Inde, la Chine…

COULEUR

Vert pâle

ODEUR

Poivrée, anisée, mentholée

PRIX

€

Tonique
Anti-inflammatoire
Stimule le foie
Antivirale

> **En externe :** diluez à 10 ou 20 % dans une huile de massage pour une application étendue. Elle peut aussi être appliquée pure, mais sur de petites surfaces.

Contre-indications et précautions d'emploi

Elle est déconseillée chez les enfants de moins de 7 ans, les femmes enceintes ou allaitantes. Il ne faut pas l'appliquer sur une trop grande surface, car elle a un effet glacial. Ne faites pas non plus d'utilisation prolongée chez un hypertendu. Comme toutes les huiles essentielles chargées en cétones, elle doit être évitée en interne, et il est conseillé de vérifier sa teneur en menthone avant usage.

Autres usages

Il est possible de la prendre tout simplement à l'état de trace sur la langue, en passant le doigt sur le bord du flacon, contre la mauvaise haleine ou en cas de repas lourd.

> La plante et son histoire

La menthe poivrée est un hybride naturel de la menthe aquatique (*Mentha aquatica*) et de la menthe verte (*M. spicata*). C'est une plante vivace mesurant moins de 1 m de haut, aux feuilles vertes, dentées et opposées. Elle porte des petites fleurs mauves regroupées en épis. Connue depuis l'Antiquité pour son action digestive, elle n'a été cultivée en Europe qu'à partir du XVIIe siècle. Il existe de nombreuses espèces de menthes à huiles essentielles, comme la menthe des champs (*M. arvensis*), la menthe bergamote (*M. citrata*), la menthe pouliot (*M. pulegium*) – très riche en cétones, donc neurotoxique et abortive – et la menthe sylvestre (*M. longifolia*).

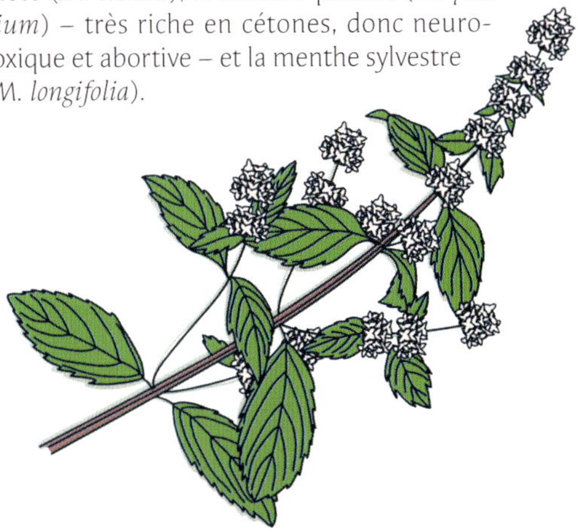

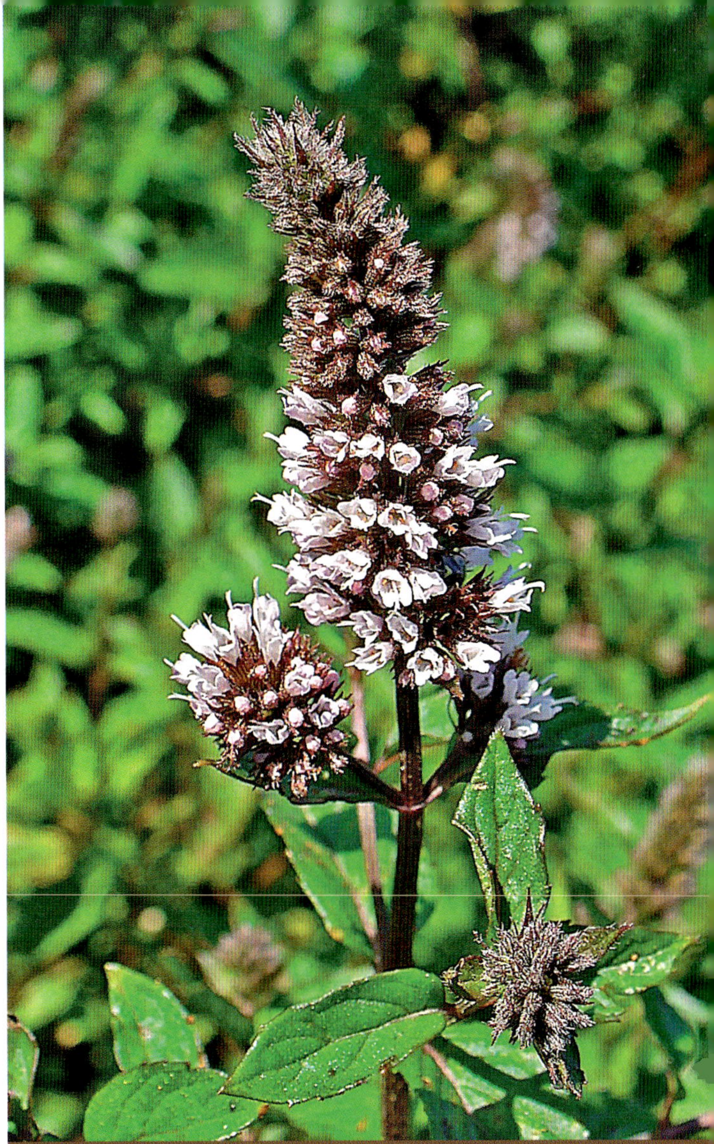

ASSOCIATIONS POSSIBLES

Pour la digestion, avec les HE de basilic *(Ocimum basilicum)*, de semences d'angélique *(Angelica archangelica)*, d'estragon *(Artemisia dracunculus)* et de gingembre *(Zingiber officinale)*…

Myrte

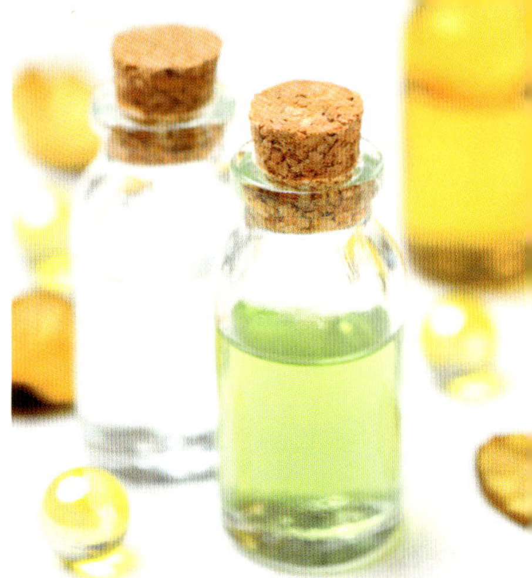

Nom latin : Myrtus communis
Famille : Myrtacées

Le myrte est un antiseptique majeur des voies respiratoires et il est reconnu pour assainir l'atmosphère. Il en existe 2 variétés avec 2 chémotypes (ct) différents : le myrte vert (ct 1.8 cinéole) et le myrte rouge (ct acétate de myrténylе).

Ses vertus

• **L'huile essentielle de myrte vert** est un excellent **anti-infectieux des voies respiratoires** (contre l'angine et la bronchite notamment). Elle est mucolytique (elle fluidifie le mucus) et expectorante. Elle est aussi un **décongestionnant** de la prostate, des veines et de la lymphe. Par ailleurs, **elle stimule la thyroïde** en cas d'hypothyroïdie. Elle a également une action **analgésique** sur les douleurs articulaires et musculaires. Au niveau émotionnel, elle aide **à se libérer de dépendances et de sentiments négatifs**, apaise le psychisme et rétablit un équilibre. C'est un sédatif qui favorise l'endormissement **en cas de problèmes d'insomnie**.

• **L'huile essentielle de myrte rouge** est également un **décongestionnant des veines et de la lymphe** : elle est indiquée en cas de problèmes circulatoires comme les varices, les hémorroïdes ou les œdèmes. Elle est **antispasmodique** et est conseillée en cas de colite ou de règles douloureuses. Elle stimule aussi la **microcirculation cutanée**, favorisant ainsi une meilleure irrigation des tissus. Enfin, elle est antiseptique, antifongique, antibactérienne et antivirale.

Comment l'utiliser

› **En interne :** prenez 1 goutte 3 fois par jour dans une cuillère à café de miel, d'huile d'olive ou de purée d'amande, ou sur de la mie de pain ou un comprimé d'acérola, pendant 7 jours.

› **En externe :** diluez à 10 ou 20 % dans une huile de massage. Elle peut aussi être appliquée pure localement.

PARTIES DISTILLÉES

Les rameaux feuillés

PRINCIPES ACTIFS

Myrte vert : oxydes *(1.8 cinéole 40,5 %)*, **monoterpènes** *(α-pinène 30 %)*, **monoterpénols 15 %** *(linalol, myrténol, α-terpinéol)*, **sesquiterpènes, esters 5 %**
Myrte rouge : esters *(acétate de myrténylе 20 %, de géranyle)*, **oxydes** *(1.8 cinéole 20-30 %)*, **monoterpénols 5 %** *(α-terpinéole 5 %, linalol)*, **monoterpènes** *(α-pinène 25-30 %, limonène 25-30 %)*

PAYS PRODUCTEURS

HE de myrte vert : sud de la France, Corse
HE de myrte rouge : Maroc

COULEUR

HE de myrte vert : jaune pâle à vert pâle
HE de myrte rouge : rougeâtre

ODEUR

HE de myrte vert : cinéolée *(eucalyptol)*, **fraîche, herbacée**
HE de myrte rouge : chaude, résineuse, herbacée

PRIX € €

Contre-indications et précautions d'emploi

Aucune contre-indication, mais à éviter pendant les 3 premiers mois de la grossesse.

RECETTE

Pour une huile de massage circulatoire et décongestionnante, avec 10 % d'huiles essentielles :

> 2 ml d'HE de myrte rouge
> 2 ml d'HE de cyprès
> 2 ml d'HE de patchouli
> Huile végétale de tamanu *(Calophyllum inophyllum)*, en quantité suffisante pour compléter un flacon de 60 ml

Massez en remontant par l'intérieur des jambes, 2 fois par jour. Cette recette est déconseillée pendant la grossesse.

> La plante et son histoire

Le myrte est originaire de la région méditerranéenne. Cité dans les textes des grandes religions (Bible, Coran...), il possède depuis l'Antiquité une forte valeur symbolique. Sa signification diffère d'une civilisation à l'autre (il incarne la virginité dans l'Europe de l'Est, l'amour dans la Grèce antique, le courage chez les Romains...) mais, de toute évidence, il a toujours été considéré comme une plante sacrée. Ce petit arbuste à port étalé (hauteur de 3 m) possède des feuilles vertes persistantes, ovales et très odorantes, et des fleurs blanches. Il est aujourd'hui très utilisé dans la parfumerie et la pharmacie.

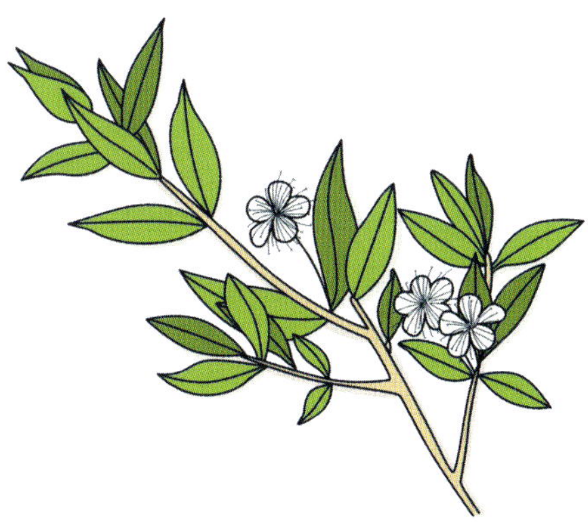

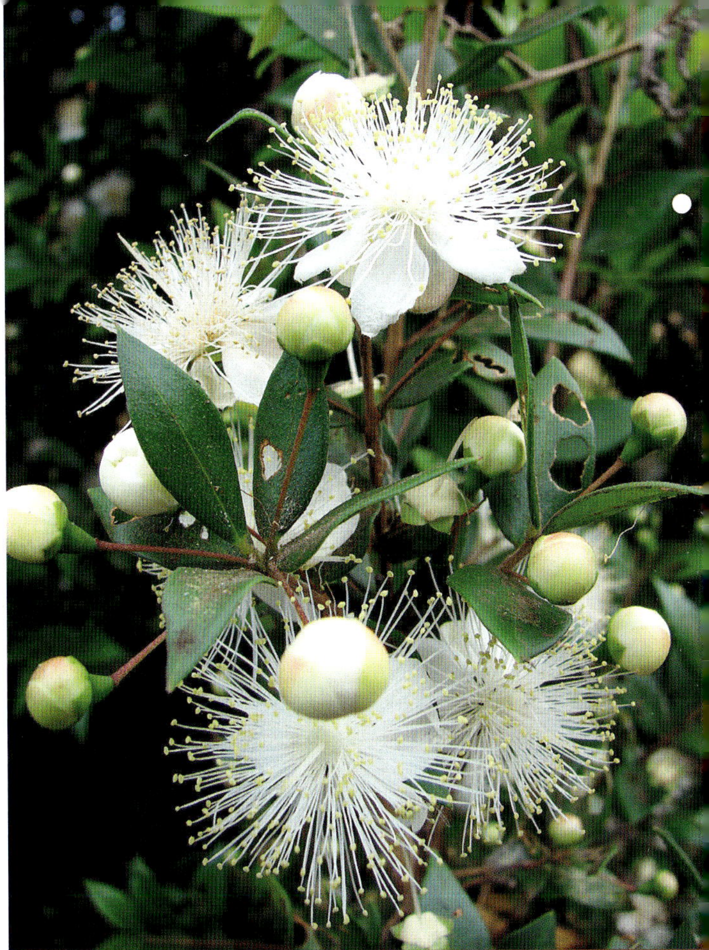

ASSOCIATIONS POSSIBLES

Pour la circulation veineuse et lymphatique, avec les HE de cèdre de l'Atlas *(Cedrus atlantica)*, de cyprès *(Cupressus sempervirens)*, de lentisque pistachier *(Pistacia lentiscus)* et de patchouli *(Pogostemon cablin)*.

Anti-infectieuse des voies respiratoires

Décongestionnante veineuse et lymphatique

Décongestionne la prostate (HE de myrte vert)

Sédative

Niaouli

Nom latin : Melaleuca quinquenervia
Famille : Myrtacées
Autres noms : goménol, niaouli à cinéole

Indispensable dans la trousse à pharmacie, l'huile essentielle de niaouli est, comme celle du tea tree (arbre à thé) auquel la plante est d'ailleurs apparentée, un anti-infectieux de premier plan au niveau des sphères respiratoire et gynécologique. C'est aussi un tonique veineux.

Ses vertus

• L'huile essentielle de niaouli est un puissant **anti-infectieux**. Elle est indiquée contre les maladies des voies respiratoires, que celles-ci soient d'origine virale ou bactérienne (bronchite, rhume, rhinite, sinusite, laryngite ou grippe). Elle fluidifie le mucus et montre un fort pouvoir expectorant.

• **Antibactérienne,** elle est active contre le staphylocoque doré (responsable des furoncles ou des septicémies) ou le streptocoque (angines bactériennes). On peut l'utiliser en complément d'un traitement conventionnel. Antifongique et antivirale, elle est recommandée contre les **infections gynécologiques** (candidose, herpès génital, infections à papillomavirus à l'origine du cancer du col de l'utérus, etc.) et de nombreux **problèmes dermatologiques** (acné, furoncle, eczéma, varicelle, psoriasis, herpès, zona, mycoses...). Ses vertus **radioprotectrices** peuvent être mises à profit lors de séances de radiothérapie.

• Elle est aussi conseillée **contre les gastro-entérites et les hépatites virales**. C'est enfin un **excellent tonique veineux**, qui est indiqué contre les hémorroïdes ou les varices, d'autant qu'elle produit de surcroît un effet raffermissant sur les tissus.

Comment l'utiliser

> **En interne :** prenez 2 gouttes 3 fois par jour dans une cuillère à café de miel, d'huile d'olive ou de purée d'amande, ou sur de la mie de pain ou un comprimé d'acérola, pendant 7 jours.

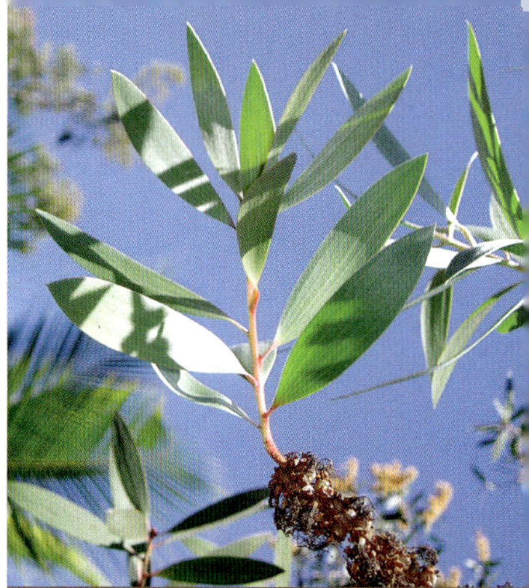

PARTIES DISTILLÉES
Les feuilles

PRINCIPES ACTIFS
Oxydes *(1.8 cinéole 40 à 60 %)*, **monoterpénols** *(α-terpinéol 5 %)*, **sesquiterpénols 10 %** *(viridiflorol, nérolidol)*, **monoterpènes 15-20 %** *(α- et β-pinènes, limonène, γ-terpinène)*, **esters** *(acétate de terpényle)*, **sesquiterpènes** *(β-caryophyllène, lédène)*

PAYS PRODUCTEUR
Originaire de Nouvelle-Calédonie, elle est aujourd'hui produite à Madagascar

COULEUR
Incolore

ODEUR
Cinéolée *(eucalyptol)*, **fraîche**

PRIX €

Antiseptique des voies respiratoires et antivirale
Tonique veineuse
Radioprotectrice

> **En externe :** appliquez diluée à 20 % dans une huile de massage, ou pure sur le torse et le dos en prévention des maux grippaux. Utilisez en inhalation ou en diffusion pour dégager les voies respiratoires. Dans le cas de la radiothérapie, il faut s'assurer que la peau ait bien absorbée l'huile essentielle et soit bien sèche au moment des séances.

Contre-indications et précautions d'emploi

Aucune contre-indication connue, mais à éviter pendant les 3 premiers mois de la grossesse.

RECETTE

Pour une formule antivirale à 20 % d'huiles essentielles :

> 4 ml d'HE de niaouli
> 4 ml d'HE de tea tree ou arbre à thé
> 4 ml d'HE de ravintsara
> Huile végétale de noyau d'abricot, en quantité suffisante pour compléter un flacon de 60 ml

Appliquez en massage sur le dos et le torse 1 à 2 fois par jour pendant 7 jours

> La plante et son histoire

Le niaouli était naguère appelé « goménol » – du nom d'un village (Kaala-Gomen), de Nouvelle-Calédonie. Aujourd'hui, on produit aussi son huile essentielle à Madagascar. Cet arbre de 20 à 30 m de haut se rencontre dans l'est de l'Australie, en Nouvelle-Calédonie et en Papouasie-Nouvelle-Guinée. Il a été introduit à Madagascar et en Floride. Il apprécie les savanes herbeuses humides ou fréquemment inondées. Son écorce blanche ou grise, qui se détache par larges lambeaux, lui a valu sont nom anglais de *paper bark tree* (arbre à écorce de papier). Résistant en partie aux feux de brousse grâce à cette écorce, il reverdit quelque temps après. Ses feuilles gris-vert, étroites, lancéolées et coriaces, sont utilisées traditionnellement en décoction et en inhalation contre les infections respiratoires, chez les Kanaks et les Malgaches.

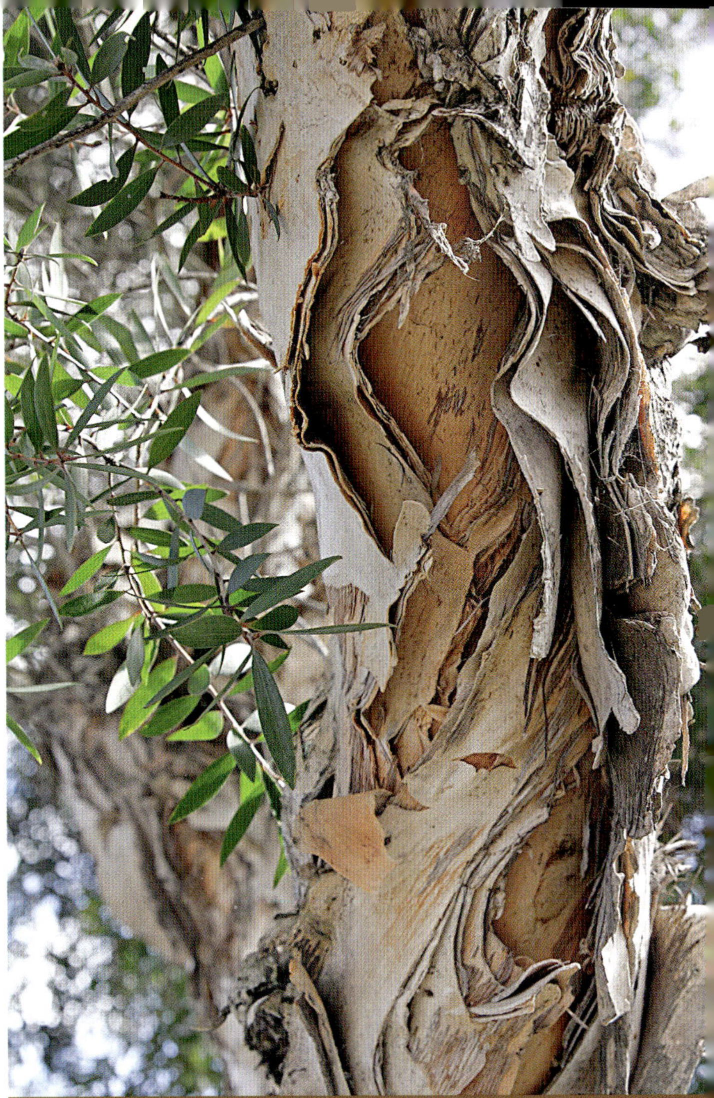

ASSOCIATIONS POSSIBLES

Avec d'autres HE antivirales comme ravintsara *(Cinnamomum camphora* ct 1.8 cinéole), tea tree ou arbre à thé *(Melaleuca alternifolia)*, cajeput *(Melaleuca cajuputii)* et mandravasarotra ou saro *(Cinnamosma fragrans)*.

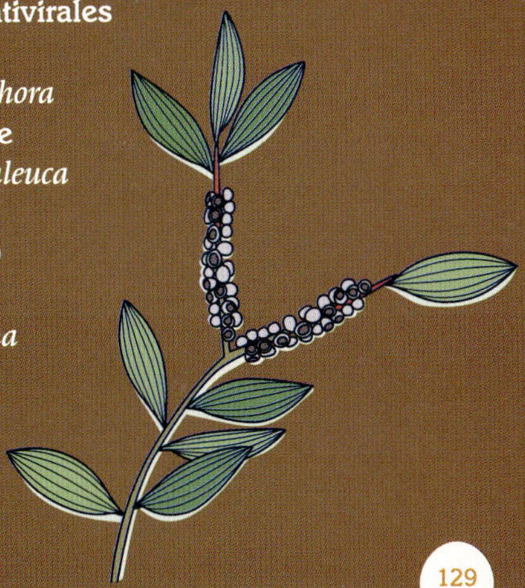

Oranger doux

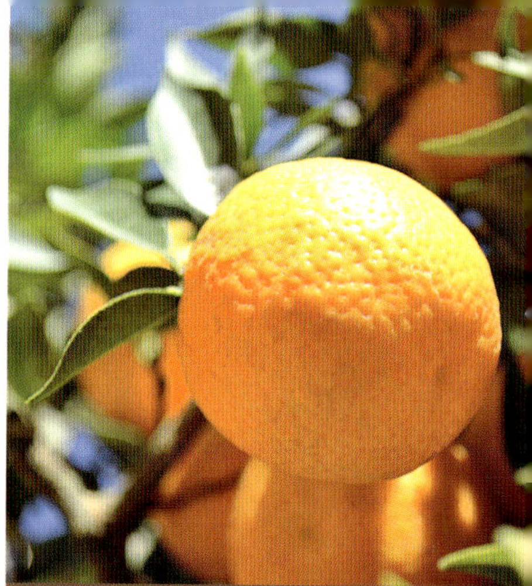

Nom latin : Citrus sinensis
Famille : Rutacées
Autre nom : oranger

À la différence de l'oranger amer (bigaradier), l'oranger doux offre une huile essentielle distillée à partir de son seul zeste. Elle est très décontractante. C'est aussi un excellent antiseptique de l'air.

Ses vertus

• L'huile essentielle de zeste d'oranger doux est particulièrement **apaisante et anxiolytique**. C'est un sédatif puissant et un calmant psychique. En diffusion ou en application locale (en évitant le soleil), elle réduit le stress et la nervosité, notamment chez les enfants, et **elle favorise le sommeil** en cas de troubles de l'endormissement ou d'insomnies.

• Comme le citron, c'est un **remarquable antiseptique de l'air** : elle assainit l'atmosphère et élimine germes et bactéries, notamment en période d'épidémie.

• **Elle aide les digestions difficiles** en atténuant les problèmes de ballonnements et de lourdeurs, les spasmes gastriques et intestinaux.

• Comme tous les agrumes, elle est aussi indiquée contre les stases, les œdèmes et la cellulite, car elle a une **action décongestionnante sur le système lymphatique**. Elle peut être intégrée dans une huile de massage anticellulite (en évitant l'exposition au soleil) ou être prise en interne dans une formule mange-graisses *(voir recette ci-contre)*.

Comment l'utiliser

> **En interne :** prenez 1 à 2 gouttes 3 fois par jour dans une cuillère à café de miel, d'huile d'olive ou de purée d'amande, ou sur de la mie de pain ou un comprimé d'acérola, pendant 7 jours.

> **En externe :** diluez à 20 % dans une huile de massage pour masser le long de la colonne vertébrale. Ou appliquez pure, plus particulièrement à l'intérieur des poignets, sur la voûte plantaire ou au plexus solaire, 1 à 2 fois par jour pendant quelques jours pour profiter de son effet apaisant. Elle est tout à fait indiquée en diffusion pour créer une atmosphère fraîche et apaisante.

PARTIES DISTILLÉES

Le zeste, par expression à froid

PRINCIPES ACTIFS

Monoterpènes *(limonène 95 %, myrcène 2 %, α-pinène)*, **monoterpénols** *(linalol)*, **monoterpénals** *(octanal, décanal, géranial)*, **sesquiterpènes** *(valencène)*, **traces de cétones et de furocoumarines**

PAYS PRODUCTEURS

Région méditerranéenne, Amérique centrale *(Costa Rica)*, **Amérique du Sud, Israël**

COULEUR

Incolore à orange clair

ODEUR

Acidulée, fruitée, sucrée

PRIX €

Apaisante, antistress
Antiseptique de l'air
Digestive
Mange-graisses

Contre-indications et précautions d'emploi

Ne vous exposez pas au soleil après l'application de l'HE (elle est photosensibilisante) : attendez jusqu'à 48 heures. Évitez de l'appliquer pure sur les peaux sensibles. Déconseillée pendant les 3 premiers mois de la grossesse.

Autre usage

Concoctez un mélange agréable à diffuser en mettant 2 gouttes d'HE de cannelle et d'oranger doux dans votre diffuseur.

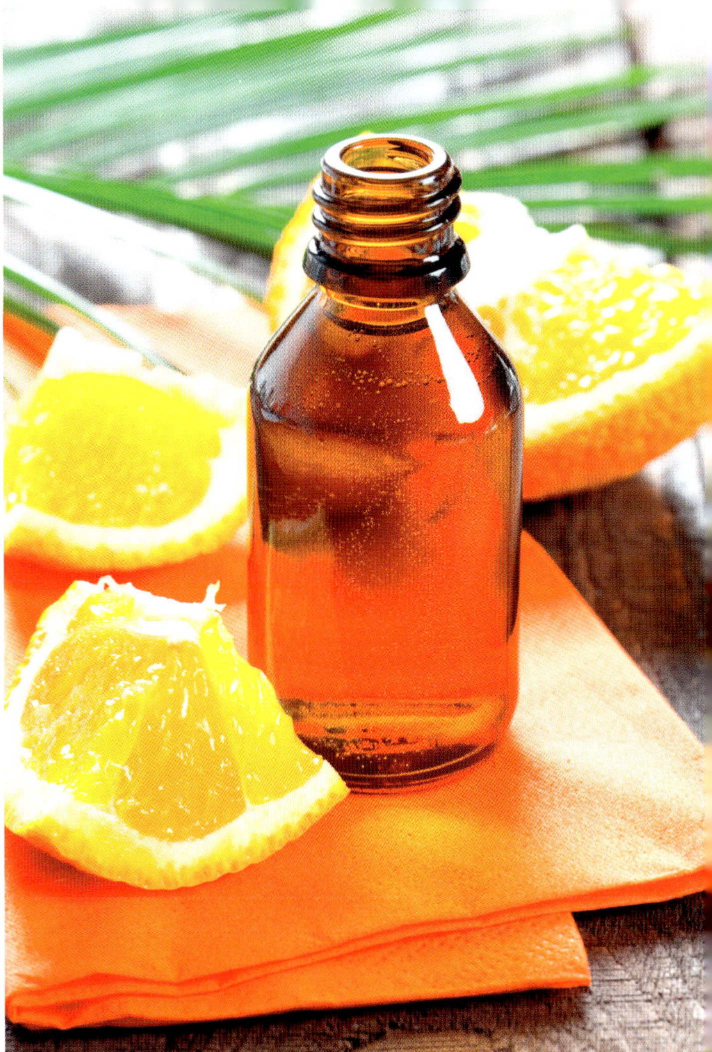

RECETTE

Pour une formule mange-graisses, associant les essences de zestes d'agrumes (attention, ne faites pas d'exposition au soleil) :

> 1 ml d'HE de zeste d'oranger doux
> 1 ml d'HE de zeste de citron
> 1 ml d'HE de zeste de pamplemousse
> Dispersant (Solubol™ ou Disper™), en quantité suffisante pour compléter un flacon de 10 ml

Prenez 10 gouttes 2 fois par jour pendant 7 jours, à renouveler. Vous pouvez également consulter la formule amincissante à base d'huile essentielle de pamplemousse *(p. 229)*

ASSOCIATIONS POSSIBLES

En diffusion, associez aux autres HE d'agrumes : citron *(Citrus limonum)*, pamplemousse *(Citrus x paradisii)* et mandarinier *(Citrus reticulata)*.

> La plante et son histoire

Originaire des confins de l'Himalaya et du Tibet, l'oranger doux a été introduit en Europe par les Portugais au XIVe siècle et cultivé à partir du XVIe siècle. C'est un petit arbre (5 à 10 m de haut) au feuillage vert persistant, qui produit des fleurs blanches parfumées. Il est aujourd'hui cultivé dans le monde entier, plus particulièrement dans la région méditerranéenne, pour son jus. Le jus d'orange est, de loin, le jus de fruit le plus consommé dans le monde. Il est réputé pour sa teneur en vitamine C, qui est pourtant inférieure à celle de certains légumes.

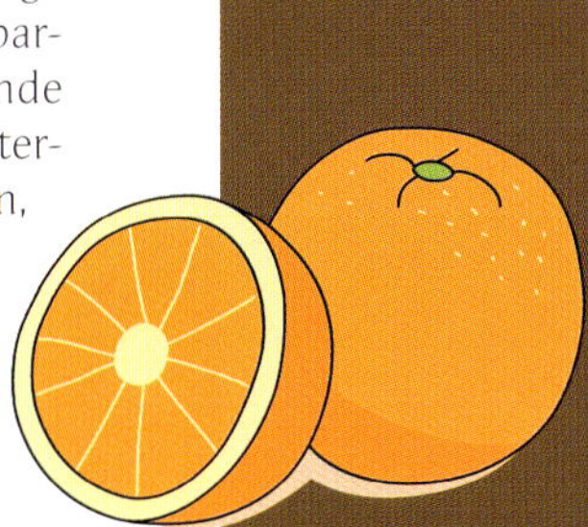

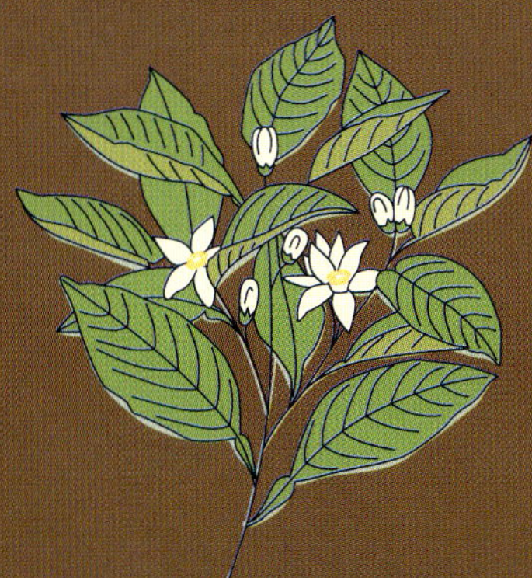

Palmarosa

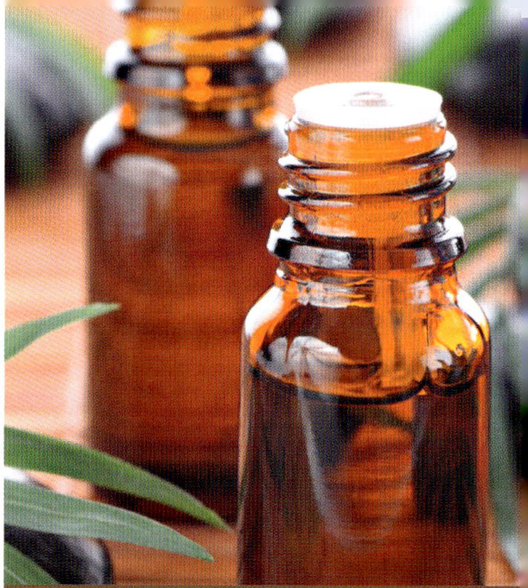

Nom latin : *Cymbopogon martinii* var. *motia*
Famille : Poacées

Utile dans la trousse à pharmacie, l'huile essentielle de palmarosa offre de nombreuses propriétés : anti-infectieuse – en particulier sur la peau –, régulatrice du système nerveux et immunostimulante. Elle facilite aussi l'accouchement.

Ses vertus

• L'huile essentielle de palmarosa est **anti-infectieuse**, efficace contre les infections touchant les voies respiratoires (rhinite, pharyngite, bronchite, sinusite, otite....), les voies urinaires (cystite), les intestins (gastro-entérite) et surtout la sphère gynécologique (prévention de la salpingite, de la vaginite, de l'urétrite...). Elle est aussi antivirale et antifongique (mycoses), tonique générale et immunostimulante.

• Très bien tolérée par la peau, elle est conseillée pour de **nombreux problèmes cutanés**, tels que l'acné, l'eczéma, les mycoses ou les plaies. Elle a même un **effet régénérant**.

• Décongestionnante, elle est anti-inflammatoire et est efficace contre les **douleurs des seins** (en cas de mastoses) et aide également à **l'accouchement**, en stimulant les contractions de l'utérus.

• Sur le plan émotionnel, **elle régularise le système nerveux** et stimule en cas de fatigue ou de déprime. D'un point de vue psychique, elle soulage le stress et permet de **limiter les sautes d'humeur**. Elle aide aussi à s'ancrer et à se recentrer.

Comment l'utiliser

› **En interne** : incluez-la à une formule d'ovule en cas d'infection gynécologique, sur la base de 250 mg d'huile essentielle de palmarosa pour un ovule de 4 g.

› **En externe** : diluée à 20 % dans une huile de massage ou pure, appliquez autour de l'oreille ou sur le cou (contre une infection des voies ORL), ou sur l'abdomen et les lombaires (en cas d'infection intestinale ou urinaire).

PARTIES DISTILLÉES

Les parties aériennes

PRINCIPES ACTIFS

Monoterpénols *(géraniol 80 %, linalol 3 %, nérol)*, **esters** *(acétate de géranyle 10 %, formiate de géranyle...)*, **aldéhydes** *(géranial...)*, **sesquiterpènes** *(β-caryophyllène 2 %...)*, **sesquiterpénols**

PAYS PRODUCTEURS

Originaire d'Inde, elle est produite aussi au Népal, dans les régions tropicales et en Amérique du Sud

COULEUR

Incolore

ODEUR

Fraîche, herbacée, avec une note de rose

PRIX

€

Contre-indications et précautions d'emploi

Contre-indiquée pendant la grossesse, sauf lors de l'accouchement.

RECETTE

Pour préparer le travail de l'accouchement le jour J, faites-vous masser plusieurs fois les lombaires avec :

> 2 gouttes d'HE de palmarosa
> 2 gouttes d'HE d'épinette noire
> 1 goutte d'HE de giroflier
> Dans une cuillère à soupe d'huile de rose musquée du Chili

> La plante et son histoire

Originaire de l'Inde, le palmarosa appartient au genre *Cymbopogon*, comme le lemongrass ou la citronnelle. Cette grande plante herbacée (jusqu'à 3 m de haut) porte de longues feuilles étroites et planes, et des grappes de fleurs groupées en panicules. Le palmarosa est parfois appelé « géranium des Indes », du fait de sa teneur élevée en géraniol. Celui-ci confère à l'huile essentielle de palmarosa un parfum plus ou moins proche de celle du géranium rosat, voire de celle de la rose de Damas. Produite depuis le XVIIIe siècle, l'huile essentielle de palmarosa a souvent été utilisée pour couper l'huile essentielle de rose de Damas ou celle de géranium rosat, afin d'en faire baisser le prix.

Anti-infectieuse des voies respiratoires, de la peau et de l'intestin

Antifongique, antivirale

Régénérante de la peau

Rééquilibrante nerveuse

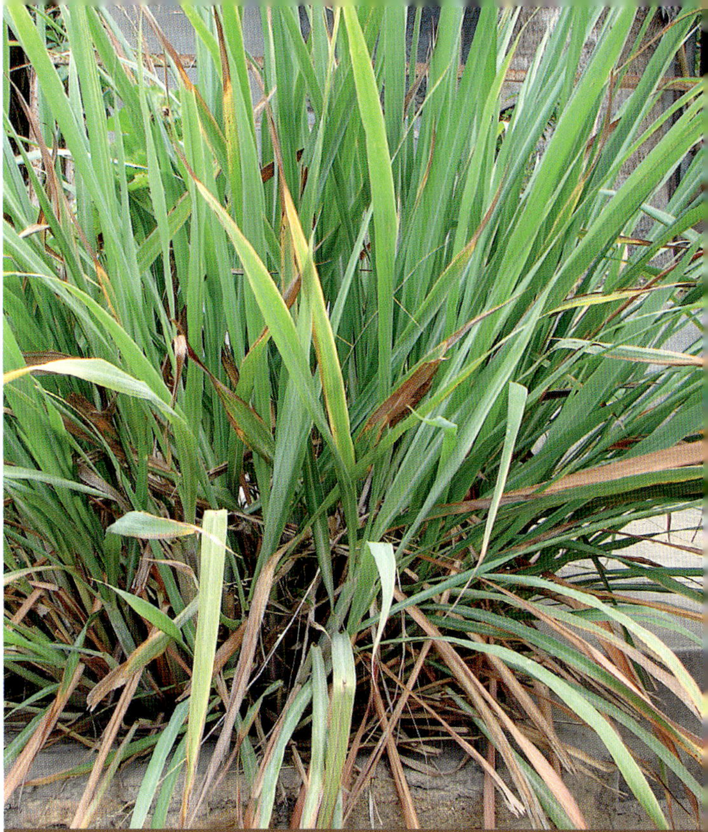

ASSOCIATIONS POSSIBLES

Contre les affections de la peau – comme l'eczéma –, avec les HE de lavande fine *(Lavandula angustifolia)*, de géranium rosat *(Pelargonium x asperum)*, dans de l'huile végétale de tamanu *(Calophyllym inophyllum)*.

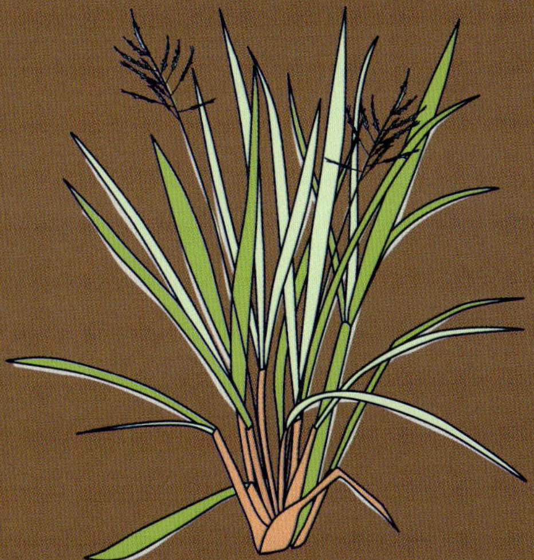

Pamplemousse

Nom latin : Citrus grandis (= *C. maxima*) et *Citrus* x *paradisii*
Famille : Rutacées
Autres noms : pamplemoussier, pomelo

Comme celui de l'oranger doux, le zeste de pamplemousse donne une huile essentielle très relaxante. C'est un très bon antiseptique de l'air. Les 2 variétés communes de « pamplemousse » (le blanc et le rose) sont en fait des pomélos (hybride du véritable pamplemoussier et de l'oranger doux). Ils présentent des propriétés similaires.

Ses vertus

• **L'huile essentielle extraite du zeste** par expression à froid est un **très bon antiseptique de l'air** – comme celles de l'oranger doux et du citron –, qui peut être largement **utilisé en diffusion pour purifier l'air**. Elle a une action stimulante sur le foie et drainante sur les reins, et elle facilite la digestion. Prise en interne, c'est un **mange-graisses efficace**.

• Sur le plan émotionnel, elle a une action plutôt stimulante du système nerveux et est tonique du point de vue psychique. Elle permet de **lutter contre les dépendances**. Mais elle est plutôt **relaxante en diffusion**. C'est un rééquilibrant psychique qui stimule la sécrétion d'endorphines. Elle aiderait même à **se remettre du décalage horaire**.

• **Sur la peau**, elle produit un **effet astringent et raffermissant** (il faut néanmoins faire attention à éviter l'exposition au soleil après application), et elle agit en profondeur, notamment sur les muscles et les tendons.

• **L'huile essentielle extraite des pépins de pamplemousse** est un antibiotique naturel, un anti-infectieux et un tonique des systèmes veineux et lymphatique.

Comment l'utiliser

› **En interne** : prenez 1 à 2 gouttes d'HE de zeste 3 fois par jour dans une cuillère à café de miel, d'huile d'olive ou de purée d'amande, ou sur de la mie de pain ou un comprimé d'acérola, pendant 7 jours.

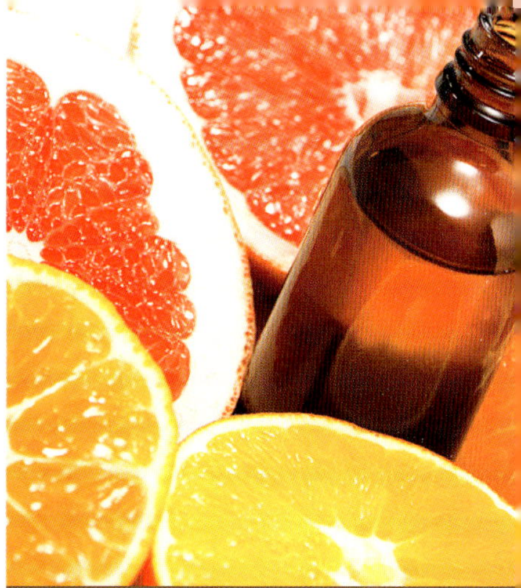

PARTIES DISTILLÉES

Le zeste et les pépins (huile) par pression à froid

PRINCIPES ACTIFS

HE de zeste : monoterpènes *(limonène > 95 %, myrcène 2 %)*, cétones sesquiterpéniques, sesquiterpènes *(valencène)*, traces de coumarines et de furocoumarines, monoterpénols, aldéhydes, esters
HE des pépins (huile) : naringoside, citroflavonoïdes

PAYS PRODUCTEURS

Région méditerranéenne, Israël, Amérique du Sud, États-Unis

COULEUR

Jaune-vert

ODEUR

Fraîche, sucrée, fruitée

PRIX €

Antiseptique de l'air
Rééquilibrante sur le plan psychique
Mange-graisses
Raffermit la peau

> **En externe :** diluée à 20 % dans une huile de massage, à utiliser en évitant le soleil. Comme stimulant pour le psychisme, appliquez pure localement au plexus, à l'intérieur des poignets ou sur la voûte plantaire. Mettez 2 gouttes d'HE pure dans un diffuseur pour assainir l'atmosphère et pour vous relaxer.

Contre-indications et précautions d'emploi

Pas d'exposition au soleil après l'application de l'huile essentielle de zeste de pamplemousse, car celle-ci est photosensibilisante : attendez 48 heures avant de vous exposer. Elle est déconseillée pendant les 3 premiers mois de la grossesse. D'autre part, évitez de prendre de l'huile essentielle extraite des pépins de pamplemousse en cas de prise de médicaments.

Autres usages

L'huile extraite des pépins de pamplemousse s'emploie comme antibiotique à raison de 20 gouttes 3 fois par jour dans un verre d'eau pendant 7 jours, ou en application locale sur un abcès, 2 fois par jour.

> La plante et son histoire

Comme les autres agrumes, le pamplemoussier est un arbre à feuilles vertes persistantes, coriaces et ovales, et aux fleurs odorantes. Le véritable pamplemoussier *(Citrus maxima)* produit de gros fruits piriformes (10 à 30 cm de diamètre), à écorce très épaisse. La chair, jaune pâle ou verdâtre, est assez amère et peu juteuse. En Europe, on consomme surtout le pomélo (faussement appelé « pamplemousse »), hybride du pamplemoussier et de l'oranger doux. Originaire du Sud-Est asiatique, il est hélas sensible aux parasites, et il est souvent traité dans les pays où il est produit. Pour cette raison, il est recommandé de préférer une huile essentielle de pamplemousse issue de l'agriculture biologique. Les huiles essentielles de zestes d'agrumes sont chimiquement très proches, mais chacune a un parfum spécifique qui, en diffusion, peut produire un effet différent d'un individu à l'autre.

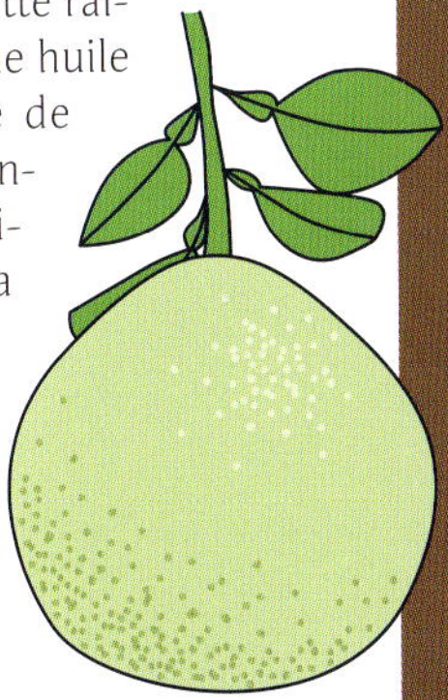

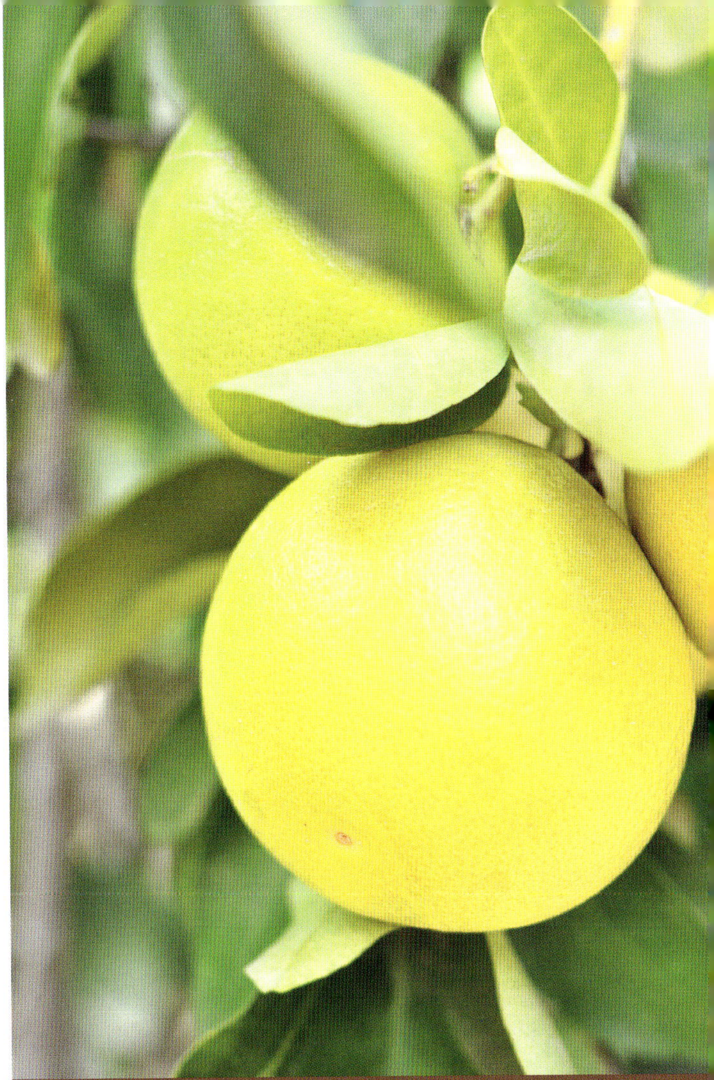

ASSOCIATIONS POSSIBLES

À associer aux autres HE de zestes d'agrumes dans le traitement de l'obésité *(voir Recette mange-graisses, p. 229)*. En diffusion dans l'air, associez-le aux HE de lavande fine *(Lavandula angustifolia)*, de pin *(Pinus sylvestris)* et de mandravasarotra *(Cinnasmoma fragrans)*, pour un mélange apaisant, agréablement parfumé et antiseptique.

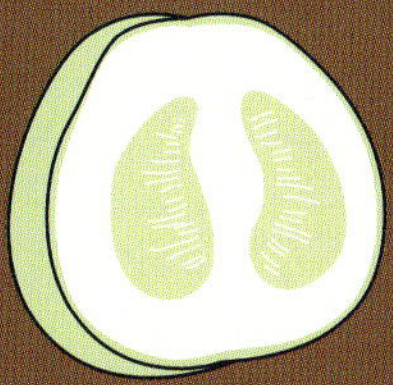

Patchouli

Nom latin : Pogostemon cablin
Famille : Lamiacées

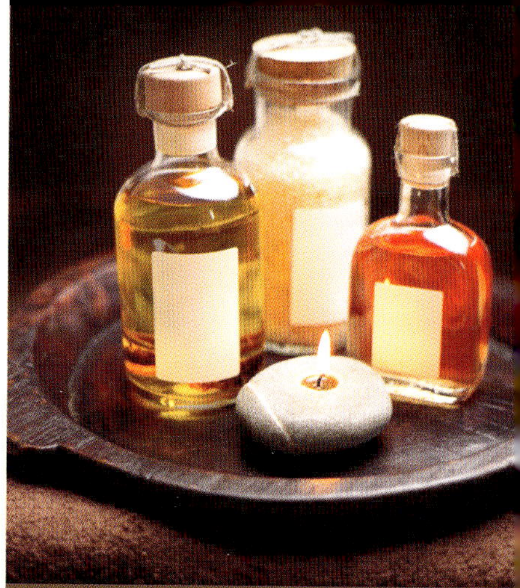

Connu pour son parfum évoquant les années 1970, l'huile essentielle de patchouli est intéressante sur le plan circulatoire, grâce à son action décongestionnante sur les jambes lourdes et les varices.

Ses vertus

• L'huile essentielle de patchouli est un **tonique des systèmes veineux et lymphatique de premier plan**. Elle est indiquée contre les varices, les jambes lourdes, les hémorroïdes et les œdèmes.

• C'est également un **décongestionnant de la prostate** chez l'homme (à utiliser en cas d'adénome ou de prostatite) et du petit bassin chez la femme.

• Elle peut aussi être employée dans **les soins de la peau** : en particulier sur l'acné, l'eczéma ou même les parasites cutanés comme la gale. Elle est **régénérante de la peau et cicatrisante**, et elle est indiquée pour traiter les escarres, les crevasses et les gerçures, ainsi qu'en **soin capillaire** (chute de cheveux, par exemple). Dotée de vertus antibactérienne et antivirale, elle peut être utilisée contre **diverses affections de la peau**, telles que l'herpès, les mycoses et l'impétigo.

• Insecticide, elle peut **éloigner les mites**.

• Sur le plan psychique, elle aide à rassembler ses pensées, à apaiser les émotions, et **elle favorise la concentration**.

Comment l'utiliser

> **En interne :** prenez 1 à 2 gouttes 3 fois par jour dans une cuillère à café de miel, d'huile d'olive ou de purée d'amande, ou sur de la mie de pain ou un comprimé d'acérola, pendant 7 jours.

> **En externe :** diluez à 10 ou 20 % dans une huile de massage et massez-vous 2 fois par jour en remontant par l'intérieur des jambes, en cas de problèmes circulatoires. En cas d'adénome de la prostate, appliquez sur la zone pelvienne ou

PARTIES DISTILLÉES

L'herbe fleurie

PRINCIPES ACTIFS

Sesquiterpénols *(patchoulol 30 %, pogostol 2 %)*, **sesquiterpènes** (α-*guaiène 15 %,* α-*bulnésène 20 %, seychellène,* α-*patchoulène 10 %* β-*caryophyllène 3 %,* β-*patchoulène 2 %,* α-*copaène, aciphyllène 3 %...)* **oxydes sesquiterpéniques**

PAYS PRODUCTEURS

Asie du Sud-Est, Inde, Sri Lanka, Afrique, Amérique du Sud

COULEUR

Brun-roux

ODEUR

Herbacée, épicée, fumée, avec une note de tourbe

PRIX

€ €

au niveau du périnée. En cas de congestion du petit bassin chez la femme, appliquez sur la zone pelvienne.

Contre-indications et précautions d'emploi

Cancers hormono-dépendants (à cause des sesquiterpénols). Déconseillée pendant la grossesse.

RECETTE

Il est possible de réaliser son parfum d'ambiance soi-même, par exemple avec un mélange de :

> 2 ml d'HE de patchouli,
> 1 ml d'HE de petit grain bigaradier (évitez le zeste, qui est photosensibilisant)
> 1 ml d'HE d'ylang-ylang
> Alcool non camphré à 70°, pour compléter un flacon de 150 ml

Agitez avant emploi, car les huiles essentielles ne se mélangent pas très bien avec l'alcool.

> La plante et son histoire

Originaire d'Indonésie ou de Malaisie, le patchouli est un arbuste mesurant moins de 1 m de haut, qui porte de larges feuilles duveteuses et de petites grappes de fleurs pourpres. Emblématique de la génération hippie et très populaire à la fin des années 1960, son parfum est surtout typique de l'Inde, où on l'emploie très largement pour parfumer le linge et les vêtements afin d'éloigner les insectes. En Occident, le patchouli est très utilisé en parfumerie, car sa formule chimique est unique et donne une note de sensualité aux parfums.

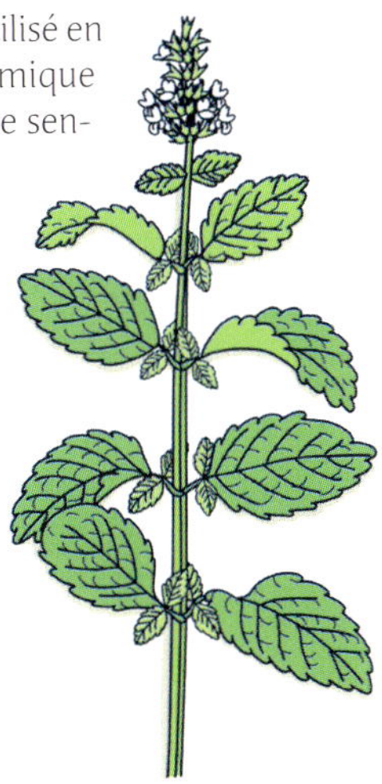

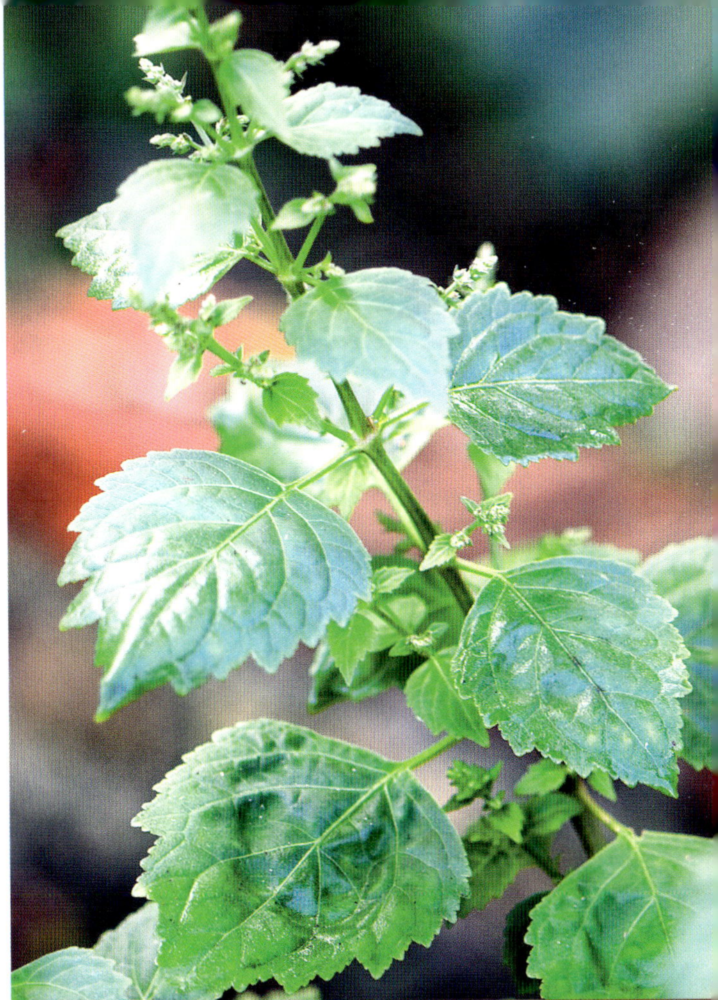

ASSOCIATIONS POSSIBLES

Contre les stases veineuses et les congestions, elle peut être associée aux HE de lentisque pistachier *(Pistacia lentiscus)*, de myrte vert *(Myrtus communis)*, de cyprès *(Cupressus sempervirens)*, de cèdre de l'Atlas *(Cedrus atlantica)*, de pin sylvestre *(Pinus sylvestris)*…

Décongestionnante veineuse et lymphatique

Décongestionne la prostate

Remède de la peau

Ravintsara

Nom latin : *Cinnamomum camphora* ct cinéole
Famille : Lauracées
Autre nom : camphrier de Madagascar

Arbre de Madagascar, le ravintsara est aujourd'hui le remède antigrippe incontournable, indispensable dans la trousse à pharmacie. Sa popularité grandissante, qui fait suite aux dernières épidémies de grippe, demande une certaine vigilance quant à la qualité de la production.

Ses vertus

• Sans doute aujourd'hui la plus connue et **la plus efficace des huiles essentielles antivirales**, l'huile essentielle de ravintsara est indiquée contre toutes les maladies à virus, telles que la grippe, le zona, l'herpès, la mononucléose infectieuse, les hépatites virales A et B et les gastro-entérites. **C'est le grand remède de la grippe**, aussi bien en traitement préventif qu'en curatif, et il est vivement conseillé de l'utiliser en diffusion en cas d'épidémie.

• Elle est également un **stimulant général du système immunitaire**, indiqué même chez les personnes souffrant d'une sévère immunodépression. Grâce à ses effets **antibactérien, mucolytique et expectorant**, elle convient en cas de bronchite, de sinusite ou de rhinopharyngite.

• Du fait de son action **stimulante du système lymphatique**, elle peut être utile **en cas de stase, de congestion ou de jambes lourdes**.

• Elle est aussi très apaisante et **prépare au sommeil**, permettant ainsi de prévenir les problèmes d'insomnie. Sur le plan psychique, **elle est conseillée contre les états d'épuisement nerveux**, de fatigue ou même de dépression. C'est un bon neurotonique et un **stimulant intellectuel**.

Comment l'utiliser

› **En interne :** prenez 1 à 2 gouttes 3 fois par jour dans une cuillère à café de miel, d'huile d'olive ou de purée d'amande, ou sur de la mie de pain ou un comprimé d'acérola, pendant 7 jours.

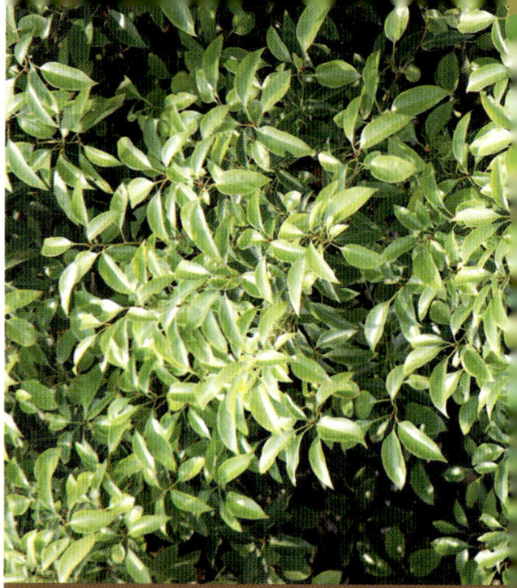

PARTIES DISTILLÉES

Les feuilles

PRINCIPES ACTIFS

Oxyde *(1.8 cinéole 50 à 55 %)*, **monoterpènes** *(sabinène 15 %, α- et β-pinènes 3 à 5 %, myrcène, γ-terpinène)*, **monoterpénols** *(α-terpinéole 8 %, terpinène-1-ol-4)*, **sesquiterpènes** *(α- et β-caryophyllène, patchoulène...)*

PAYS PRODUCTEUR

Madagascar

COULEUR

Incolore

ODEUR

Fraîche, cinéolée *(eucalyptol)*

PRIX €

Antivirale puissante
Expectorante
Tonique lymphatique
Apaisante

> **En externe :** diluez à 20 % dans une huile de massage, et appliquez 2 fois par jour sur le torse et le dos, ou derrière les oreilles. Il est possible de se faire masser avec quelques gouttes pures le long de la colonne vertébrale, en cas de fatigue extrême, de convalescence ou d'infection virale. Lors d'épidémie grippale, elle peut être régulièrement diffusée dans l'atmosphère.

Contre-indications et précautions d'emploi

Aucune contre-indication connue, mais elle est déconseillée pendant la grossesse. En alternative au ravintsara, vous pouvez préférer le mandravasarotra ou saro (*Cinnamosma fragrans*), originaire lui aussi de Madagascar, qui a des principes actifs très proches et une saveur plus tonique.

Autre usage

Pour apaiser et préparer au sommeil, notamment en cas de difficulté à l'endormissement, appliquez 1 goutte pure à l'intérieur des poignets et au plexus. Pour les enfants, appliquez 1 goutte sur la voûte plantaire avant le coucher.

> La plante et son histoire

Le ravintsara est une variété malgache du camphrier (*Cinamomum camphora*). Importé de Taïwan à Madagascar il y a 250 ans, il s'y est parfaitement acclimaté. Le ravintsara (de « ravina », feuille, et « tsara », bonne en malgache) est un arbre atteignant 20 m de haut, à l'écorce rougeâtre et aux larges feuilles persistantes, vert brillant, ovales et très odorantes. Il produit un principe actif (cinéole) différent du camphre des camphriers, mais qui est identique à celui de l'eucalyptus. L'huile essentielle de ravintsara se distingue aussi de celle du bois de Hô, originaire de Chine, qui est un autre chémotype du camphrier produisant, quant à lui, du linalol… comme le bois de rose (*Aniba rosaeodora*) sud-américain ! Le ravintsara ne doit pas non plus être confondu avec le ravensare (*Ravensara aromatica*), qui présente des propriétés différentes.

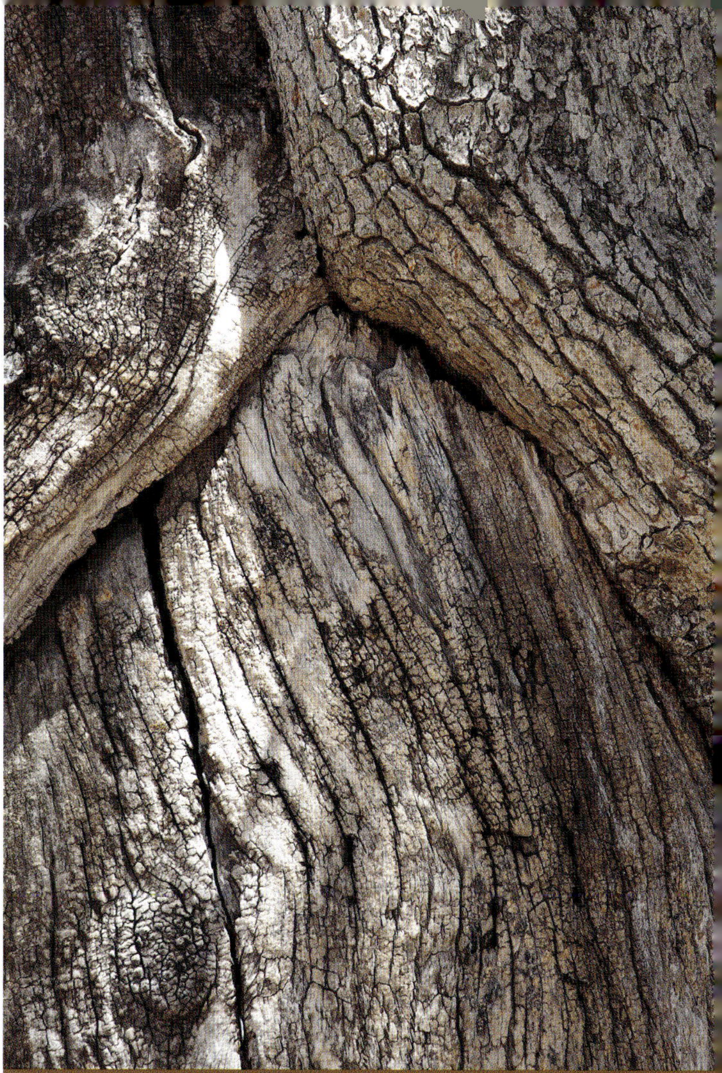

ASSOCIATIONS POSSIBLES

Avec d'autres HE antivirales et antibactériennes comme le niaouli ***(Melaleuca quinquenervia)*****, le tea tree ou arbre à thé** ***(Melaleuca alternifolia)*****… ou les HE à phénols** (origan compact ou d'Espagne, thym à thymol…).

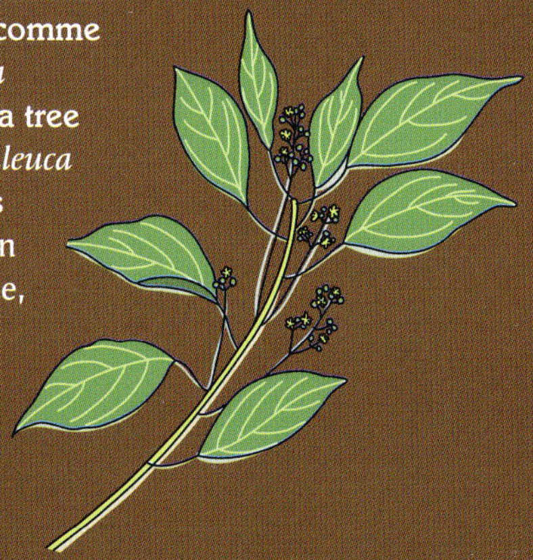

Romarin

Nom latin : Rosmarinus officinalis
Famille : Lamiacées
Autres noms : encensier, herbe aux couronnes, rose marine, romarin ABV (pour le chémotype verbénone)

Le romarin a la particularité de donner 3 huiles essentielles, avec 3 chémotypes différents, suivant la région où il a poussé. C'est une grande huile essentielle du foie, ainsi qu'un décontractant musculaire.

Ses vertus

• **L'huile essentielle de romarin à camphre** est employée en usage externe : c'est un **décontractant musculaire**, qui soulage crampes et courbatures, et un **anti-inflammatoire** actif contre l'arthrose et les rhumatismes. **Elle déclenche aussi la menstruation,** en cas de retard ou d'absence de règles. **Elle stimule le foie** et favorise l'élimination des graisses. Elle prévient également la formation des calculs biliaires et rénaux. C'est enfin un **remède des acouphènes**.

• **L'huile essentielle de romarin à cinéole** est expectorante, **anti-infectieuse des voies respiratoires**, fongicide et digestive. Elle est indiquée contre les cystites, les candidoses, les sinusites, les otites et les refroidissements. Tonique sur le plan psychique, elle stimule les fonctions cognitives et **prévient les maladies neurodégénératives**.

• **L'huile essentielle de romarin à verbénone stimule et décongestionne le foie**. Elle sert aussi comme rééquilibrant nerveux, **régulateur cardiaque et hormonal**, décongestionnant des voies respiratoires et régénérateur cutané. Anti-infectieuse, elle est conseillée contre les gastro-entérites virales et les infections vaginales.

Comment l'utiliser

> **En interne :** uniquement pour le romarin à cinéole – ou éventuellement à verbénone –, prenez 1 à 2 gouttes 3 fois par jour dans une cuillère à café de miel, d'huile d'olive ou de purée d'amande, ou sur de la mie de pain ou un comprimé d'acérola, pendant 7 jours.

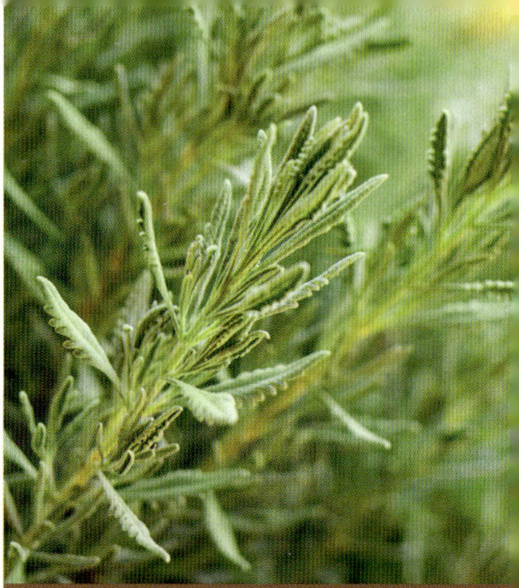

PARTIES DISTILLÉES

Les sommités fleuries

PRINCIPES ACTIFS

HE de romarin à camphre (France et Espagne) : cétone 20 %, 1.8 cinéole *(oxyde 20 %)*
HE de romarin à cinéole (Maroc) : 1.8 cinéole *(oxyde, 40 %)*
HE de romarin à verbénone (France et Corse) : cétone 6 %, acétate de bornyle *(ester 10 %)*
Les autres composants sont des monoterpènes (α-pinène 10-30 %, camphène 5-10 %, β-pinène 2-8 %), des sesquiterpènes *(β-caryophyllène 2-4 %)*, **des monoterpénols** *(bornéol 3 %, α-terpinéol 1-2 %)*, **des esters** *(acétate de bornyle)*...

PAYS PRODUCTEURS

France, Corse, Maroc

COULEUR

Incolore ou jaune clair

ODEUR

Fraîche, camphrée ou cinéolée *(eucalyptol)*

PRIX

€ à €€ (verbénone)

> **En externe :** appliquez pur sur les douleurs. Ou diluez à 20 % dans une huile de massage pour application locale. Utilisez-la en inhalation comme antiseptique de l'air et décongestionnant des voies respiratoires.

Contre-indications et précautions d'emploi

L'HE de romarin à camphre est interdite en usage interne. Les 3 chémotypes d'HE de romarin sont par ailleurs déconseillés aux nourrissons, aux épileptiques, pendant la grossesse et l'allaitement, ainsi qu'aux personnes souffrant d'hypertension. Les HE des romarins à cinéole et à verbénone peuvent être éventuellement prises en interne pour les problèmes digestifs.

Autre usage

Pour stimuler le foie, appliquez localement 1 goutte d'HE de romarin à verbénone dans une cuillère à café d'huile d'olive 2 fois par jour sur la zone du foie.

> La plante et son histoire

Le romarin est un arbuste de 50 cm de haut, typique du maquis méditerranéen, qui porte des feuilles persistantes, étroites, vertes dessus et gris argenté dessous, ainsi que des fleurs bleues ou blanches. C'est une herbe aromatique utilisée de longue date en condiment dans la cuisine, ainsi qu'en tisane pour le foie. C'est également une plante mellifère qui donne un très bon miel. Elle était connue des Égyptiens, des Grecs et des Romains, et ses rameaux étaient souvent associés à des cultes ou utilisés en fumigation.

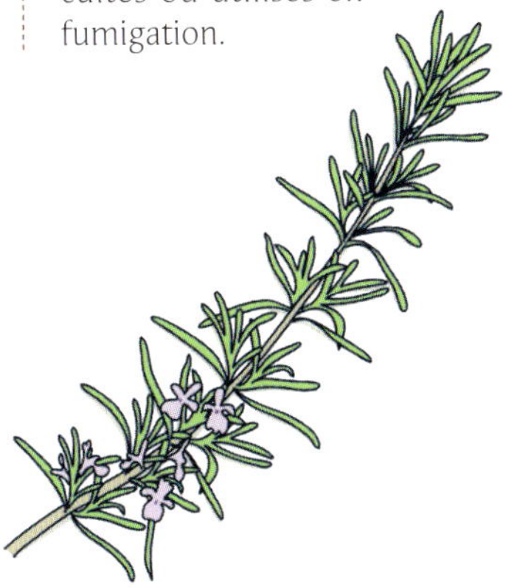

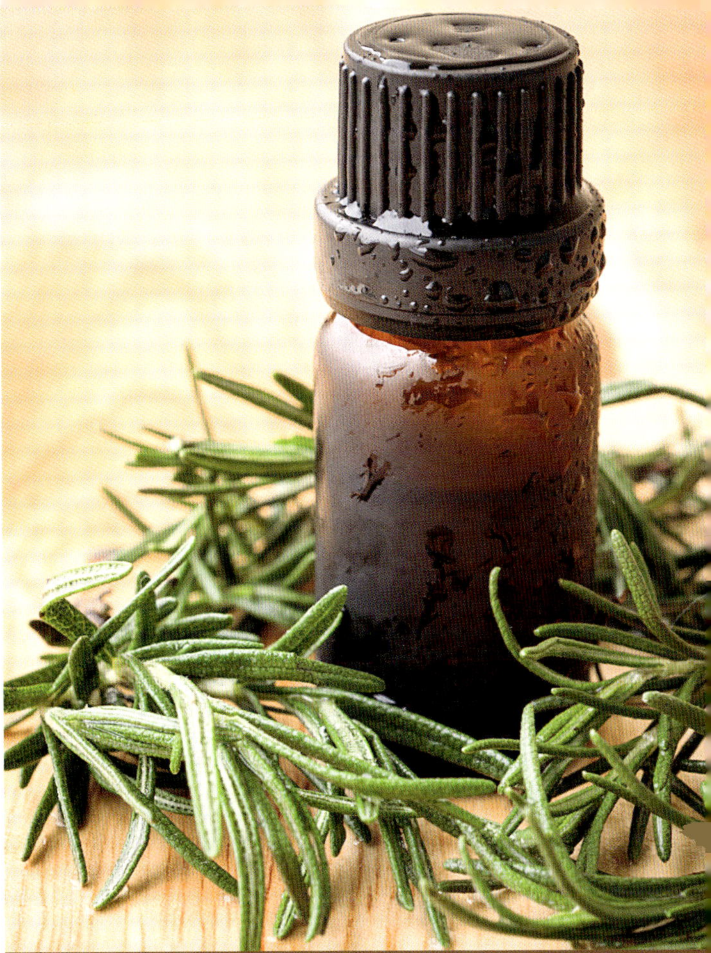

ASSOCIATIONS POSSIBLES

Pour un massage décontractant des muscles, il est possible d'associer au romarin camphré les HE de genévrier *(Juniperus communis)*, **de katrafay** *(Cedrelopsis grevei)*, **de gaulthérie couchée** *(Gaultheria procumbens)*, **d'eucalyptus citronné** *(Eucalyptus citriodora)*...

Anti-inflammatoire (HE de romarin à camphre)

Anti-infectieuse des voies respiratoires (HE de romarin à cinéole)

Stimulante psychique et antifatigue (HE de romarin à cinéole)

Stimulante du foie (HE de romarin à verbénone)

Régulatrice cardiaque et hormonale (HE de romarin à verbénone)

Rose de Damas

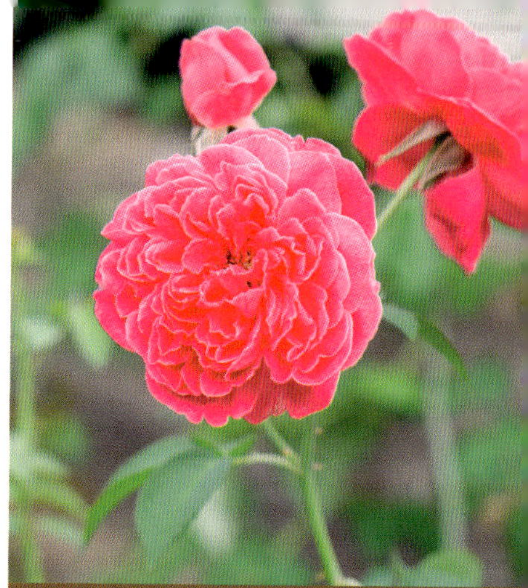

Nom latin : Rosa damascena
Famille : Rosacées

L'huile essentielle de rose de Damas est celle qui offre le parfum le plus subtil et le plus actif au niveau émotionnel. Malheureusement, c'est aussi la plus coûteuse. Elle est sans conteste la plus belle des huiles essentielles.

Ses vertus

• L'huile essentielle de rose de Damas est un **puissant régénérant de la peau**, qui offre des vertus cicatrisantes et antirides remarquables. Elle est indiquée en cas de couperose, d'ulcère, d'eczéma ou de toute autre inflammation de la peau. Elle peut aussi être conseillée **en cas d'aphtes ou d'inflammations buccales** (gingivite).

• Dotées de propriétés antivirales, antibactériennes et antifongiques, elle est efficace contre **l'herpès labial, la varicelle ou le zona**.

• Elle stimule les systèmes veineux et lymphatique et montre un **effet astringent sur la peau**. Elle est également indiquée **en cas de lourdeurs digestives, de nausées et de migraines**. Elle agit sur la sphère pulmonaire, notamment en cas d'asthme, de bronchite chronique ou de bronchite asthmatiforme.

• Au niveau émotionnel, elle est très apaisante et apte à **calmer les peines de cœur, les douleurs de deuil ou de séparation**. Pour Avicenne, la rose offrait « le parfum de l'amour ». Elle harmonise les émotions, soutient le système nerveux et régularise le rythme cardiaque. Elle est sensiblement **aphrodisiaque** et stimule les sens en cas de fatigue sexuelle.

Comment l'utiliser

› **En externe :** appliquez localement sur la peau, diluée à 20 % dans une huile végétale, 2 fois par jour pendant 7 jours. Appliquez 1 goutte pure sur le plexus cardiaque. Utilisez en olfaction ou inhalation pour un rééquilibrage psychique.

PARTIES DISTILLÉES

Les fleurs

PRINCIPES ACTIFS

Monoterpénols *(citronnellol 50 %, géraniol et néro l5%, linalol)*, **oxydes** *(de rose)*, **hydrocarbures** *(stéaroptènes 10 %)*, **esters** *(acétate de citronnellyle)*, **cétones** *(damascénone)*, **alcools aromatiques** *(phényléthylique)*, **éthers** *(méthyl eugénol)*

PAYS PRODUCTEURS

Bulgarie, Afrique du Nord, Moyen-Orient

COULEUR

Translucide

ASPECT

Se fige à basse température

ODEUR

Capiteuse, chaude, florale

PRIX

€ € € €

Contre-indications et précautions d'emploi

Aucune contre-indication connue, mais à éviter pendant les 3 premiers mois de la grossesse

Autre usage

Mettez 1 goutte d'huile essentielle de rose de Damas dans la crème de jour comme antirides.

> La plante et son histoire

La rose a probablement été la première plante distillée pour son parfum. Mais c'était l'eau de rose qui était extraite, car le rendement de la distillation de la rose est très faible : il faut 4 à 5 tonnes de pétales de rose pour obtenir 1 kg d'huile essentielle, ce qui en fait un mauvais exemple en matière d'écologie. La légende veut que ce soit Avicenne, le grand médecin arabe, qui ait distillé le premier la rose de Damas à la fin du Xe siècle. Mais il semble que ce soit en 1612 que l'huile essentielle ait été découverte par hasard en Inde, sous l'Empire moghol, sous la forme d'une matière cireuse qui flottait à la surface d'un canal rempli d'eau de rose, lors de la fête du mariage de la princesse Nour Djihan.

Régénère la peau, cicatrisante
Anti-rides
Apaisante, antidépressive

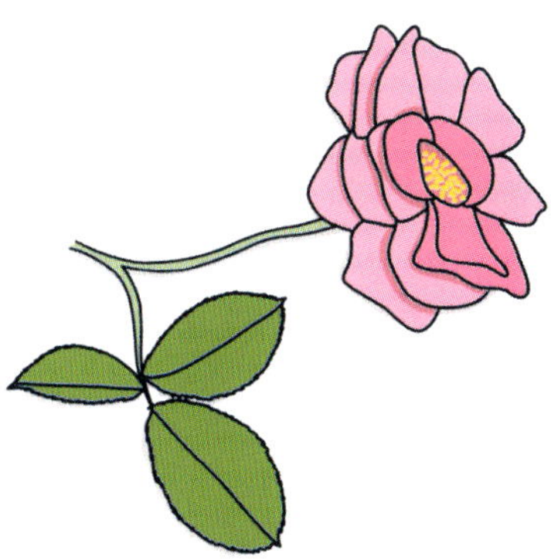

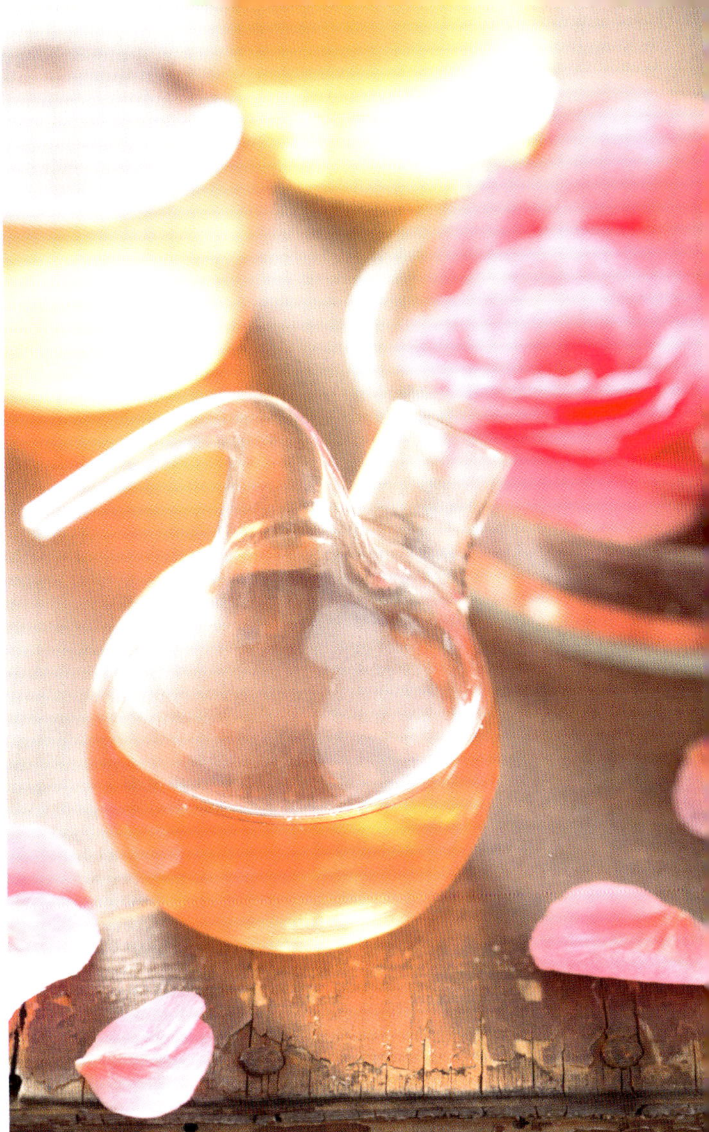

ASSOCIATION POSSIBLE

En soin de la peau, composez une huile de beauté avec les HE de géranium rosat *(Pelargonium x asperum)*, **de bois de Hô** (*Cinnamomum camphora* ct linalol), **dans une base d'extrait de vanille et d'huile végétale d'argan** *(Argania spinosa)* **ou de chanvre** *(Cannabis sativa)*, **voire de figue de barbarie** *(Opuntia ficus-indica)*, **qui est souveraine contre les rides mais coûteuse. Ne diluez pas plus de 5 % d'huiles essentielles dans ces huiles végétales pour les soins du visage.**

Sarriette

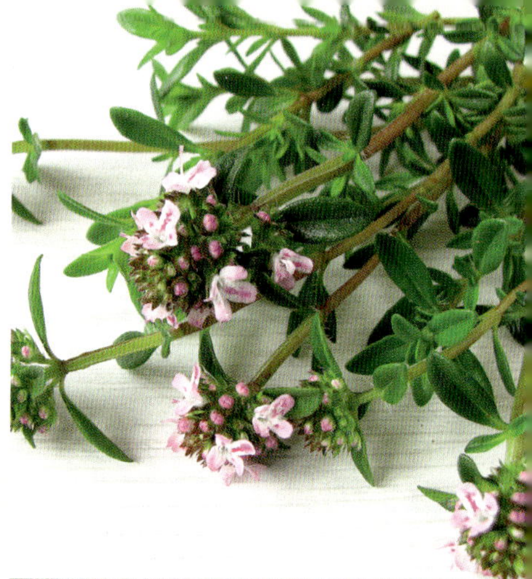

Nom latin : Satureja montana
Famille : Lamiacées
Autres noms : sarriette vivace, sarriette d'hiver, sarriette des montagnes

Avec celles de l'origan compact, du thym vulgaire et de la cannelle, l'huile essentielle de sarriette est un des anti-infectieux parmi les plus puissants, à manier avec précaution. Elle est tonique et elle stimule les défenses immunitaires. Diluée, elle est également antidouleur.

Ses vertus

• L'huile essentielle de sarriette est un **anti-infectieux remarquable**, extrêmement actif contre les bactéries, mais aussi contre les virus, les champignons ou les parasites (amibiase, paludisme...). Elle est indiquée pour combattre **les infections des voies respiratoires** (laryngite, sinusite, bronchite, voire tuberculose). Au niveau de l'appareil génital et urinaire, elle agit efficacement **contre la cystite, la prostatite**, l'urétrite et la candidose. Au niveau des intestins, elle **combat les gastro-entérites**, les parasites intestinaux, **les diarrhées d'origine infectieuse**, la candidose ou la dysenterie. Sur la peau, elle est utilisée en dilution **contre les mycoses et les inflammations cutanées**.

• **Elle stimule les défenses immunitaires**, et c'est un **tonique général remarquable** pour toute fatigue nerveuse, physique ou sexuelle, ou en cas d'hypotension.

• Diluée, elle est **anti-inflammatoire** et apaise les douleurs des rhumatismes, de l'arthrite ou de la polyarthrite rhumatoïde. Elle est également conseillée pour les inflammations des ganglions (adénite).

Comment l'utiliser

> **En interne :** plutôt sur les conseils d'un aromathérapeute et de préférence diluée à 10 % dans un dispersant, prenez après dilution 10 gouttes 3 fois par jour, dans une cuillère d'huile d'olive ou dans une capsule gastro-résistante (2 gélules par jour), pendant 7 jours au maximum.

PARTIES DISTILLÉES

Les sommités fleuries

PRINCIPES ACTIFS

Phénols *(carvacrol 45 %, thymol)*, **monoterpènes 40 %** *(α-pinène, α-thujène, α-terpinène, γ-terpinène 20 %, paracymène 10 %)*, **sesquiterpènes 5 %** *(β-caryophyllène, β-bisabolène)*, **monoterpénols 3 %** *(linalol, α-terpinéol, terpinène-1-ol-4)*, **phénols méthyl-éthers, esters, oxydes**

PAYS PRODUCTEURS

Espagne, sud de la France

COULEUR

Jaune clair à foncé

ODEUR

Épicée, chaude, piquante

PRIX €€

Anti-infectieuse puissante
Tonique et immunostimulante
Anti-douleur

> **En externe :** diluée à 10 % dans une huile de massage, appliquez localement contre les douleurs articulaires et musculaires. Appliquez 2 fois par jour en évitant les muqueuses, plus particulièrement le visage.

Contre-indications et précautions d'emploi

Déconseillée aux femmes enceintes, allaitantes ou aux jeunes enfants. Dermocaustique (elle peut brûler la peau), elle ne peut pas être utilisée pure en usage externe. Ne faites pas d'usage interne prolongé au-delà de 7 jours, et de préférence en association avec des plantes protectrice du foie (tisanes de chardon-Marie, *Silybum marianum*, ou de *Desmodium adscendens*) ou avec des huiles essentielles de thym à thujanol ou de romarin à verbénone.

Autre usage

En voyage, contre une infection intestinale, déposez 1 goutte d'huile essentielle de sarriette sur une boulette de riz. Avalez 2 fois par jour. Réservez à l'adulte et pas pendant plus de 7 jours.

> La plante et son histoire

Herbe aromatique originaire du midi de la France, la sarriette est une petite plante vivace de 20 à 40 cm de haut, qui pousse à basse altitude sur des sols pauvres, calcaires ou sablonneux, secs et arides. Elle résiste au gel et germe à la lumière. Elle porte de petites feuilles vertes, fines et pointues, odorantes lorsqu'on les froisse, et des grappes de fleurs blanches à corolle bilabiée. Elle est couramment utilisée pour parfumer les courts-bouillons ou faciliter la digestion. Depuis une vingtaine d'années, elle intéresse l'aromathérapie pour ses propriétés anti-infectieuses.

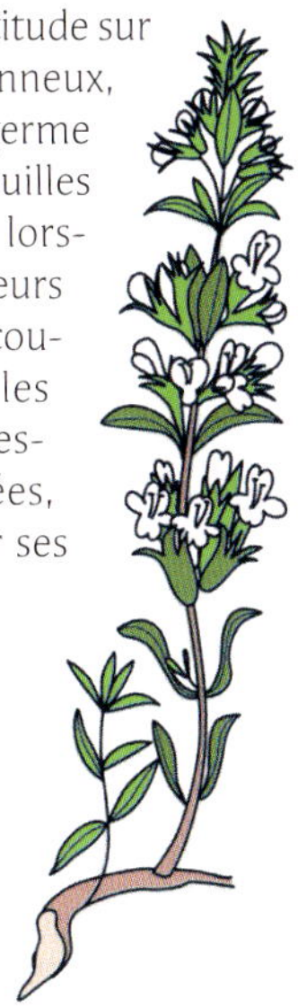

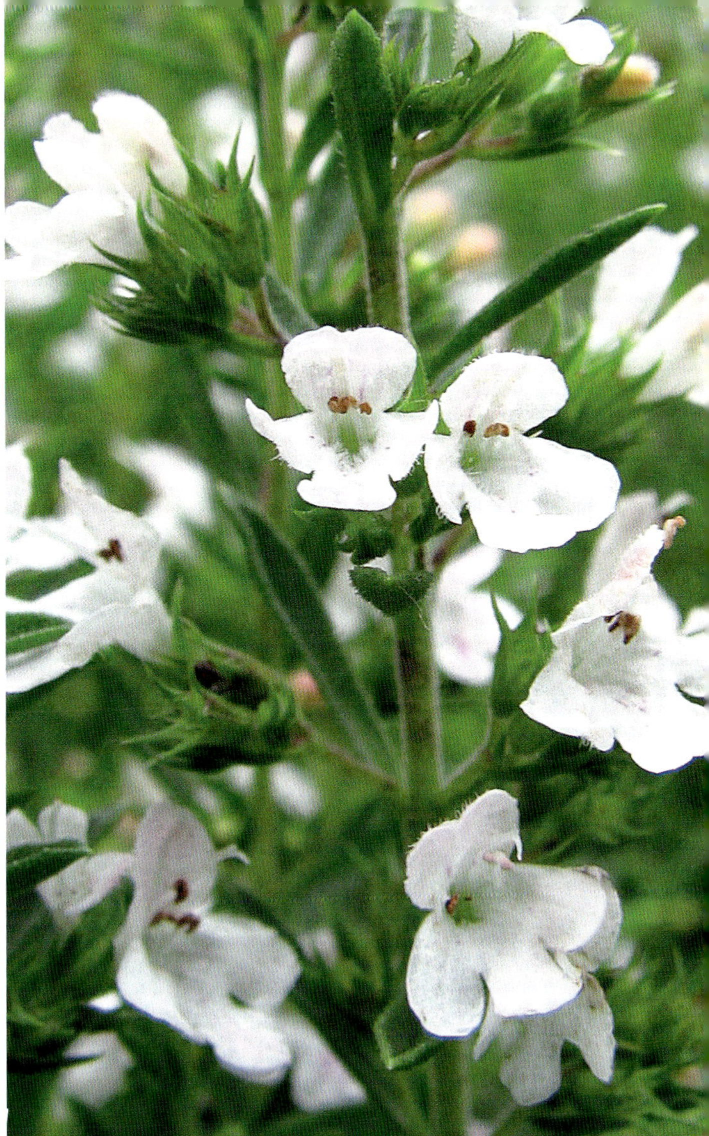

ASSOCIATIONS POSSIBLES

Pour mieux combattre les infections, utilisez en association avec d'autres HE antiseptiques et anti-infectieuses, telles que celles de cannelle *(Cinnamomum zeylanicum)*, d'origan compact *(Origanum vulgaris* var. *compact)*, de tea tree *(Melaleuca alternifolia)*, de ravintsara (*Cinnamomum camphora* ct 1.8 cinéole), de thym vulgaire *(Thymus vulgaris)*…

Sauge sclarée

Nom latin : Salvia sclarea
Famille : Lamiacées
Autres noms : toute bonne, sclarée, orvale

Vénérée dans l'Antiquité comme une plante magique, la sauge était considérée comme une plante salvatrice (*salvia* en latin). C'est aujourd'hui l'huile essentielle majeure de la ménopause et des règles tardives.

Ses vertus

• L'huile essentielle de sauge sclarée a des **propriétés œstrogéniques** : elle **agit sur les troubles hormonaux de la femme** – absence de règles (aménorrhée), ménopause, bouffées de chaleur, retard de règles (par son action emménagogue). Elle est également **antifongique** et peut être conseillée pour des mycoses vaginales ou cutanées.

• Elle est **antispasmodique** et soutient le système nerveux en cas de fatigue. C'est aussi un **tonique sexuel**.

• **Elle stimule le foie**, fait baisser le cholestérol et agit sur les troubles de la circulation (varices, hémorroïdes…).

• **Elle ne présente pas les mêmes dangers que l'huile essentielle de sauge officinale** (*Salvia officinalis*). Cette dernière est à la fois expectorante, anticellulite, anti-infectieuse et stimulante du foie et des œstrogènes (hormones). Mais elle n'est vendue que sur ordonnance, compte tenu de sa **neurotoxicité** à doses élevées et des **risques abortifs** qu'elle présente.

Comment l'utiliser

› **En interne :** prenez 1 goutte 2 à 3 fois par jour dans une cuillère à café de miel, d'huile d'olive ou de purée d'amande, ou sur de la mie de pain ou un comprimé d'acérola, pendant 7 jours au maximum, avant les règles ou pendant la ménopause.

› **En externe :** diluez à 20 % dans une huile végétale, et massez localement sur le foie ou le bas-ventre, 2 fois par jour.

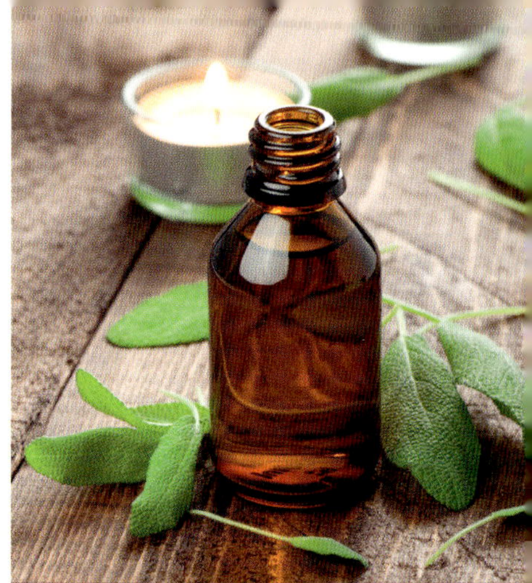

PARTIES DISTILLÉES

Les sommités fleuries

PRINCIPES ACTIFS

Esters *(acétate de linalyle 30 %, acétate de géranyle 4 %)*, **monoterpénols** *(linalol 30 %)*, **sesquiterpénols** *(scléréol)*, **sesquiterpènes** *(germacrène D 8 %, β-caryophyllène)*, **monoterpènes** *(myrcène 2 %)*, **oxydes** *(faibles)*

PAYS PRODUCTEURS

Région méditerranéenne *(sud de la France, Espagne, Grèce, Italie, Égypte)*

COULEUR

Incolore

ODEUR

Épicée, fraîche, balsamique

PRIX

€

Contre-indications et précautions d'emploi

Formellement déconseillée aux femmes souffrant ou ayant souffert d'un cancer hormono-dépendant (cancer du sein, par exemple), ou de troubles associés à une hypersécrétion d'œstrogènes (mastoses, kystes ovariens...). Déconseillée plus généralement lors de la grossesse, de l'allaitement et chez les jeunes enfants.

Autre usage

En cas de règles tardives, massez le bas-ventre avec 2 à 3 gouttes d'HE de sauge sclarée, diluées dans une cuillère à café d'huile d'amande douce *(Prunus dulcis)*, et avalez 1 goutte dans une cuillère à café d'huile d'olive, le tout 2 fois par jour jusqu'à l'apparition des règles.

> La plante et son histoire

La sauge était tenue en haute estime au Moyen Âge : « *Cur morietur homo, cui salvia crescrit in horto* ? » (« Pourquoi l'homme meurt-il, alors que la sauge pousse dans son jardin ? », disait-on à l'école de Salerne). Originaire de la Méditerranée et d'Asie mineure, elle a de nombreuses vertus toniques, digestives et antisudorales, prise en infusion. La sauge sclarée est une plante de 1 m de haut, à feuilles persistantes et gris-vert. À sa base émerge une grande hampe florale aux fleurs magenta ou roses.

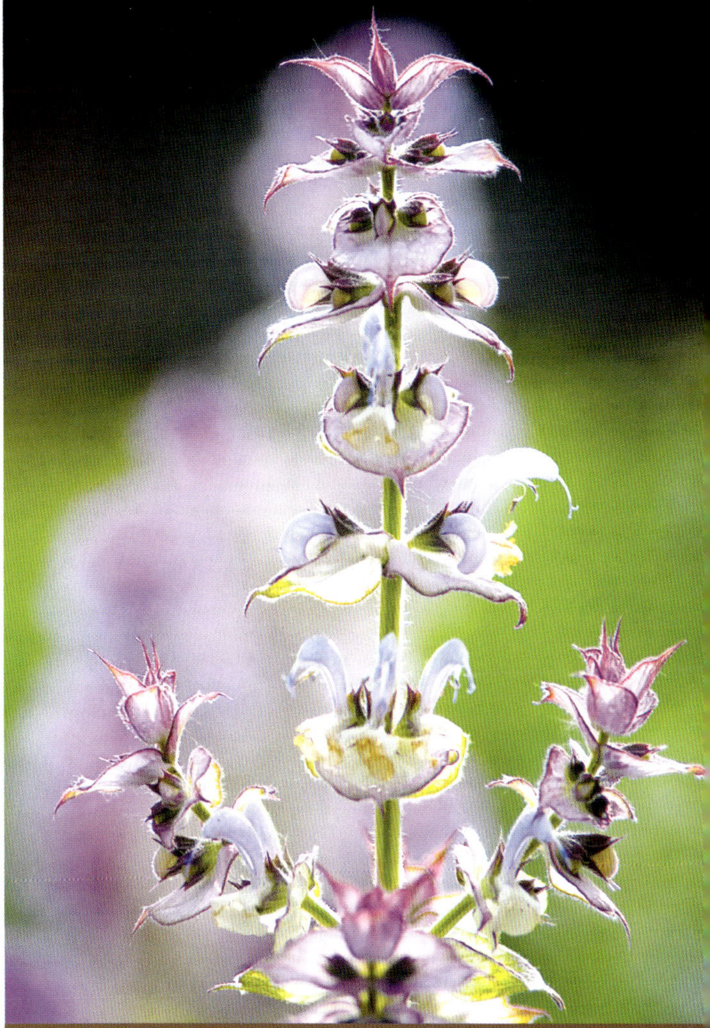

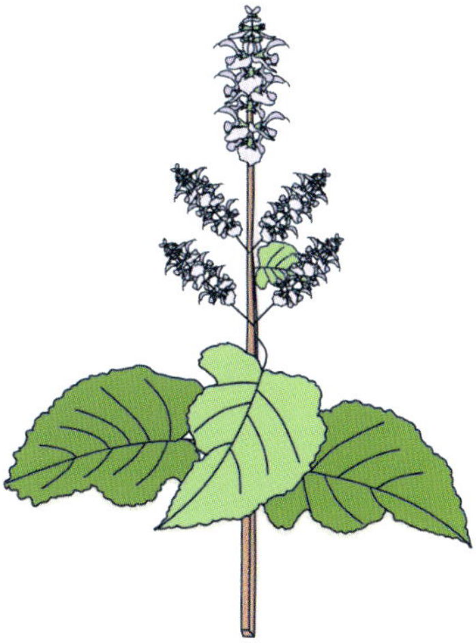

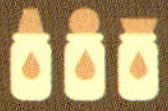

ASSOCIATIONS POSSIBLES

Il est conseillé de toujours l'associer à des tisanes de plantes stimulant la progestérone (gattilier, alchémille, mélisse...), à raison de 2 à 3 bols par jour en infusion, pour équilibrer la balance hormonale, dans la deuxième partie du cycle menstruel ou à la ménopause.

Stimulante des hormones (œstrogènes)

Antispasmodique

Stimule le foie

Tea tree

Nom latin : Melaleuca alternifolia
Famille : Myrtacées
Autre nom : arbre à thé, mélaleuque à feuilles alternées

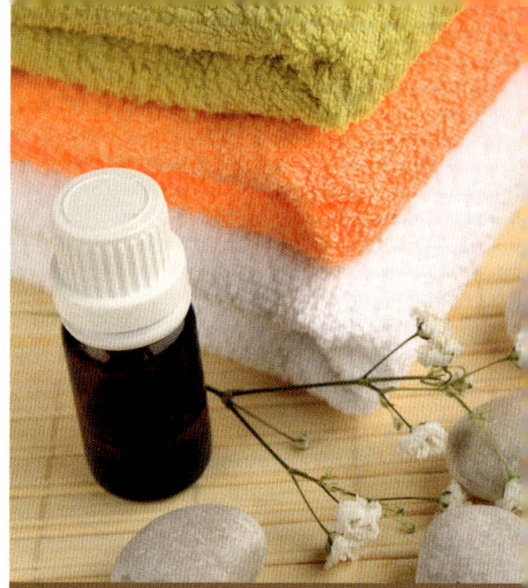

L'huile essentielle de tea tree, ou arbre à thé, est indispensable dans la trousse à pharmacie, en dépit de son odeur peu appréciée. C'est la championne des huiles essentielles anti-infectieuses : elle est efficace contre les bactéries, les virus ou les champignons.

Ses vertus

• L'huile essentielle de tea tree est **une des huiles essentielles les plus polyvalentes contre les infections** (bactériennes ou virales), les parasitoses, les mycoses et candidoses (elle est fongicide). Elle stimule également les défenses immunitaires. Elle est aussi indiquée contre les affections bucco-dentaires (aphtes, gingivite ou abcès dentaire) et pour traiter les problèmes touchant la sphère ORL (sinusite, otite, angine, bronchite ou rhinopharyngite).

• Elle combat les **problèmes gynéco-urinaires** (cystite, vulvite, vaginite ou candidose). Au niveau intestinal, elle lutte **contre les gastro-entérites virales ou bactériennes ou les verminoses**. Sur le plan cutané, elle agit sur les verrues, les mycoses, l'eczéma, l'herpès, le zona, la varicelle et les plaies.

• **Appliquée sur la peau, elle est également très efficace :** elle décongestionne les systèmes veineux et lymphatique, et elle est indiquée dans la prévention des varices, des hémorroïdes ou en cas de jambes lourdes. Elle protège des brûlures lors des séances de radiothérapie et est efficace contre les parasites de la peau (gale ou teigne, par exemple).

• **Tonique**, elle aide à lutter contre la fatigue, notamment cardiaque. Au niveau psychique, elle est **équilibrante**.

Comment l'utiliser

› **En interne :** prenez 2 gouttes 2 à 3 fois par jour dans une cuillère à café de miel, d'huile d'olive ou de purée d'amande, ou sur de la mie de pain ou un comprimé d'acérola, pendant 7 jours.

PARTIES DISTILLÉES

Les feuilles

PRINCIPES ACTIFS

Monoterpénols 40-50 % *(terpinène-1-ol-4 à 45 %, α-terpinéol 3 %)*, **monoterpènes 40-50 %** *(paracymène 15 %, α-pinène, α-thujène, α-terpinène 10 %, γ-terpinène 20 %, paracymène 2 %)*, **sesquiterpènes 6 %** *(β-caryophyllène, aromadendrène, viridiflorène....)*, **sesquiterpénols 1 %** *(viridiflorol, cubénol, globulol...)*, **oxydes** *(1.8 cinéole 5 à 15 %)*

PAYS PRODUCTEURS

Australie surtout, produite aussi en Afrique du Sud, Inde, Malaisie

COULEUR

Jaune clair

ODEUR

Aromatique, terpénique, forte

PRIX

€

> **En externe :** diluez à 20 % au maximum dans une huile de massage. Elle peut aussi être appliquée pure sur la peau (sauf en cas de peau sensible), car elle est ainsi plus efficace. Il est possible de l'inclure dans des shampoings, savons, gels intimes...

Contre-indications et précautions d'emploi

Certaines personnes allergiques ont des réactions cutanées. Faites un test avec 1 seule goutte dans le pli du bras. Déconseillée aux femmes enceintes pendant les 3 premiers mois de la grossesse.

Autres usages

Quel que soit le type d'infection, le plus efficace est d'appliquer localement 3 gouttes pures sur la peau en faisant pénétrer par un léger massage. Lors de séances de radiothérapie, elle peut être appliquée avant ou après, en s'assurant que la peau soit bien sèche au moment des séances.

> La plante et son histoire

Originaire d'Australie, le tea tree, ou arbre à thé, est un petit arbre apparenté au niaouli et au cajeput, qui peut atteindre 10 m en milieu sauvage. Il porte des feuilles persistantes, vertes, étroites et lancéolées, et des fleurs blanches très odorantes. En raison de vertus antiseptiques impressionnantes, il est cultivé aujourd'hui à grande échelle, notamment en Australie. Mais il y est sensible aux périodes de sécheresse, lors desquelles ses ressources naturelles sont mises en péril. C'est néanmoins une plante très résistante aux attaques de parasites, que les Aborigènes connaissent et utilisent en infusion depuis des millénaires. Attention de ne pas confondre avec le manuka (*Leptospermum scoparium*), appelé lui aussi arbre à thé, et qui produit une HE différente.

Antibactérienne puissante

Antifongique

Protectrice de la peau (en radiothérapie)

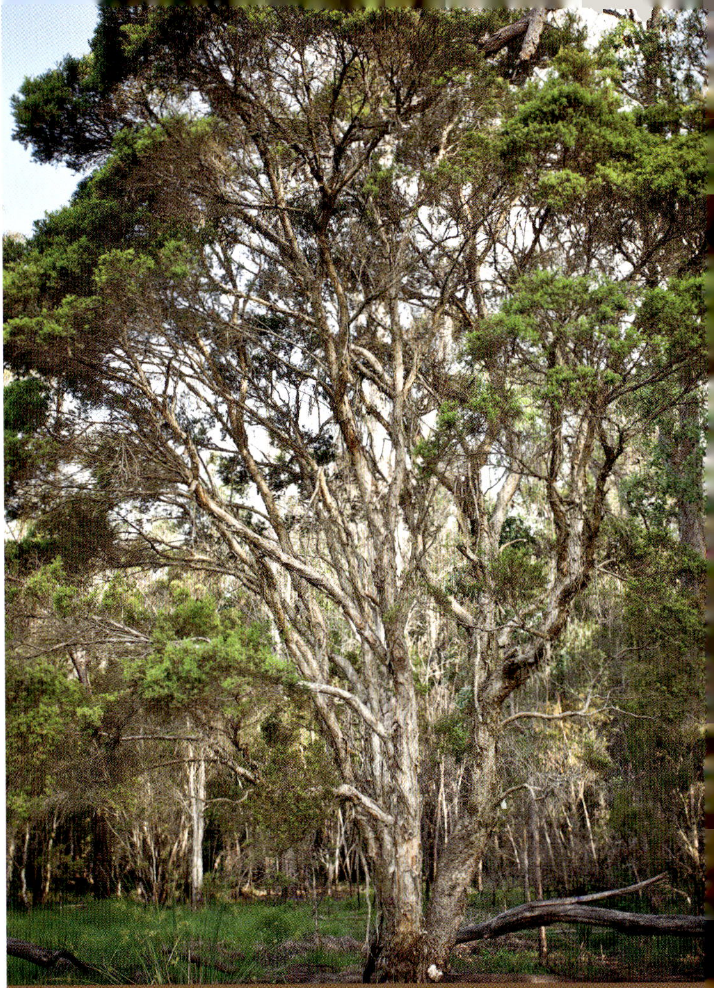

ASSOCIATIONS POSSIBLES

Avec les autres HE antivirales telles que le mandravasarotra (*Cinnamosma fragrans*), le niaouli (*Melaleuca quinquenervia*), le cajeput (*Melaleuca cajuputii*), ou diluée avec des HE à phénols comme l'origan compact (*Origanum vulgaris* var. *compact*) ou l'origan d'Espagne (*Corydothymus capitatus*), qui vont agir en complémentarité contre des germes résistants.

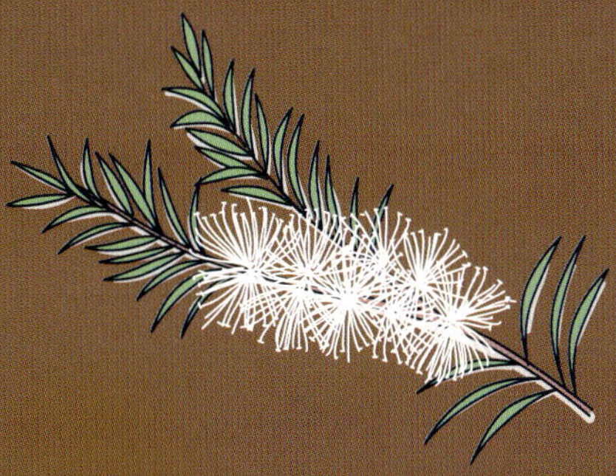

Thym vulgaire

Nom latin : Thymus vulgaris
Famille : Lamiacées
Autres noms : farigoule, barigoule, thym des jardins, thym rouge (à thymol), thym doux (à linalol)

L'huile essentielle de thym vulgaire donne différents chémotypes, du plus doux au plus fort. Les 3 principaux sont le thym à thymol – qui est un remarquable antiseptique –, le thym à thujanol – qui protège le foie –, et le thym à linalol – qui est antifongique, antibactérien et neurotonique.

Ses vertus

• **L'huile essentielle de thym à thymol** est un **anti-infectieux exceptionnel** : elle est antivirale et antibactérienne contre les infections des voies respiratoires (bronchite, rhinopharyngite, angine ou sinusite), intestinales (parasitose ou gastro-entérite), urinaires et gynécologiques (cystites, par exemple), cutanées ou bucco-dentaires. Elle est aussi tonique et immunostimulante.

• **L'huile essentielle de thym à thujanol-4** est antibactérienne, antivirale, fongicide (contre les mycoses), immunostimulante et stimule le système nerveux. **Elle protège le foie** et le stimule, ainsi que la **microcirculation cutanée** (extrémités froides ou syndrome de Raynaud). **Elle est indiquée contre les infections respiratoires** (angine, pharyngite, sinusite ou otite), **bucco-dentaires** (gingivite, stomatite...), **urinaires, gynécologiques et cutanées** (inflammations cutanées ou mycoses) et contre les **hépatites virales**.

• **L'huile essentielle de thym à linalol** est antifongique, anti-infectieuse, vermifuge, stimulante du système nerveux et astringente pour la peau. En particulier, **elle est conseillée contre les infections digestives** (gastrite, entérocolite ou infection parasitaire par des vers) et respiratoires, urinaires et gynécologiques (cystite, salpingite, vaginite, prostatite), et contre les **verrues**.

Comment l'utiliser

› **En interne** : pour l'huile essentielle de thym à thymol, diluez à 10 % dans un dispersant et prenez après dilution 10 gouttes 3 fois par jour, ou en gélules gastro-résistantes (2 gélules par jour). Pour les autres HE de thym, prenez 1 goutte 2 fois par jour sur un support neutre, pendant 7 jours.

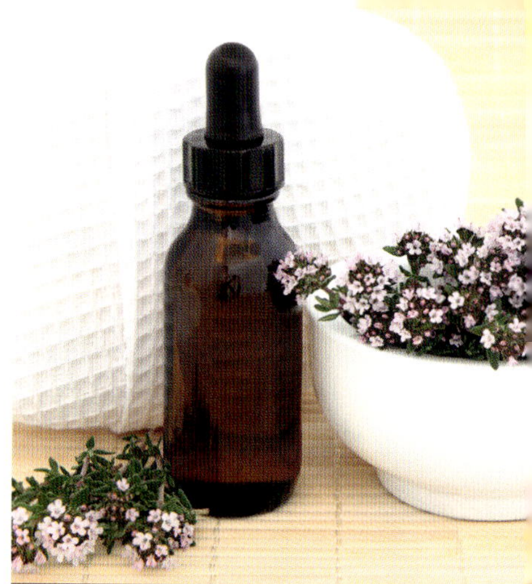

PARTIES DISTILLÉES

Les sommités fleuries

PRINCIPES ACTIFS

<u>HE de thym à thymol</u> : phénols 30-40 %, monoterpènes 40 % *(paracymène 20 %, γ-terpinène 15 %, myrcène ...)*, monoterpénols 5-10 %
<u>HE de thym à thujanol-4</u> *(30 %)* : monoterpénols *(myrcène-8-ol 12 %, terpinène-1-ol-4 10 %, linalol)*, esters 10 % *(acétate de myrcène-8-yl 5 %)*, monoterpènes *(α- et γ-terpinène 3 à 5 %, α-pinène, α-thujène, limonène...)*
<u>HE de thym à linalol</u> *(80 %)* : monoterpénols *(thujanol-4 5 %...)*, esters 5-15 % *(acétate de linalyle...)*,
<u>Autres constituants</u> : sesquiterpènes *(β-caryophyllène 2 %)*, phénols *(carvacrol 2-5 %)*

PAYS PRODUCTEURS

Pourtour méditerranéen, Espagne

COULEUR

Jaune clair

ODEUR

Épicée, aromatique

PRIX €€ à €€€
(HE de thym à thujanol-4)

> **En externe :** pour une application locale, diluez l'huile essentielle à 10 % dans une huile végétale pour le thym à thymol. Les autres HE de thym peuvent être moins diluées, voire appliquées pures (thym à linalol).

Contre-indications et précautions d'emploi

Pour l'HE de thym à thymol, ne faites pas d'usage externe pur (elle est caustique pour la peau) ni d'usage interne prolongé (elle peut être toxique pour le foie). Associez-la avec des plantes protectrices du foie comme le chardon-Marie (*Silybum marianum*) ou le desmodium (*Desmodium adscendens*), ou avec une huile essentielle protectrice du foie (HE de thym à thujanol, d'origan Kaliteri ou de romarin à verbénone). Elle est déconseillée chez les jeunes enfants, les femmes enceintes ou allaitantes. Les HE des autres chémotypes sont seulement déconseillées aux femmes pendant les 3 premiers mois de la grossesse.

RECETTES

Pour un mélange antiseptique de l'air, à diffuser :

- 1 goutte d'HE de thym ct thymol
- 1 goutte d'HE de mandravasarotra
- 1 goutte d'HE de citron

Dans un diffuseur, mettez 1 à 2 fois par jour, mais pas dans la chambre d'un jeune enfant.

En cas d'angine, prenez 1 goutte d'huile essentielle de thym à thujanol dans une cuillère à café de miel, 2 à 3 fois par jour pendant 7 jours.

> La plante et son histoire

Arbuste nain emblématique du maquis, le thym vulgaire (*Thymus vulgaris*) développe des chémotypes très différents suivant la région (il peut pousser jusqu'à 1 000 m) et le climat. Entre 1971 et 1986, 6 chémotypes ont été identifiés. Thujanol et linalol sont très doux pour la peau et les muqueuses, et ils peuvent être administrés par voie buccale, par ovule ou par suppositoire. Le thym rouge d'Espagne (*T. zygis*), est aussi riche en thymol (HE à 50 % de thymol).

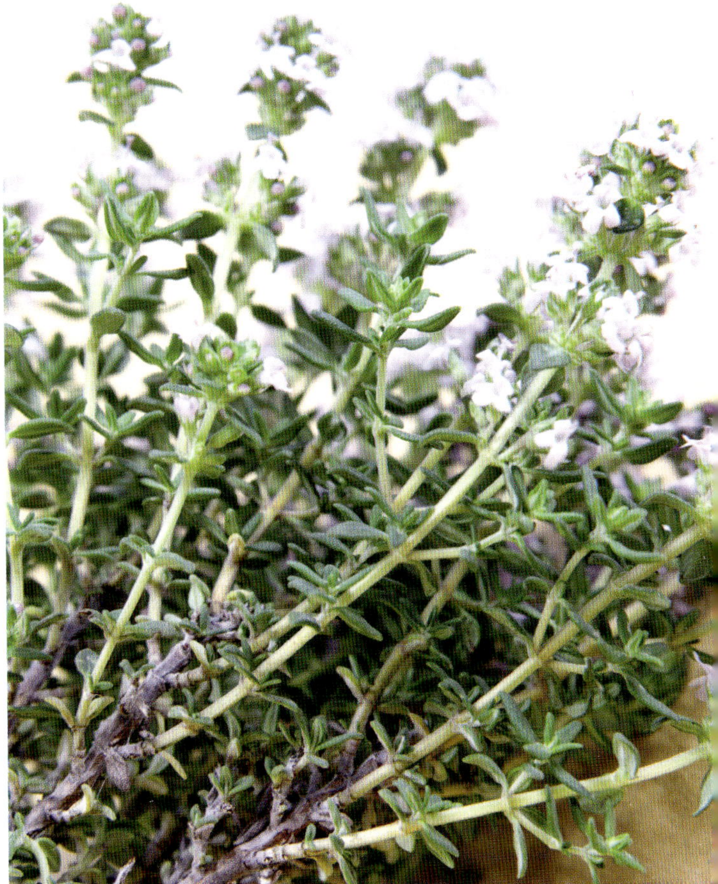

ASSOCIATIONS POSSIBLES

Avec les HE anti-infectieuses comme le tea tree (*Melaleuca alternifolia*), le mandravasarotra (*Cinnamosma fragrans*), le ravintsara (*Cinnamomum camphora* ct 1.8 cinéole), la cannelle (*Cinnamomum zeylanicum*)… qui vont agir en complémentarité avec le thym. Le thym à thujanol est intéressant à inclure pour protéger le foie.

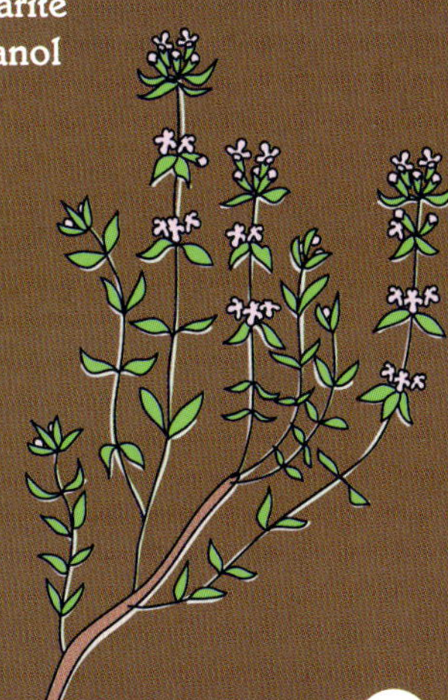

Anti-infectieuse (contre bactéries, champignons et virus)

Tonique

Immunostimulante

Ylang-Ylang

Nom latin : Cananga odorata
Famille : Annonacées
Autre nom : ilang-ilang

L'huile essentielle d'ylang-ylang a le parfum des îles : elle est capiteuse, exotique, sensuelle et aphrodisiaque. Elle régularise le système cardio-vasculaire et fait baisser la tension. C'est aussi un bon tonique pour les cheveux.

Ses vertus

• L'huile essentielle d'ylang-ylang **régularise le système cardiovasculaire et fait baisser la tension**. Elle est utile contre la tachycardie, les extrasystoles (des contractions cardiaques anormales), voire l'hypertension.

• Elle apaise et **rééquilibre les systèmes nerveux central et neurovégétatif** (ce dernier contrôlant le fonctionnement de nos organes vitaux). Au niveau psychique et émotionnel, **elle est anxiolytique, antidépressive et calmante**, et elle est recommandée contre l'insomnie, la nervosité, le stress, l'état de panique ou d'angoisse.

• C'est aussi un **aphrodisiaque féminin**, indiqué en cas de frigidité et de baisse de la libido, et c'est par ailleurs un **antispasmodique** du muscle utérin (utile pour atténuer les troubles du syndrome prémenstruel). Elle est anti-inflammatoire et antalgique, et elle est conseillée contre les spasmes et les contractures musculaires.

• **Elle tonifie la peau et le cuir chevelu** et favorise la repousse des cheveux. Régénérante de la peau, elle peut agir sur les vergetures. Elle est aussi conseillée **en cas de parasitose cutanée** (gale, teigne...).

Comment l'utiliser

> **En externe :** diluez à 10-20 % dans une huile de massage, ou appliquez pure sur la peau, notamment sur le plexus cardiaque en cas de palpitations (2-3 gouttes).

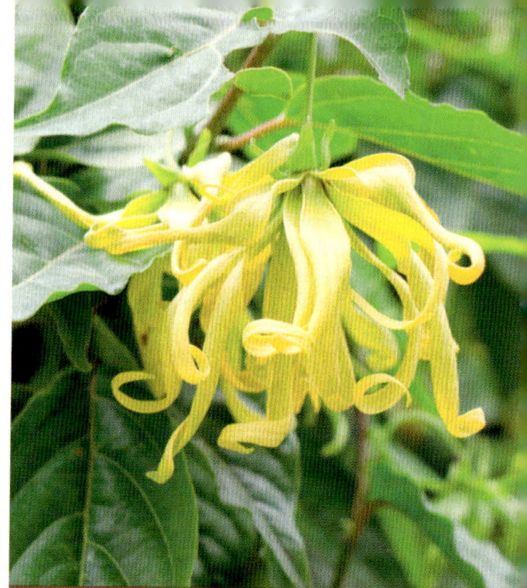

PARTIES DISTILLÉES

Les fleurs

PRINCIPES ACTIFS

Distillations fractionnées, donnant des chémotypes différents :
Extra : esters aromatiques 40 % *(benzoate de benzyle)*, **sesquiterpènes 25 %** *(germacrène D, β-caryophyllène)*, **monoterpénols 15 %** *(linalol)*, **phénols méthyl-éthers 15 %** *(para-crésol M.E.)*, **esters 10 %** *(acétate de géranyle)*, **sesquiterpénols**
3e fleur : sesquiterpènes 55 % *(β-caryophyllène 15 %, α-humulène 4 %, germacrène D 25 %, α-farnésène 10 %, δ- et γ-cadinène 5 %)*, **monoterpénols** *(linalol 4 %, farnesol 3 %)*, **esters** *(acétate de géranyle 5 %, de farnesyle 5 %)*, **esters aromatiques** *(benzoate de méthyle, de benzyle 8 %, salicylate de benzyle 3 %)*

PAYS PRODUCTEURS

Océan Indien *(Comores, La Réunion, Madagascar)*

COULEUR

Jaune clair à caramel

ODEUR

Florale, capiteuse, musquée

PRIX

€ €

Contre-indications et précautions d'emploi

Elle est déconseillée pendant la grossesse et l'allaitement. Elle peut être parfois irritante, lorsqu'elle est utilisée pure sur la peau. Usage interne sur l'avis d'un aromathérapeute.

RECETTE

Pour tonifier le cuir chevelu et favoriser la repousse des cheveux :

> 1 ml d'HE d'ylang-ylang
> 1 ml d'HE de romarin à verbénone
> Huile végétale de ricin (*Ricinus communis*) pour compléter un flacon de 60 ml

Appliquez 1 fois par jour sur cheveux mouillés. Cette formule est particulièrement efficace sur les cheveux afro.

> La plante et son histoire

Originaire d'Asie du Sud-Est, l'ylang-ylang est un arbre tropical atteignant 20 m de haut dans la nature. Sa production a été lancée en 1860 aux Philippines et, aujourd'hui, elle est principalement concentrée dans les îles de l'océan Indien (Madagascar, La Réunion et Comores). La fleur d'ylang-ylang est jaune et très odorante. En Asie, elle est connue depuis longtemps en tant que remède : elle est utilisée comme onguent pour la beauté du corps et des cheveux, et contre les maladies de peau. Elle est cueillie à maturité, et 6 huiles essentielles différentes sont distillées au fil des heures : extra-supérieure au début, extra au bout de 1 heure, puis 1ère, 2e et 3e fleur jusqu'à 3, 6 et 12 heures. Le totum (l'ensemble des molécules actives de la plante) n'est obtenu qu'en fin de distillation (20 heures).

Aphrodisiaque féminin
Régule le système cardiovasculaire
Fait baisser la tension
Tonique du cuir chevelu

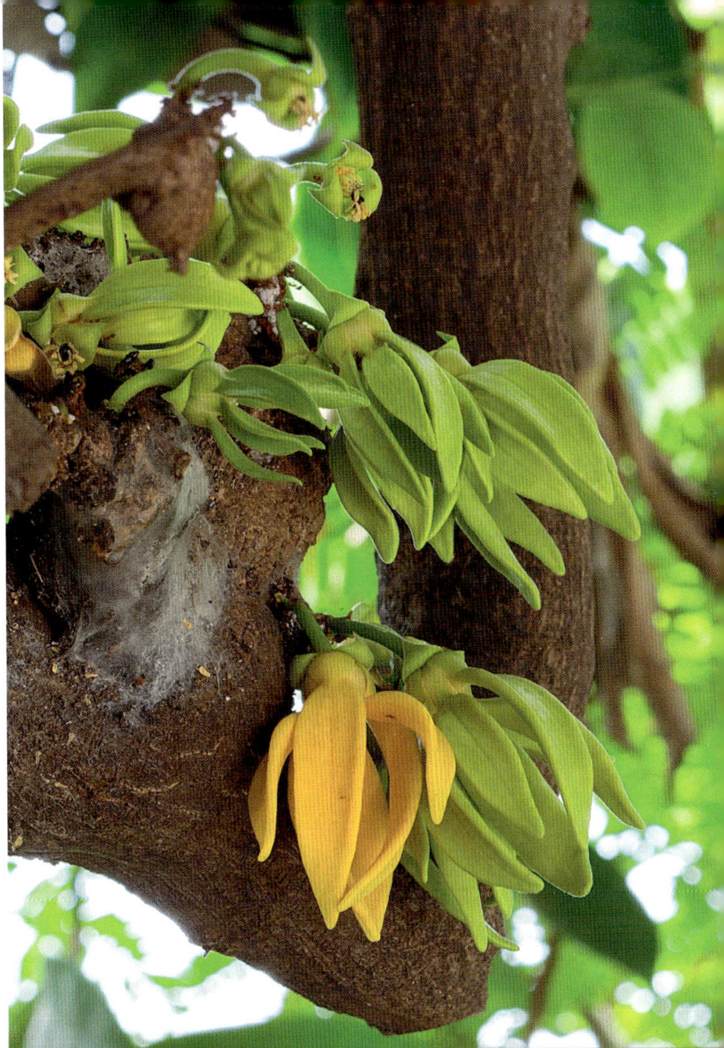

ASSOCIATIONS POSSIBLES

Pour composer une huile de massage sensuelle et apaisante, il est possible d'associer l'HE d'ylang-ylang aux HE de gingembre *(Zingiber officinale)*, de cannelle *(Cinnamomum zeylanicum)* diluée à 5-10 %, de géranium rosat *(Pelargonium x asperum)*… dans une base végétale d'huile de jojoba *(Simmondsia chinensis)*, par exemple.

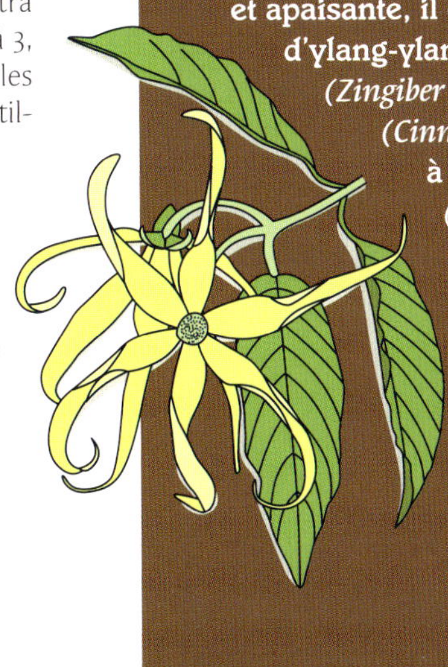

Plus de 100 autres huiles essentielles

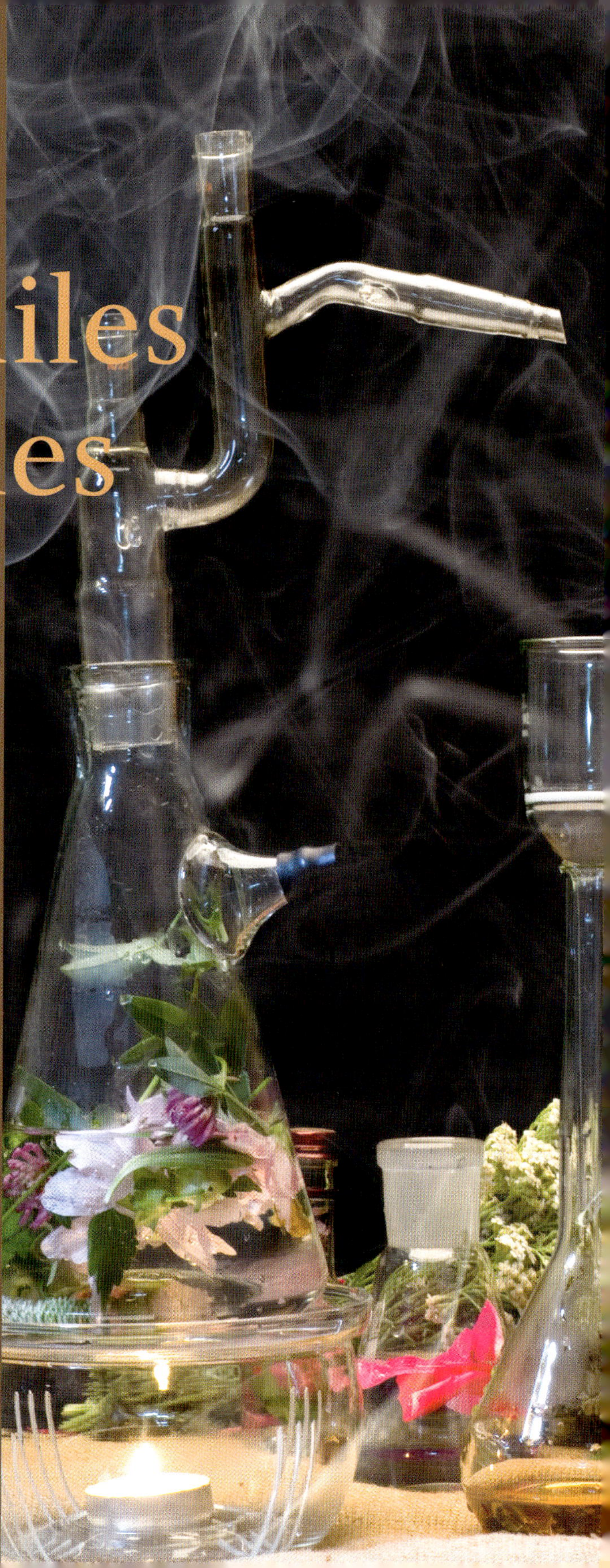

La composition chimique de ces huiles essentielles est généralement référencée auprès de fournisseurs ou, le cas échéant, extraite d'ouvrages de référence *(voir bibliographie)*.

⚠ : Ce signe indique que la toxicité de l'huile essentielle demande une précaution particulière lors de son utilisation et, de préférence, les conseils d'un aromathérapeute expérimenté. Son usage interne est déconseillé ou doit être d'une utilisation très limitée.

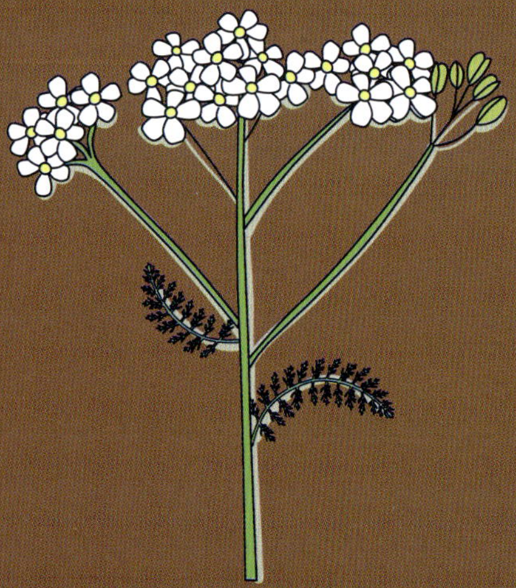

Achilée millefeuille

Achillée millefeuille

Nom latin : *Achillea millefolium*
Autres noms : millefeuille, herbe de la Saint-Jean, herbe aux coupures
Famille : Astéracées

L'huile essentielle d'achillée millefeuille est une excellente cicatrisante.

Parties distillées : les sommités fleuries
Principes actifs : monoterpènes *(β-pinène 15 %, sabinène 20 %)*, **sesquiterpènes** *(farnésène 15 %, β-caryophyllène 10 %, chamazulène 6 %)*, **oxydes** *(1.8 cinéole 3 %)*, **monoterpénones** *(artemisiacétone)*
Pays producteurs : France, Europe
Couleur : bleue
Odeur : boisée, avec une note de terre
Prix : €€€

Ses vertus

- L'huile essentielle d'achillée millefeuille est à la fois **cicatrisante, hémostatique** (elle arrête une hémorragie), astringente et vulnéraire (elle guérit les plaies).
- Elle est également **anti-inflammatoire et antispasmodique**. Elle est indiquée contre les douleurs articulaires et musculaires comme les entorses, mais également contre les névralgies et les névrites.
- Elle est conseillée **en cas de congestion ou d'infection de la prostate** chez l'homme et en cas de congestion du petit bassin chez la femme. Elle régule aussi le cycle menstruel.
- Au niveau émotionnel, elle aide à retrouver l'équilibre.

Comment l'utiliser

> **En externe :** appliquez localement, diluée à 20 % dans une huile végétale.

CONTRE-INDICATIONS ET PRÉCAUTIONS D'EMPLOI : contre-indiquée pendant la grossesse et l'allaitement, et chez les jeunes enfants.

Ail

Nom latin : *Allium sativum*
Famille : Liliacées

L'odeur forte de l'huile essentielle d'ail peut déranger. C'est pourtant un fluidifiant sanguin remarquable et elle permet de faire baisser la tension.

Parties distillées : le bulbe
Principes actifs : composés soufrés : diallyl disulfide et trisulfide
Pays producteur : Chine
Couleur : incolore
Odeur : piquante
Prix : €

Ail >

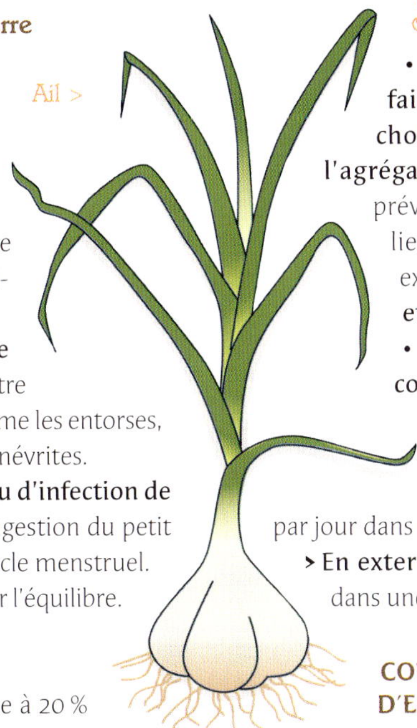

Ses vertus

- Prise en interne, l'huile essentielle d'ail **fait baisser la tension, réduit le taux de cholestérol, fluidifie le sang et diminue l'agrégation des plaquettes sanguines** (pour prévenir la formation de caillots et d'embolies, après un infarctus du myocarde par exemple). Elle est aussi **anti-bactérienne et vermifuge**.
- Appliquée en externe, elle est indiquée **contre les verrues**.

Comment l'utiliser

> **En interne :** prenez 1 goutte 2 à 3 fois par jour dans une cuillère à café d'huile d'olive.

> **En externe :** appliquez localement, diluée à 20 % dans une huile végétale, ou pure, sur une verrue.

CONTRE-INDICATIONS ET PRÉCAUTIONS D'EMPLOI : déconseillée pendant la grossesse et l'allaitement. Ne l'appliquez pas pure (sauf sur une verrue), car elle est agressive pour la peau.

Ajowan

Nom latin : Trachyspermum ammi
Famille : Apiacées

L'huile essentielle de cette plante originaire du sud de l'Inde, proche du cumin et du carvi, compte parmi celles qui sont dotées des plus puissantes vertus anti-infectieuses.

Parties distillées : les semences et les sommités
Principes actifs :
– HE des sommités : phénols *(thymol 30 %)*, monoterpènes *(γ-terpinène 40 %, para-cymène 20-25 %)*
– HE des semences : phénols *(carvacrol 40 %, thymol)*, monoterpènes
Pays producteur : Inde
Couleur : incolore
Odeur : épicée, chaude
Prix : €

Ses vertus

• L'huile essentielle d'ajowan est un **puissant antibactérien** : elle est indiquée pour les infections urinaires ou intestinales (entérocolites ou diarrhées), ou tout problème digestif.

• Elle est également **immunostimulante, tonique, antiparasitaire, antivirale et antifongique**.

Comment l'utiliser

> **En interne :** prenez 1 goutte dans une cuillère à café d'huile d'olive, 2 à 3 fois par jour pendant 7 jours.

> **En externe :** appliquez localement, diluée à 10 ou 20 % au maximum dans une huile végétale.

CONTRE-INDICATIONS ET PRÉCAUTIONS D'EMPLOI : l'huile essentielle d'ajowan est contre-indiquée pendant la grossesse et l'allaitement. Ne l'appliquez pas pure en externe, car elle est agressive pour la peau. Ne faites pas d'usage prolongé en interne (pas plus de 7 jours).

Amyris

Nom latin : Amyris balsamifera
Famille : Rutacées

L'amyris est aussi appelé « santal des Indes » ou « bois chandelle » à Haïti, car son huile essentielle est utilisée en fumigation.

Parties distillées : le bois
Principes actifs : sesquiterpénols *(cadinol 70 %, valérianol, eudésmol, élémol)*, sesquiterpènes *(zingibérène, β-sesquiphellandrène et β-bisabolène)*, traces de coumarines
Pays producteurs : Haïti, Amérique centrale
Couleur : jaune-brun
Odeur : boisée, résineuse, douce, avec une note de santal
Prix : € €

Ses vertus

• **De la famille des agrumes**, l'huile essentielle d'amyris a pourtant des propriétés un peu différentes de celles de bigaradier, d'oranger doux ou de citron… **Elle décongestionne les veines et les vaisseaux lymphatiques**, et elle est indiquée en cas de varices, d'hémorroïdes ou de congestion veineuse.

• C'est un **tonique du système cardiovasculaire et du rythme cardiaque**, qui est conseillé en cas de fatigue, mais aussi de stress.

• **En diffusion**, elle est, au contraire, plutôt **apaisante** et propice à la relaxation et à la méditation.

Comment l'utiliser

> **En externe :** pour stimuler le système cardiovasculaire, diluez dans une huile végétale à 20 % pour un massage tonique.

CONTRE-INDICATIONS ET PRÉCAUTIONS D'EMPLOI : l'huile essentielle d'amyris est déconseillée chez les jeunes enfants et pendant la grossesse et l'allaitement.

Aneth

Nom latin : *Anethum graveolens*
Famille : Apiacées

⚠

L'huile essentielle d'aneth stimule le système digestif. C'est aussi un excellent expectorant, à manier avec précaution cependant.

Parties distillées : les semences
Principes actifs : monoterpènes *(limonène 30-40 %, α-phellandrène)*, cétones *(carvone jusqu'à 40 %)*, coumarines *(ombelliférone, ombelliprénine)*
Pays producteurs : pays méditerranéens
Couleur : incolore
Odeur : très anisée, aromatique
Prix : €€

Ses vertus

• L'huile essentielle d'aneth est expectorante et fluidifie les sécrétions bronchiques, elle est donc conseillée **contre les bronchites et les encombrements pulmonaires**. Elle traite également les ronflements, en association avec l'huile végétale de cumin noir (*Nigella sativa*).

• Sur le plan digestif, **elle stimule les fonctions du foie** : elle favorise la sécrétion de bile (action cholérétique) par le foie et l'évacuation des voies biliaires (action cholagogue). Elle agit aussi sur **l'aérophagie ou les lourdeurs après les repas**.

• Elle fluidifie le sang et se révèle sensiblement anticoagulante, **favorisant ainsi la circulation sanguine**.

Comment l'utiliser

› **En interne :** prenez 1 goutte dans une cuillère à café d'huile d'olive ou de cumin noir (*Nigella sativa*), 2 fois par jour pendant 7 jours au maximum.

› **En externe :** diluez à 20 % dans une huile végétale pour une application locale, par exemple sur la zone du foie.

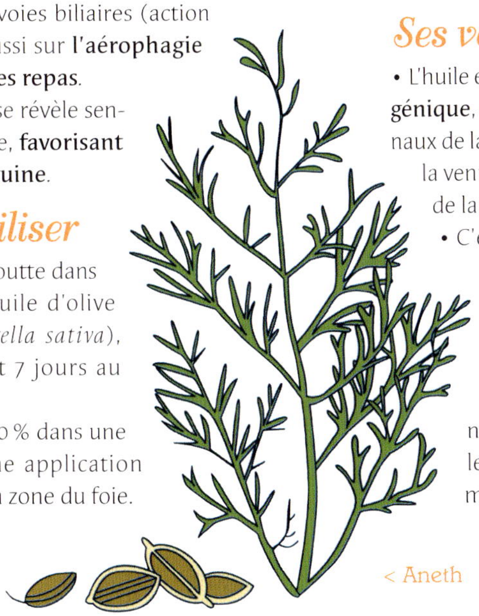

< Aneth

CONTRE-INDICATIONS ET PRÉCAUTIONS D'EMPLOI : l'huile essentielle d'aneth est neurotoxique et abortive à fortes doses. N'en faites pas d'usage prolongé. Elle est interdite aux femmes enceintes et allaitantes, ainsi qu'aux jeunes enfants.

Anis étoilé

Nom latin : *Illicium verum*
Autre nom : badiane
Famille : Schisandracées

⚠

L'huile essentielle d'anis étoilé, ou badiane, possède un effet « œstrogénique », (elle simule l'action des hormones féminines). Elle est aussi antispasmodique.

Parties distillées : les semences
Principes actifs : aldéhydes, monoterpènes *(limonène)*, phénol méthyl-éthers *(trans-anéthole 90 %, chavicol méthyl-éther)*
Pays producteur : Chine
Couleur : incolore
Odeur : anisée
Prix : €€

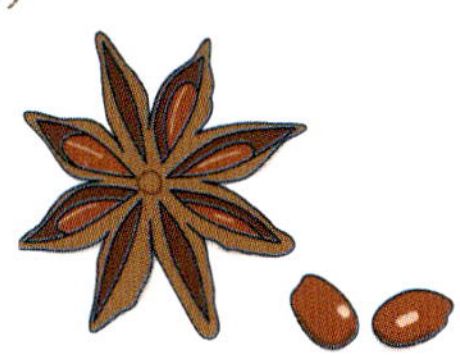

Anis étoilé >

Ses vertus

• L'huile essentielle d'anis étoilé **possède un pouvoir œstrogénique**, utile pour soulager les petits dérèglements hormonaux de la femme et les maux de la ménopause. Elle favorise la venue des règles (elle est emménagogue) et la montée de lait (elle est galactogène).

• C'est un **antispasmodique puissant**, même stupéfiant à fortes doses. Elle régularise le système nerveux, le cycle menstruel, le rythme cardiaque et la respiration. Par ailleurs, elle est conseillée **en cas d'asthme**.

• Elle est carminative (elle réduit les gaz intestinaux) et **facilite la digestion**, et elle est active contre les entérocolites (inflammations de l'intestin) et le météorisme (ventre gonflé).

Cardamome

Nom latin : Elettaria cardamomum
Famille : Zingibéracées

L'huile essentielle de cardamone est un excellent stimulant de la digestion.

Parties distillées : les semences
Principes actifs : esters *(acétates de terpényle [35 %] et de linalyle)*, **monoterpènes** *(sabinène)*, **monoterpénols** *(linalol 5 %, α-terpinéol...)*, **oxydes** *(1.8 cinéole 30-35 %)*
Pays producteurs : Inde et Sri Lanka, Amérique centrale
Couleur : jaune clair
Odeur : chaude, épicée, avec des notes de camphre et de citron
Prix : € €

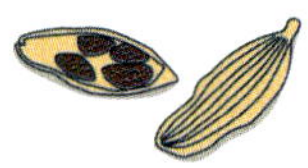

Ses vertus

• L'huile essentielle de cardamome est un **tonique digestif**. Elle est antispasmodique et carminative (contre les gaz intestinaux) et elle facilite la digestion. Elle est indiquée en cas de colites, de lourdeurs digestives avec ballonnements ou d'ulcères. Elle est également vermifuge et antivirale, et a une action contre les fermentations intestinales.
• Elle est expectorante et fluidifie les bronches, et elle est particulièrement conseillée en cas de **catarrhes** (inflammations des muqueuses accompagnées de sécrétions excessives).
• En application locale, elle se révèle **antalgique et anti-inflammatoire**. Elle est recommandée contre les spasmes urinaires, gynécologiques ou intestinaux, ou encore contre les cystites.
• Enfin, **elle est calmante sur le plan nerveux**.

Comment l'utiliser

> **En interne :** prenez 1 à 2 gouttes dans une cuillère à café de miel, d'huile d'olive ou de purée de sésame, ou sur un comprimé d'acérola, 2 fois par jour pendant 7 jours.

> **En externe :** appliquez localement sur la peau, de préférence diluée à 20 % dans une huile végétale d'amande douce (*Prunus dulcis*) par exemple. Appliquez sur le torse et le dos en cas de bronchite.

CONTRE-INDICATIONS ET PRÉCAUTIONS D'EMPLOI : aucune contre-indication connue, mais à éviter pendant les 3 premiers mois de la grossesse.

Carotte

Nom latin : Daucus carota
Famille : Apiacées

L'huile essentielle de carotte est un excellent draineur et régénère le foie et la vésicule biliaire.

Parties distillées : les semences
Principes actifs : sesquiterpénols *(carotol 30 à 40 %)*, **sesquiterpènes** *(β-bisabolène 6 %, β-caryophyllène)*, **monoterpénols, monoterpènes** *(α- et β-pinène 10 %, sabinène 6 %)*
Pays producteurs : Europe, Inde
Couleur : jaune pâle à ambré
Odeur : épicée, terreuse
Prix : €

Ses vertus

• L'huile essentielle de carotte est conseillée en cas d'insuffisance hépatique et biliaire. Elle contribue à régénérer les tissus du pancréas, des reins et du foie, suite à une infection. C'est aussi un draineur des voies urinaires et biliaires. Elle fait baisser le **taux de cholestérol** et peut même être indiquée **en cas d'hépatite**.
• C'est un **stimulant de l'activité des cellules et un tonique général**, y compris au niveau émotionnel.
• Intéressante au niveau dermatologique, elle est conseillée en cas d'acné, d'eczéma ou de furoncle, mais surtout pour régénérer la peau en cas de tâches de vieillesse ou de rides.

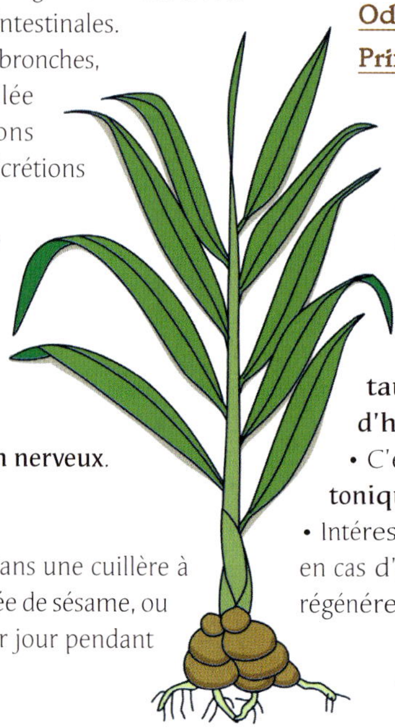

< Cardamome

Comment l'utiliser

> En interne : prenez 1 à 2 gouttes dans une cuillère à café de miel, d'huile d'olive ou de purée de sésame, ou sur un comprimé d'acérola, 2 fois par jour pendant 7 jours.

> En externe : de préférence diluée à 20 % dans une huile végétale, appliquez localement sur la peau, sur la zone du foie par exemple.

CONTRE-INDICATIONS ET PRÉCAUTIONS D'EMPLOI : aucune contre-indication connue, mais à éviter pendant les 3 premiers mois de la grossesse.

Carvi

Nom latin : Carum carvi
Famille : Apiacées

L'huile essentielle de carvi est digestive et carminative (elle favorise l'expulsion des gaz intestinaux). Elle fluidifie également les sécrétions en cas de bronchite aiguë. Mais attention à ne pas dépasser les doses conseillées.

Parties distillées : les semences
Principes actifs : monoterpènes *(limonène jusqu'à 40 %)*, **cétones** *(carvone 50-60 %)*, **monoterpénols** *(cis-carvéol)*, **coumarines**
Pays producteurs : Europe
Couleur : jaune clair
Odeur : anisée, épicée
Prix : €

Ses vertus

• L'huile essentielle de carvi est un **stimulant digestif**, utile en cas de ballonnements, de dyspepsie (inconfort digestif après les repas). Elle a une action cholagogue et cholérétique sur le foie (elle favorise la sécrétion de bile et aide à son évacuation dans l'intestin). Elle agit également sur les **fermentations intestinales**.
• Elle stimule aussi la **lactation** (effet galactogène).
• Elle aide enfin à l'expectoration des sécrétions, **en cas d'encombrement des bronches**.

Comment l'utiliser

> En interne : prenez 1 goutte dans une cuillère à café de miel, d'huile d'olive ou de purée de sésame, ou sur un comprimé d'acérola, 2 fois par jour pendant 3 jours au maximum.

> En externe : de préférence diluée à 20 % dans une huile végétale, appliquez localement sur la peau, sur la zone du foie par exemple.

CONTRE-INDICATIONS ET PRÉCAUTIONS D'EMPLOI : contre-indiquée aux femmes enceintes et aux jeunes enfants. Elle est fortement neurotoxique et abortive. Ne dépassez surtout pas la dose conseillée.

Cataire citronnée

Nom latin : Nepeta cataria var. *citriodora*
Famille : Lamiacées

La cataire citronnée est peu connue. Elle donne pourtant une huile essentielle aux vertus puissamment anxiolytiques.

Parties distillées : les sommités fleuries
Principes actifs : monoterpénols *(géraniol 30 %, nérol 30 %, citronnellol)*, **aldéhydes** *(citrals 10 %)*, **esters**
Pays producteur : France
Couleur : incolore
Odeur : florale, citronnée, légèrement acide
Prix : €

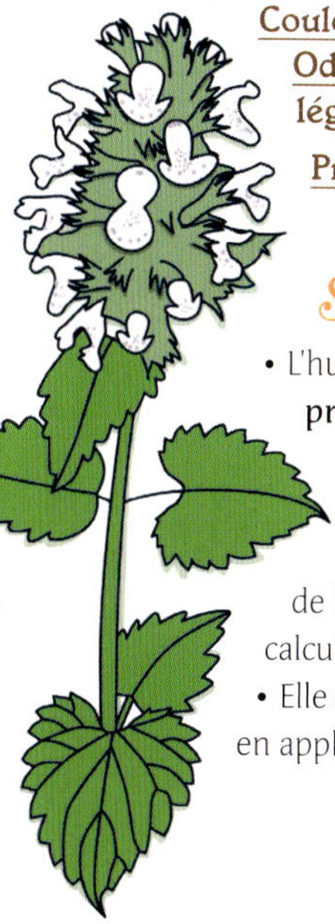
Cataire citronnée >

Ses vertus

• L'huile essentielle de cataire citronnée a des **propriétés calmantes** très efficaces, et est même conseillée en cas de dépression nerveuse.
• Elle a une **action anti-inflammatoire** en application locale, mais il est préférable de la diluer. Elle agirait aussi légèrement sur les calculs biliaires.
• Elle est antivirale et est indiquée **contre l'herpès**, en application locale.

Hélichryse femelle

Nom latin : Helichrysum gymnocephalum
Famille : Astéracées

Cette hélichryse de Madagascar est aussi appelée « hélichryse à capitules nus » ou « rambiazana » en malgache. Son huile essentielle est spécifique des affections des voies respiratoires.

Parties distillées : les parties aériennes
Principes actifs : oxydes (*1.8 cinéole 65 %*), monoterpènes (*α- et β-pinènes 3 %, γ-terpinène...*), monoterpénols (*terpinène 4-ol 3 %...*), sesquiterpènes, sesquiterpénols, aldéhydes
Pays producteur : Madagascar
Couleur : incolore à vert-jaune
Odeur : fraîche, herbacée, aromatique
Prix : € €

Ses vertus

• L'huile essentielle d'hélichryse femelle a une **action décongestionnante des voies respiratoires** : mucolytique (elle décongestionne les voies respiratoires) et expectorante, elle est indiquée pour les bronchites – même asthmatiformes, c'est-à-dire qui ressemblent à de l'asthme –, les sinusites, les rhumes, les rhinites allergiques ou infectieuses et les pharyngites.

Comment l'utiliser

> **En externe :** de préférence diluée à 20 % dans une huile végétale, appliquez sur la poitrine et le dos, 2 fois par jour pendant 7 jours. Bien tolérée, elle peut être appliquée pure sur les poignets, en prévention en période d'épidémie, par exemple en synergie avec l'HE de saro ou mandravasarotra (*Cinnamosma fragrans*).

CONTRE-INDICATIONS ET PRÉCAUTIONS D'EMPLOI : aucune contre-indication connue, mais à éviter pendant les 3 premiers mois de grossesse.

Hélichryse mâle

Nom latin : Helichrysum bracteiferum
Famille : Astéracées

Voici une autre hélichryse de Madagascar, qui agit non seulement sur la sphère ORL, mais aussi sur les troubles circulatoires.

Parties distillées : les parties aériennes
Principes actifs : oxydes (*1.8 cinéole 20 %*), monoterpènes (*α- et β-pinènes 15 %, limonène 3 %, sabinène, γ-terpinène...*), monoterpénols (*terpinène-4-ol, linalol...*), sesquiterpènes (*β-caryophyllène 9 %, α-humulène 12 %, germacrène D 3 %*), sesquiterpénols, aldéhydes
Pays producteur : Madagascar
Couleur : incolore à jaune pâle
Odeur : amère, verte, balsamique
Prix : € €

Ses vertus

• L'huile essentielle d'hélichryse mâle est **un anti-infectieux et un anti-inflammatoire des voies respiratoires**. Elle agit contre les toux sèches et persistantes, les allergies respiratoires, les bronchites et les bronchiolites. On peut l'utiliser aussi pour une **gingivite**.
• Elle est également antivirale, notamment **contre l'herpès**.
• Au niveau circulatoire, pure ou diluée dans l'huile de tamanu (*Calophyllum inophyllum*), elle est utile **contre les problèmes veineux, les varices, les ulcères et les hématomes**. En cela, elle est comparable à l'hélichryse italienne.
• Elle est également utilisée traditionnellement comme anti-inflammatoire **contre les douleurs et les troubles menstruels, ou le goitre**.

Comment l'utiliser

> **En externe :** de préférence diluée à 20 % dans une huile végétale, appliquez sur la poitrine et le dos, 2 fois par jour pendant 7 jours. En cas de toux persistante, mettez 1 goutte pure sur le palais. Pour les jeunes enfants, appliquez 1 goutte sur la voûte plantaire, 1 fois par jour. Il est également possible de la diffuser.

CONTRE-INDICATIONS ET PRÉCAUTIONS D'EMPLOI : aucune contre-indication connue, mais à éviter pendant les 3 premiers mois de grossesse.

Hysope couchée

Nom latin : *Hyssopus officinalis* var. *decumbens*
Autre nom : Hysope décombante
Famille : Lamiacées

L'huile essentielle d'hysope couchée est une variété qui contient moins de cétones que celle d'hysope officinale, qui n'est pas en vente libre, compte tenu de sa toxicité. C'est un anti-asthmatique et un expectorant de premier plan.

Parties distillées : les sommités fleuries
Principes actifs : oxydes *(1.8 cinéole, trans-linalol-oxyde 55 %)*, **monoterpènes** *(α- et β-pinènes, limonène, myrcène, cis-β-ocimène, camphène...)*, **esters** *(acétates de géranyle, de lavandulyle, de linalyle...)*, **monoterpénols** *(linalol...)*, **sesquiterpènes** *(β-caryophyllène)*, **sesquiterpénols, cétones**
Pays producteurs : Europe (France, Espagne...)
Couleur : incolore à jaune pâle
Odeur : agréable et fraîche, cinéolée (eucalyptol)
Prix : €€

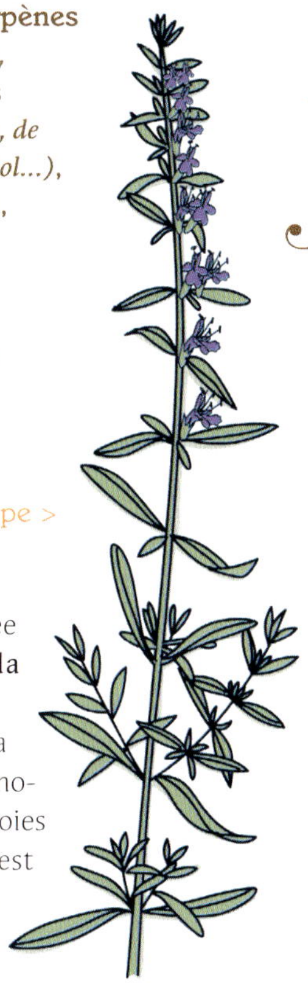

Hysope >

Ses vertus

• L'huile essentielle d'hysope couchée est **un remède de l'asthme et de la bronchite asthmatiforme** (qui s'apparente à de l'asthme), ou même de la bronchiolite, de la sinusite et de la rhinopharyngite. Elle décongestionne les voies respiratoires et est expectorante. C'est aussi un antiviral et un antibactérien puissant.

• Elle est également anti-inflammatoire et peut être appliquée en onction le long de la colonne vertébrale **en cas de mal de dos**.

• Sur le plan psychique, c'est un tonique qui **stimule le système nerveux central** et aide à lutter contre les angoisses et la dépression. Enfin, elle facilite la **clarté d'esprit**.

Comment l'utiliser

› **En externe :** de préférence diluée à 20 % dans une huile végétale, appliquez sur la poitrine et le dos, 2 fois par jour pendant 7 jours. Pour les jeunes enfants, appliquez 1 goutte sur la voûte plantaire, 1 fois par jour. Il est également possible de la diffuser ou de la respirer en olfaction.

CONTRE-INDICATIONS ET PRÉCAUTIONS D'EMPLOI : l'huile essentielle d'hysope couchée ne présente pas la toxicité de l'hysope officinale. Cette dernière n'est d'ailleurs pas en vente libre, compte tenu de sa teneur élevée en cétones (thujone, isopinocamphone). L'HE d'hysope couchée est toutefois à éviter chez les femmes enceintes ou allaitantes, et à utiliser avec prudence chez les jeunes enfants.

Hysope à cinéole

Nom latin : *Hyssopus aristatus*
Autre nom : hysope aristée, hysope des rocailles
Famille : Lamiacées

L'hysope à cinéole est une variété qui pousse en Espagne. Elle ne présente pas la toxicité de l'hysope officinale et contient peu de cétones.

Parties distillées : les sommités fleuries
Principes actifs : oxydes *(1.8 cinéole 50 %)*, **monoterpènes** *(α- et β-pinènes 15 %, limonène, myrcène, trans-β-ocimène...)*, **monoterpénols, sesquiterpènes, cétones** *(pinocarvone 3 %)*
Pays producteurs : Europe *(France, Espagne...)*
Couleur : incolore à jaune pâle
Odeur : agréable et fraîche, cinéolée *(eucalyptol)*
Prix : €€

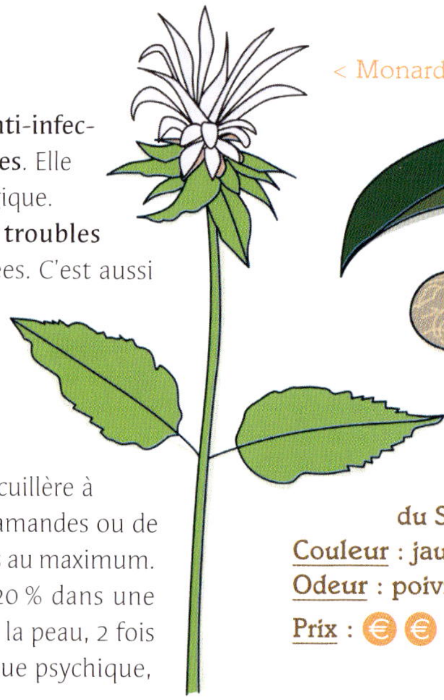

< Monarde

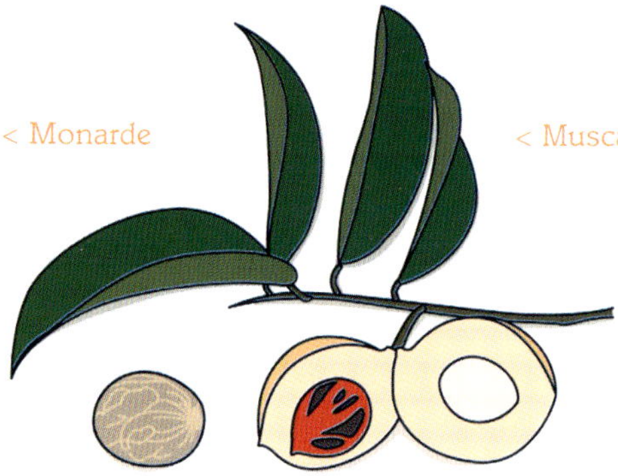

< Muscade

Ses vertus

• L'huile essentielle de monarde est un **anti-infectieux des voies respiratoires et génitales**. Elle est antivirale, antibactérienne et antifongique.

• Elle est également indiquée pour **les troubles digestifs** : gaz, ballonnements ou nausées. C'est aussi un **stimulant du foie et du pancréas**, ainsi qu'un **tonique général, du système nerveux et de l'utérus**.

Comment l'utiliser

> **En interne :** prenez 1 goutte dans une cuillère à café d'huile d'olive, de miel, de purée d'amandes ou de sésame, 2 à 3 fois par jour pendant 7 jours au maximum.

> **En externe :** de préférence diluée à 20 % dans une huile végétale, appliquez localement sur la peau, 2 fois par jour pendant 7 jours. Comme tonique psychique, mettez 1 goutte pure à la base du crâne.

CONTRE-INDICATIONS ET PRÉCAUTIONS D'EMPLOI : aucune contre-indication connue, mais à éviter pendant les 3 premiers mois de la grossesse.

Muscade

Nom latin : Myristica fragrans
Famille : Myristicacées

⚠

La noix de muscade, épice bien connue, est produite par le muscadier, un bel arbre originaire de l'archipel des Moluques. L'huile essentielle de muscade est un antalgique efficace et un antiseptique intestinal. Mais elle est toxique à dose trop élevée.

Parties distillées : le fruit (noix) et l'enveloppe (macis)
Principes actifs :
– HE du fruit (noix) : phénols méthyl-éthers *(myristicine 2 %)*, **éther-oxydes** *(safrole 1 %)*, **monoterpènes** *(α-pinène 15 %, β-pinène 10 %, sabinène 20 %, α-terpinène 5 %, γ-terpinène 10 %, limonène 5 %...)*, **monoterpénols** *(terpinène-1-ol-4 10 %)*, **éthers** *(méthyl eugénol)*
– HE de l'enveloppe (macis) : un peu moins chargée en myristicine
Pays producteurs : Asie du Sud-Est, Sri Lanka
Couleur : jaune
Odeur : poivrée, boisée
Prix : € €

Ses vertus

• **Analgésique et antalgique**, l'huile essentielle de noix de muscade combat efficacement les douleurs musculaires, dentaires et articulaires, en usage externe. Sur la **sphère digestive, elle agit comme stimulant, anti-infectieux et antiparasitaire.**

• Neurotonique, c'est **un stimulant général et un tonique sexuel**, mais il ne faut surtout pas, compte tenu de sa toxicité, dépasser la dose de 6 gouttes par jour.

• Par son effet **tonique de l'utérus**, elle fait venir les règles et peut faciliter l'accouchement en fin de grossesse, sous contrôle médical.

Comment l'utiliser

> **En interne :** prenez 1 goutte dans une cuillère à café d'huile d'olive, de miel, de purée d'amandes ou de sésame, 1 fois par jour pendant 3 jours au maximum.

> **En externe :** de préférence diluée à 20 % dans une huile végétale, appliquez localement sur la peau, 1 à 2 fois par jour pendant 3 jours au maximum.

CONTRE-INDICATIONS ET PRÉCAUTIONS D'EMPLOI : contre-indiquée chez la femme enceinte ou allaitante, les jeunes enfants, les nourrissons et les épileptiques. Elle est abortive et neurotoxique, et même hallucinante, au-delà de 6 gouttes par jour. Prenez-la sur les conseils d'un aromathérapeute.

Myrrhe

Nom latin : Commiphora myrrha ou *C. molmol, et Commiphora erythraea*
Famille : Burséracées

La myrrhe est la résine aromatique produite par deux petits arbres, l'un natif des régions sèches et rocailleuses d'Afrique de l'Est, et l'autre de la péninsule Arabique. L'huile essentielle de myrrhe est anti-infectieuse, antiparasitaire et cicatrisante. C'est aussi un calmant profond.

Parties distillées : la résine
Principes actifs : sesquiterpènes *(furanoeudesma-1,3-diène 35 %, δ- et β-élémènes, curzérène 25 à 40 %, lindestrène 10 %...)*, **monoterpénols** *(α- et β-élémols)*, **oxydes sesquiterpéniques** *(5 %)*
Pays producteurs : pourtour méditerranéen
Couleur : brun-jaune ambré
Odeur : douce, boisée
Prix : €

Ses vertus

• L'huile essentielle de myrrhe est **un anti-infectieux intestinal, un vermifuge et un antiviral** (à utiliser contre diarrhées, gastro-entérites, hépatites ou dysenteries).

• Elle est indiquée **contre les gingivites et les stomatites** (inflammations de la muqueuse buccale). C'est aussi **un anti-inflammatoire et un immunostimulant**.

• Au niveau dermatologique, **son action cicatrisante et antiseptique** peut être mise à profit sur les plaies, les abcès, l'eczéma, le psoriasis, les ulcères...

• Par ailleurs, elle régule et **modère le système endocrinien**, en cas d'hyperthyroïdie ou d'excitation sexuelle (elle est anaphrodisiaque).

• Au niveau émotionnel et psychique, elle est profondément apaisante **contre le stress ou l'angoisse**. Elle peut être conseillée **en cas d'énurésie** (pipi au lit). Comme elle fait partie des plantes dites « sacrées », **elle est propice à la méditation**, en inhalation.

Comment l'utiliser

> **En interne :** prenez 1 goutte dans une cuillère à café d'huile d'olive, de miel, de purée d'amandes ou de sésame, 2 fois par jour pendant 7 jours.

> **En externe :** de préférence diluée à 20 % dans une huile végétale, appliquez localement sur la peau, 2 fois par jour pendant 7 jours. Utilisez en olfaction ou en inhalation pour ses effets psychique et méditatif.

CONTRE-INDICATIONS ET PRÉCAUTIONS D'EMPLOI : risques d'allergies cutanées : faites un test préalable au pli du coude.

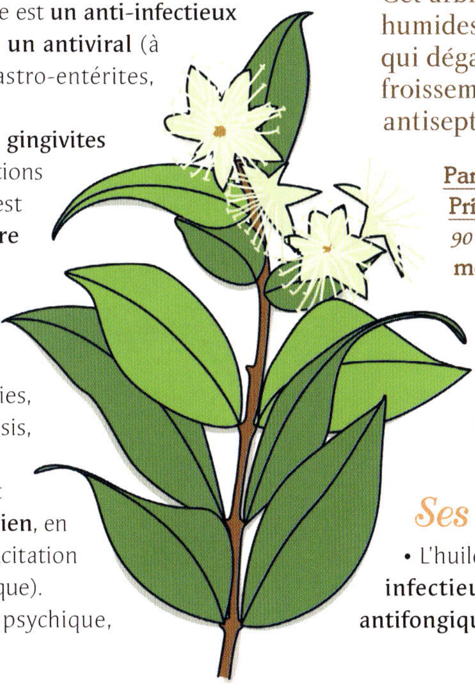

Myrte citronné ∨

Myrte citronné

Nom latin : Backhousia citriodora
Famille : Myrtacées

Cet arbre est originaire des forêts tempérées humides de l'est de l'Australie. De ses feuilles, qui dégagent une forte odeur de citron au froissement, on extrait une huile essentielle antiseptique, au parfum très marqué.

Parties distillées : les feuilles
Principes actifs : monoterpénals *(citrals 90 % : géranial 50 % et néral 40 %, isocitral)*, **monoterpènes, monoterpénols** *(géraniol, linalol)*, **sesquiterpènes** *(faibles)*
Pays producteur : Australie
Couleur : jaune clair
Odeur : douce, citronnée
Prix : €

Ses vertus

• L'huile essentielle de myrte citronné est **un anti-infectieux, un antibactérien, un antiviral et un antifongique**. Elle est utilisée en particulier **contre les**

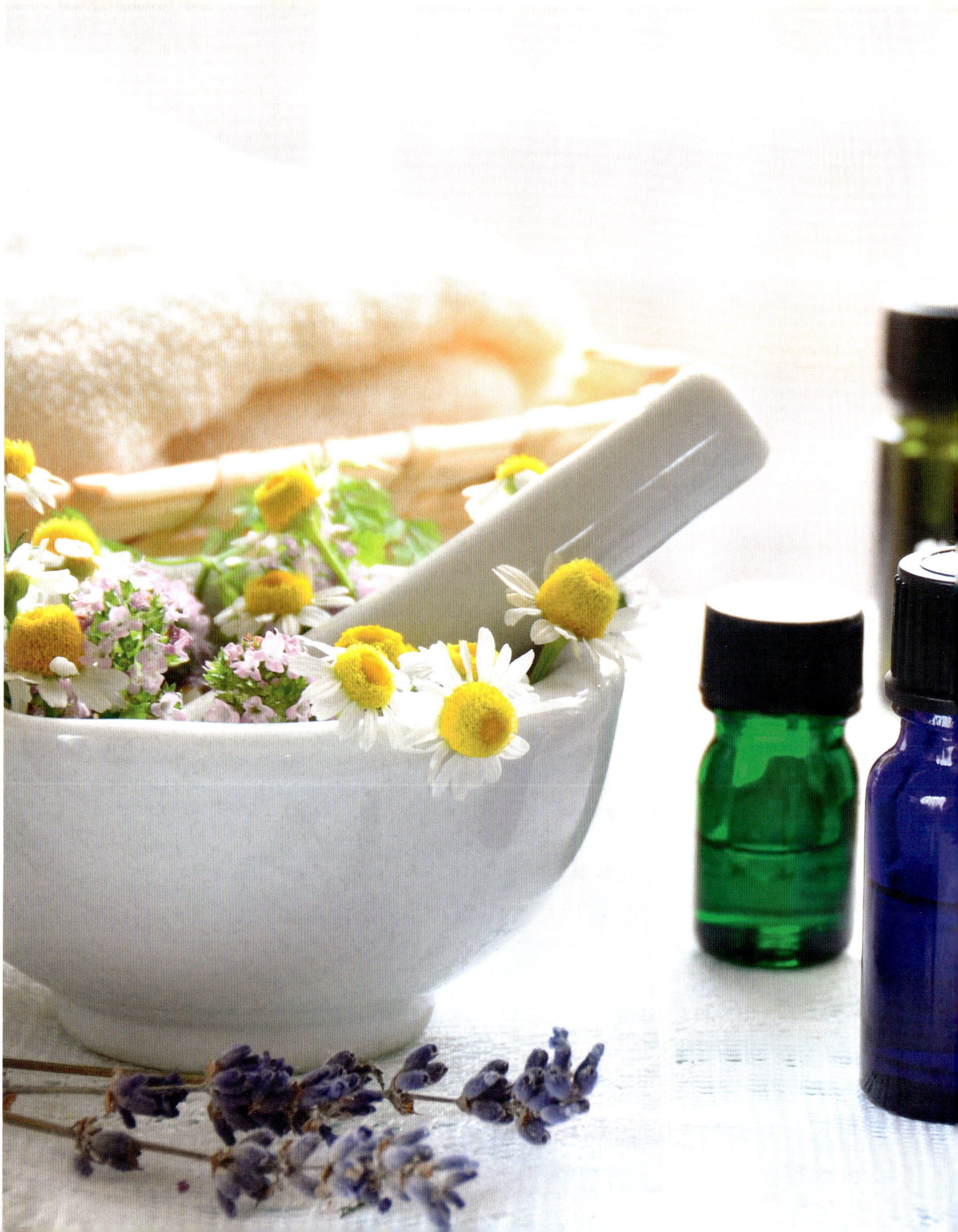

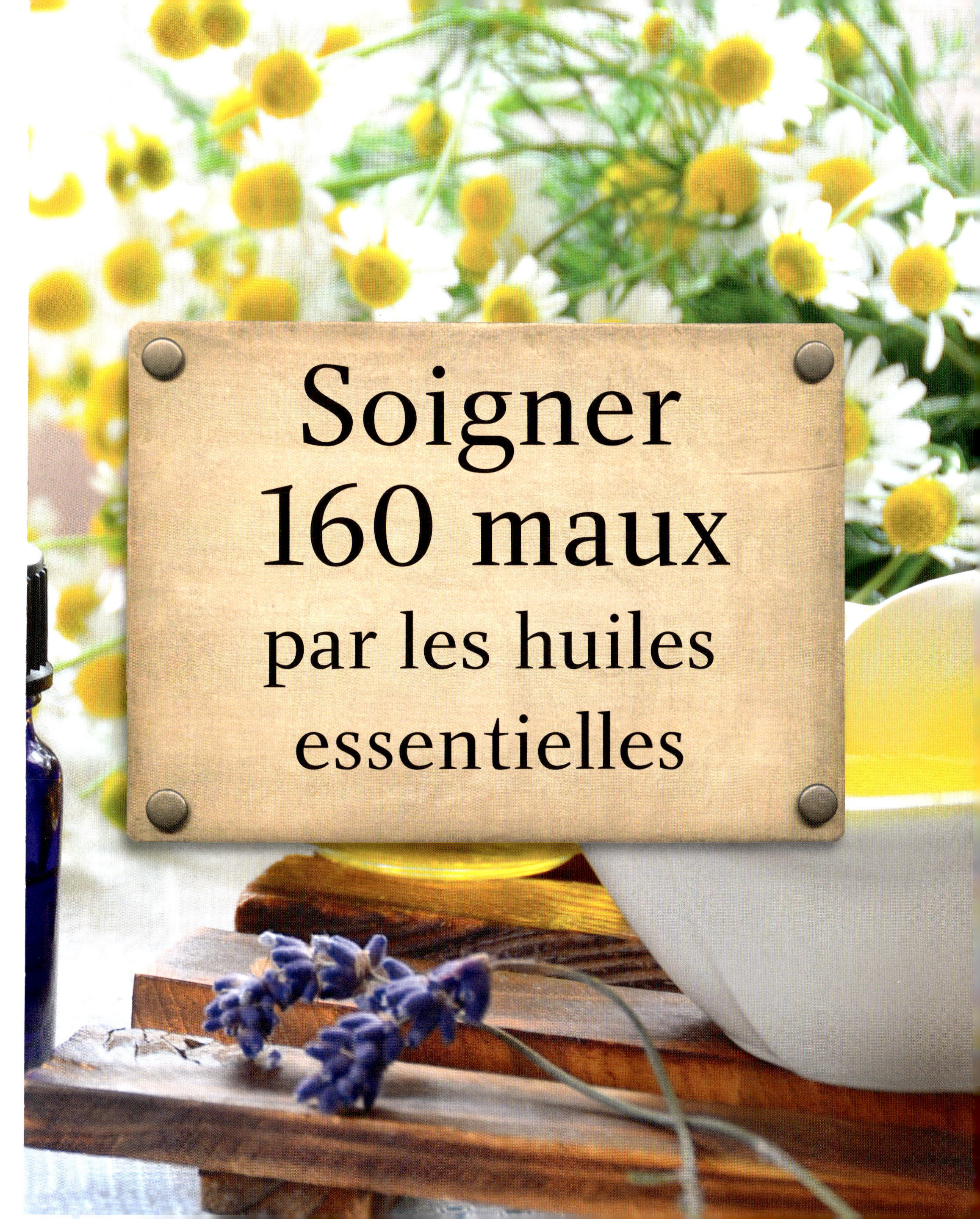
Soigner
160 maux
par les huiles
essentielles

Coupures

(> Voir aussi Plaies)

La coupure est une petite incision de la peau sans gravité, mais occasionnant généralement un saignement. Elle peut se produire dans la vie quotidienne avec tout objet tranchant, y compris une banale feuille de papier, ou en cas de chute accidentelle. Les couches de la peau (épiderme, derme et hypoderme) peuvent être lésées et, lorsque de petits nerfs sont touchés, une coupure, même petite, peut être ressentie comme douloureuse. Pour éviter la pénétration de bactéries, l'utilisation d'un antiseptique est recommandée.

LA RECETTE

Pour stopper le saignement

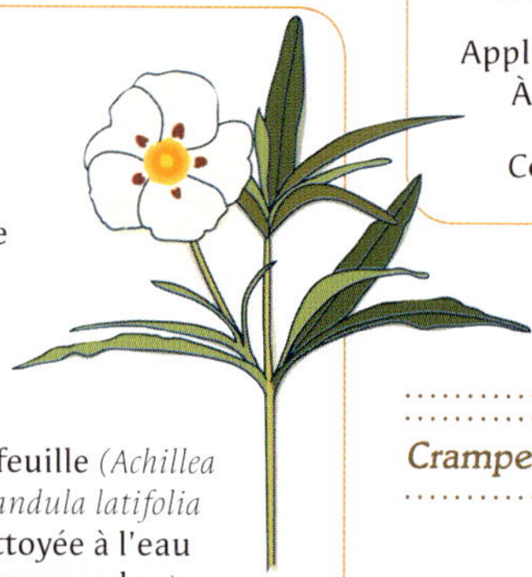

> Appliquez localement 1 goutte d'huile essentielle de ciste ladanifère *(Cistus ladaniferus)*.

Pour désinfecter et favoriser la cicatrisation de la plaie

> Appliquez 1 goutte d'achillée millefeuille *(Achillea millefolium)* **ou de lavande aspic** *(Lavandula latifolia spica)* **sur la plaie, préalablement nettoyée à l'eau et au savon. À renouveler 3 fois par jour pendant plusieurs jours.**

Coût : € (lavande aspic) à €€ (ciste ladanifère)

Courbatures

La coubature consiste en la contraction involontaire d'un muscle, brutale, intense et douloureuse. Généralement, elle survient avec la pratique d'un sport après un manque d'échauffement et de préparation et est due à une mauvaise irrigation sanguine du muscle. Elle peut aussi avoir pour cause une production excessive d'acide lactique. Plus rarement, les courbatures peuvent avoir une origine plus sérieuse, en cas de maladie neurologique comme celle de Charcot – lorsqu'il y a atteinte de la moelle épinière – ou de diabète, d'alcoolisme... Elle peut aussi résulter d'une artérite des membres inférieurs (complication possible d'un diabète de type 2) ou d'un déficit de sels minéraux (potassium, sodium ou calcium).

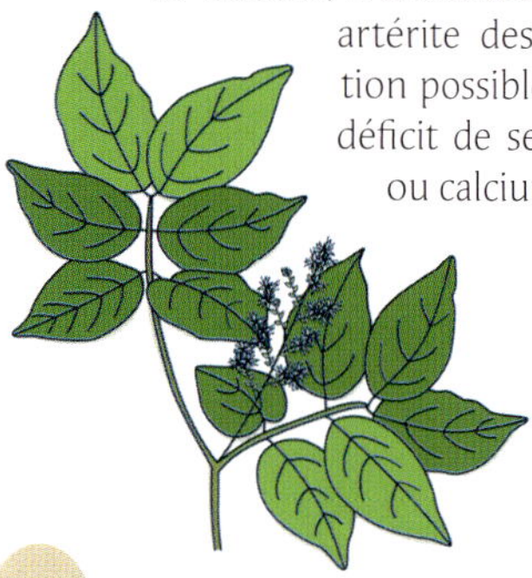

LA RECETTE

Pour soulager les courbatures banales

> En externe, mélangez dans un flacon de 15 ml :

- 1 ml d'HE d'eucalyptus citronné *(Eucalyptus citriodora)*
- 1 ml d'HE de gaulthérie odorante *(Gaultheria fragrantissima)*
- 1 ml d'HE de katrafay *(Cedrelopsis grevei)*
- 1 ml d'HE copahier *(Copaifera officinalis)*
- 1 ml d'HE de romarin à camphre (*Rosmarinus officinalis* ct camphre)
- HV d'arnica *(Arnica montana)* qsp 15 ml

Appliquez 2 fois par jour pendant 7 jours. À renouveler si besoin.

Coût : €

Crampes d'estomac (> voir Spasmes digestifs)

Crampes musculaires (> voir Courbatures)

Crevasses des seins (allaitement)

Les crevasses des seins sont des petites fissurations des mamelons, accompagnées de douleurs intenses pendant la tétée, généralement dues à une mauvaise position du bébé au sein.

LA RECETTE

Adoucissante, pour atténuer les symptômes

> Appliquez localement de l'huile de rose musquée du Chili *(Rosa rubiginosa)*, **2 fois par jour, ou de l'huile de calendula ou du baume au souci** *(Calendula officinalis)*.

Coût : € (souci) ou €€ (rose musquée du Chili)

Crohn (> voir Maladie de Crohn)

Croûtes de lait (nourrissons)

La croûte de lait est une affection cutanée, caractérisée par l'apparition de taches rouges recouvertes de squames jaunâtres et grasses, localisées sur le cuir chevelu et le visage

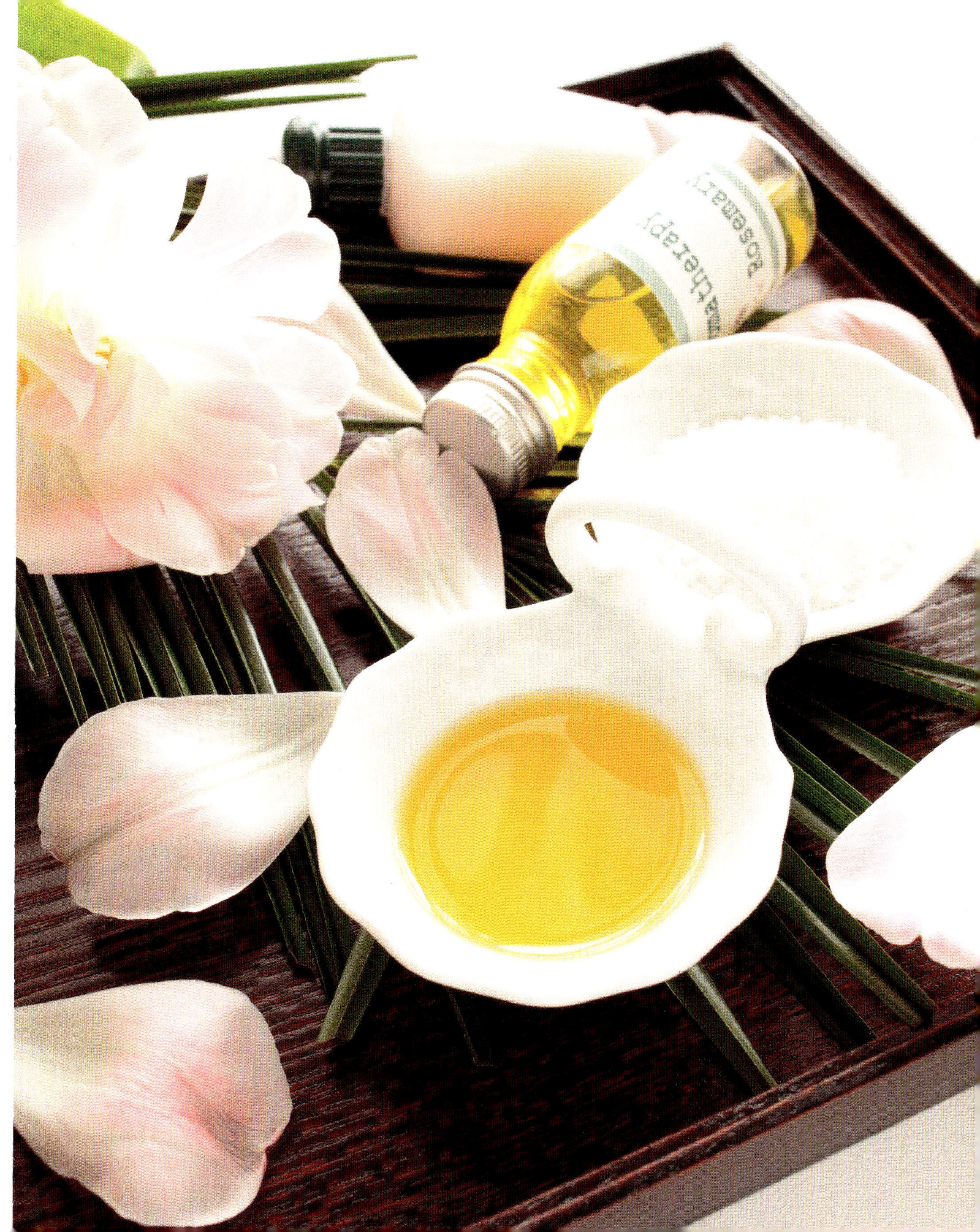
Rosemary

des aliments contaminés, l'hépatite B avec des sécrétions humaines (contamination sexuelle, sanguine ou fœtale), l'hépatite C avec le sang (transfusions, seringues)... Les hépatites toxiques sont dues à une longue prise de médicaments (antibiotiques, paracétamol...) ou à l'alcoolisme. Les hépatites aiguës bactériennes résultent souvent d'une primo-infection par le bacille de la tuberculose. Les symptômes d'une hépatite sont une jaunisse (ictère, voir Jaunisse), des urines foncées, des selles claires, des nausées et un foie sensible à la palpation. Dans tous les cas, un suivi médical est indispensable. Une hépatite grave peut entraîner une cirrhose, et une cirrhose peut évoluer en cancer du foie.

LA RECETTE

Pour agir localement, sans risque pour le foie

> En externe, mélangez dans un flacon de 15 ml :

- 1 ml d'HE de lédon du Groenland *(Ledum groenlandicum)*
- 1 ml d'HE de carotte *(Daucus carota)*
- 1 ml d'HE de basilic *(Ocimum basilicum)*
- 1 ml d'HE de thym à thujanol (*Thymus vulgaris* ct thujanol)
- 1 ml d'HE de romarin à verbénone (*Rosmarinus officinalis* ct verbénone)
- HV de noyau d'abricot *(Prunus armeniaca)* qsp 15 ml

Massez la zone du foie 2 fois par jour, et ASSOCIEZ cette application à 2 à 3 bols par jour d'un mélange de tisanes de *Desmodium adscendens* et de chardon-Marie *(Silybum marianum)*, pendant 3 semaines, avec 1 semaine de pause. À renouveler sur 3 mois.

Coût : €€€ (lédon du Groenland)

Pour une action plus en profondeur

> En interne, préparez ou faites préparer le mélange suivant :

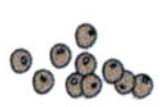

- 1 ml d'HE de bay de Saint-Thomas *(Pimenta racemosa)*
- 1 ml d'HE de basilic *(Ocimum basilicum)*
- 1 ml d'HE de romarin à verbénone (*Rosmarinus officinalis* ct verbénone)
- 1 ml d'HE menthe poivrée *(Mentha x piperita)*
- 1 ml d'HE de giroflier *(Eugenia caryophyllata)*
- 1 ml d'HE de niaouli *(Melaleuca quinquenervia)*
- Dispersant de type Solubol™ ou Disper™ qsp 15 ml

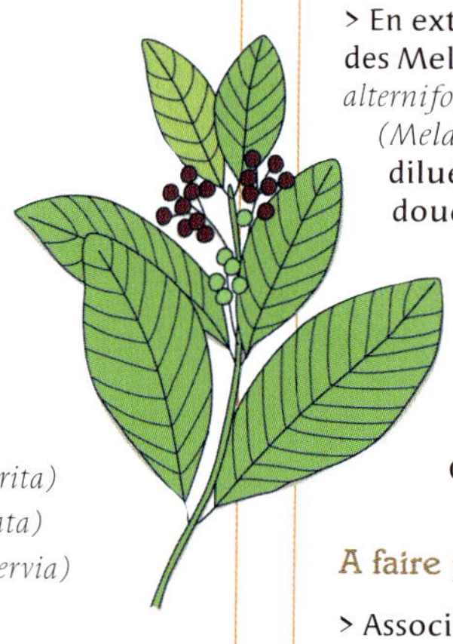

Prenez 5 gouttes dans une cuillère d'huile d'olive, 3 fois par jour pendant 3 semaines, puis faites 1 semaine de pause. À renouveler sous contrôle médical.

Coût : €€

> Ou en gélules à faire préparer en pharmacie :

- 25 mg d'HE de bay de Saint-Thomas *(Pimenta racemosa)*
- 25 mg d'HE de basilic *(Ocimum basilicum)*
- 25 mg d'HE de romarin à verbénone (*Rosmarinus officinalis* ct verbénone)
- 25 mg d'HE de lédon du Groenland *(Ledum groenlandicum)*
- 25 mg d'HE de niaouli *(Melaleuca quinquenervia)*
- 300 mg d'HV de cumin noir *(Nigella sativa)*
- 1 gélule n° 0 dt 40

Prenez 2 gélules par jour pendant 3 semaines, puis faites 1 semaine de pause. À renouveler sous contrôle médical.

Coût : €€€ (lédon du Groenland)

Herpès labial/génital

Cette maladie virale passe généralement inaperçue au moment de la primo-infection, mais elle peut être suivie, au moindre coup de fatigue, d'éruptions récurrentes de vésicules autour de la bouche et du nez (boutons de fièvre), parfois sur les parties génitales, voire évoluer en zona. L'herpès labial est dû au virus HSV1 et l'herpès génital au virus HSV2. Ces virus sont très contagieux et se transmettent par contact ou sécrétion, ce qui implique une excellente hygiène.

LA RECETTE

A faire soi-même

> En externe, une huile essentielle de la famille des Melaleuca – tea tree ou arbre à thé *(Melaleuca alternifolia)*, niaouli *(Melaleuca quinquinervia)* ou cajeput *(Melaleuca cajuputii)* – peut être appliquée pure ou diluée à 20 % dans une huile végétale (amande douce, par exemple) si les muqueuses sont sensibles. Autres huiles essentielles possibles : fragonia *(Agonis fragrans)* ou manuka *(Leptospermum scoparium)*. Évitez de toucher la peau avec les doigts, et lavez-vous soigneusement les mains avant et après application.

Coût : €€

A faire préparer en herboristerie ou pharmacie

> Associez les HE suivantes aux huiles végétales cicatrisantes dans un flacon de 15 ml :

- 1 ml d'HE de ravintsara (*Cinnamomum camphora* ct cinéole)
- 2 ml d'HE de niaouli *(Melaleuca quinquenervia)*
- 1,5 ml d'HE d'hélichryse femelle *(Helichrysum gymnocephalum)*

- 0,5 ml d'HE de giroflier *(Eugenia caryophyllata)*
- 5 ml d'HV de tamanu *(Calophyllum inophyllum)*
- 5 ml d'HV de rose musquée du Chili *(Rosa rubiginosa)*

Appliquez 2 fois par jour avec un coton-tige jusqu'à la cicatrisation.

Coût : € €

> En interne, vous pouvez stimuler les défenses immunitaires à l'aide d'autres formules proposées *(voir Convalescence)*. **ASSOCIEZ au besoin à des tisanes de lapacho** *(Tabebuia avellanedae)* **ou de griffe du chat** *(Uncaria tomentosa)*. **Mesurez 1 cuillère à soupe pour 1 bol, à faire bouillir 5 minutes et à faire infuser 15 minutes. Buvez 3 bols par jour.**

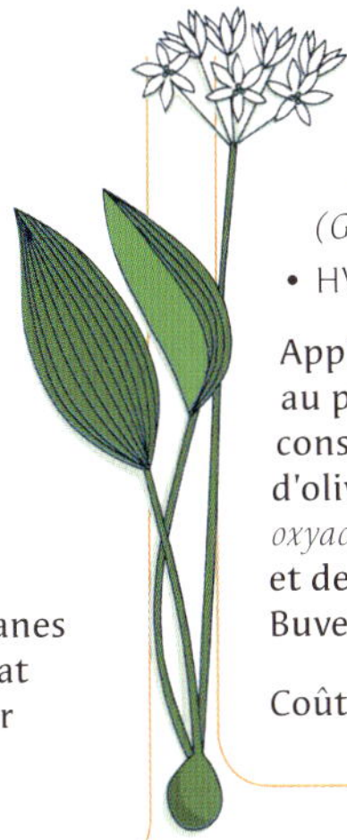

- 1 ml d'HE de lavandin abrial *(Lavandula x burnatii)*
- 1 ml d'HE de gaulthérie odorante *(Gaultheria fragrantissima)*
- HV de noyau d'abricot *(Prunus armeniaca)* qsp 15 ml

Appliquez 2 fois par jour dans la zone du cœur, au plexus. ASSOCIEZ cette application à une tisane constituée d'un mélange, à parts égales, de feuilles d'olivier *(Olea europaea)*, **de fleurs d'aubépine** *(Crataegus oxyacantha)*, **de feuilles d'ail des ours** *(Allium ursinum)* **et de sommités de verge d'or** *(Solidago virga aurea)*. **Buvez 3 bols par jour pendant 3 semaines par mois.**

Coût : € € € (verveine)

Hyperglycémie (> voir Glycémie, Diabète)

Hypertension arterielle

L'hypertension artérielle est une tension artérielle au repos anormalement élevée. La tension diastolique (2e chiffre) ne doit pas être plus élevée que la moitié de la tension systolique (1er chiffre), plus un : par exemple, on parle d'hypertension à partir de 15/9, c'est-à-dire d'une tension systolique de 15 mm de mercure pour une tension diastolique de 9 mm de mercure. On ne parle pas d'hypertension lorsque la pression minimale est inférieure à 9. L'hypertension est dite « essentielle » lorsqu'aucune cause n'a pu être formellement identifiée, ce qui est le cas de 90 % des hypertendus. Pour les 10 % restant, les causes peuvent être une insuffisance rénale, une maladie des glandes surrénales, un rétrécissement aortique... Important : ne jamais arrêter un traitement médical sans l'accord de votre médecin.

LA RECETTE

À faire soi-même

> Appliquez 1 à 2 gouttes d'huile essentielle d'ylang-ylang *(Cananga odorata)* **pure sur le plexus dans la zone du cœur, 2 à 3 fois par jour.**

À faire préparer en pharmacie

> En externe, une formule plus élaborée :

- 1 ml d'HE ylang-ylang *(Cananga odorata)*
- 1 ml d'HE de verge d'or *(Solidago canadensis)*
- 1 ml d'HE de verveine citronnée *(Lippia citriodora)*
- 1 ml d'HE de marjolaine *(Origanum majorana)*

Hypotension arterielle

Il y a hypotension artérielle lorsque la tension artérielle au repos est trop basse, d'une valeur inférieure à 11 pour la pression systolique (premier chiffre, exprimé en mm de mercure). Ce diagnostic est néanmoins réservé à des personnes souffrant de symptômes sérieux liés à cette chute de tension : évanouissements, vertiges... L'hypotension artérielle peut être due à une fatigue généralisée, une longue convalescence ou un amaigrissement important ou, plus grave, à une hémorragie interne, une déshydratation importante, une intoxication aiguë ou un état de choc (forte réaction allergique, infarctus du myocarde ou maladie infectieuse).

LA RECETTE

Pour une hypotension banale

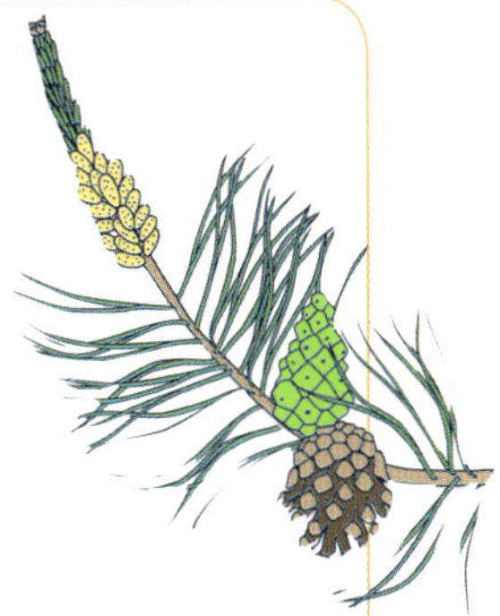

> En interne, appliquez simplement 1 goutte d'HE de pin sylvestre *(Pinus sylvestris)* **au plexus et sur les reins, 2 fois par jour pendant 7 jours.**

Coût : €

> En externe, faites préparer dans un flacon de 15 ml :

- 1 ml d'HE de bay de Saint-Thomas *(Pimenta racemosa)*
- 2 ml d'HE de pin sylvestre *(Pinus sylvestris)*
- 2 ml d'HE de menthe poivrée *(Mentha x piperita)*
- HV d'amande douce *(Prunus dulcis)* qsp 15 ml

Appliquez au plexus et sur les reins (lombaires) 2 fois par jour pendant 7 jours

Coût : €

>>

> En interne, associez les huiles essentielles suivantes dans un flacon de 15 ml :

- 1 ml d'HE de giroflier *(Eugenia caryophyllata)*
- 1 ml d'HE de sarriette *(Satureja montana)*
- 2 ml d'HE de menthe poivrée *(Mentha x piperita)*
- HV d'amande douce *(Prunus dulcis)* qsp 15 ml

Prenez 5 gouttes dans une cuillère d'huile d'olive ou de miel, 3 fois par jour pendant 7 jours.

Coût : €€

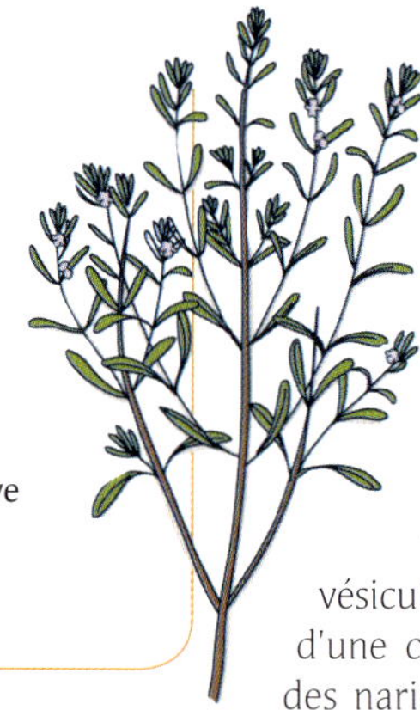

Immunité (> voir Convalescence, Système immunitaire)

Impatiences

Appelé aussi « syndrome des jambes sans repos », ce symptôme nerveux se traduit par des fourmillements dans les jambes accompagnés d'une sensation de lourdeur désagréable, qui empêchent la personne de dormir. Les causes peuvent être diverses et sont généralement difficiles à identifier : mauvaise circulation, stress, symptôme parkinsonien...

LA RECETTE
Pour apaiser les symptômes et retrouver un meilleur sommeil

> En externe, préparez le mélange suivant dans un flacon de 15 ml :

- 2 ml d'HE de cyprès *(Cupressus sempervirens)*
- 1 ml d'HE de ravintsara (*Cinnamomum camphora* ct cinéole)
- 1 ml d'HE de marjolaine *(Origanum majorana)*
- 0,5 ml d'HE de camomille romaine *(Anthemis nobilis)*
- 0,5 ml d'HE de racine d'angélique *(Angelica archangelica)*
- HV de tamanu *(Calophyllum inophyllum)* qsp 15 ml

Appliquez 2 fois par jour en remontant par la face interne des jambes, pour favoriser la circulation de retour *(veineuse)*, en particulier tous les soirs, jusqu'à la disparition des symptômes. IL EST POSSIBLE D'ASSOCIER cette préparation à une tisane antistress, avec racine d'angélique *(Angelica archangelica)*, verveine odorante *(Lippia citriodora)*, mélisse *(Melissa officinalis)*, lotier corniculé *(Lotus corniculatus)*, pétales d'oranger *(Citrus aurantium)*. Alternez avec une tisane circulatoire, à la vigne rouge *(Vitis vinifera)* ou à l'hamamélis de Virginie *(Hamamelis virginiana)*, à raison de 3 à 4 bols à boire par jour. Évitez bien sûr les excitants (alcool, café...).

Coût : €€€ (camomille romaine, angélique).

Impétigo

L'impétigo est une infection de la peau, suppurée et contagieuse, causée par une bactérie (le staphylocoque doré ou un streptocoque), fréquente notamment chez les enfants de moins de 10 ans. Les germes entrent dans la peau par une coupure ou une lésion. L'impétigo se manifeste par des plaques rouges où apparaissent des vésicules remplies de pus, suivies peu de temps après d'une croûte jaunâtre. Il touche le pourtour des lèvres, des narines et des yeux. L'impétigo peut être contagieux à l'école ou dans la famille. Il demande une hygiène rigoureuse et, le cas échéant, un arrêt de l'école de quelques jours.

LA RECETTE
Pour favoriser la cicatrisation et la désinfection des lésions

> En externe, préparez le mélange suivant dans un flacon de 10 ml :

- 1 ml d'HE de lavande aspic *(Lavandula latifolia spica)*
- 1 ml d'HE de tea tree ou arbre à thé *(Melaleuca alternifolia)*
- HV de rose musquée du Chili *(Rosa rubiginosa)* qsp 10 ml

Appliquez 2 fois par jour avec un coton-tige jusqu'à la cicatrisation. Évitez de toucher les lésions avec les doigts et lavez-vous précautionneusement les mains avant et après. Au besoin, utilisez une solution antiseptique.

Coût : €€ (rose musquée du Chili)

ⓘ CONSEIL

Pensez à couper les ongles des enfants pour éviter qu'ils se grattent. Lavez-leur régulièrement les mains et lavez également les taies d'oreiller et les serviettes en contact avec l'enfant.

Impuissance, troubles de l'érection (> voir Excitation sexuelle)

Indigestion (> voir Digestion difficile)

Infections gastro-intestinales (> voir Gastro-entérite)

Infections respiratoires (> voir Angine, Bronchite, Grippe, Rhume)

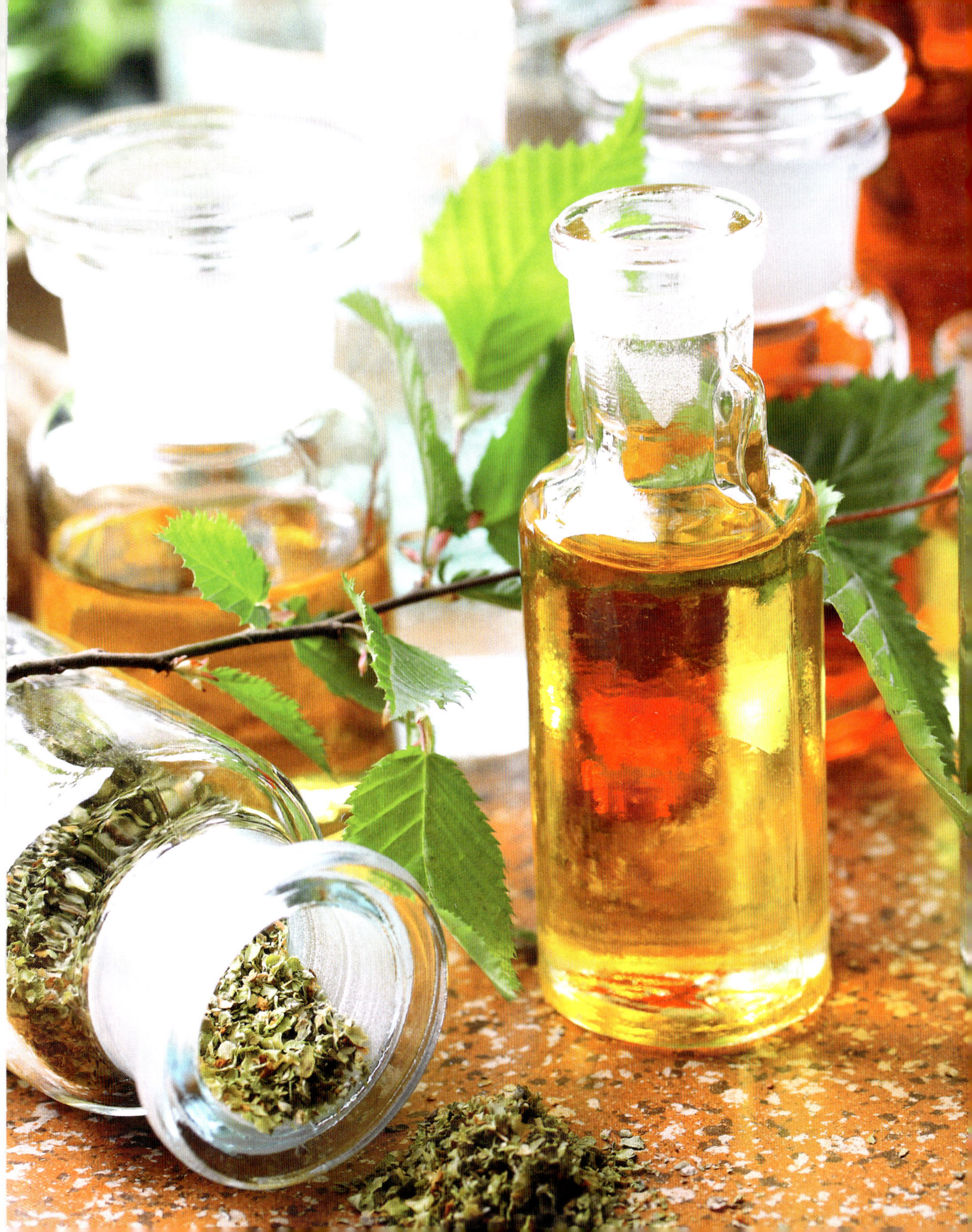

l'homme et de plus de 25 % chez la femme. L'obésité commence à un indice de masse corporelle (IMC), calculé à partir du poids corporel en kilogrammes divisé par le carré de la taille en mètres) de 30 ; l'obésité sévère à 35, l'obésité morbide (risque très accru de décès) s'étend au-delà de 40. On considère qu'il y a embonpoint à partir d'un IMC de 25.

Œdème (> voir Rétention d'eau)

Œdème veineux (> voir Insuffisance veineuse)

Oreille (> voir Acouphènes, Bourdonnements d'oreilles, Otite)

Orgelet

L'orgelet est un petit furoncle situé au bord de la paupière, développé à la basé d'un cil. Il est généralement dû à un staphylocoque. Il entraîne la formation d'un œdème rougeâtre des paupières, une tuméfaction laissant place à un bourbillon.

LA RECETTE
L'utilisation d'HE étant contre-indiquée, utilisez des eaux florales

> En externe, appliquez localement des compresses d'eau florale de lavande vraie *(Lavandula angustifolia)* ou de camomille romaine *(Anthemis nobilis)*, 2 fois par jour.

Coût : €

EN ALTERNANCE, utilisez un collyre d'eau d'argent colloïdal.

ⓘ CONSEIL

Attention. Pour éviter toute diffusion de l'infection, il ne jamais manipuler intempestivement un furoncle, encore moins un orgelet, compte tenu de sa proximité avec l'œil.

Ostéoporose

(> Voir aussi Ménopause)

C'est une déminéralisation du squelette causée par une destruction exagérée du tissu osseux, du fait d'un déséquilibre entre l'activité des cellules productrices d'os (ostéoblastes) et celles qui le détruisent (ostéoclaste). L'os perd en densité. L'ostéoporose touche beaucoup plus les femmes à la ménopause, car la chute des œstrogènes accélère la destruction du tissu osseux. Mais cet allègement de la trame osseuse est un phénomène naturel lié au vieillissement du squelette. L'ostéoporose liée à l'âge existe pour les deux sexes. Elle est favorisée par la sédentarité, la carence en vitamine D (manque d'exposition au soleil) et une alimentation déminéralisante.

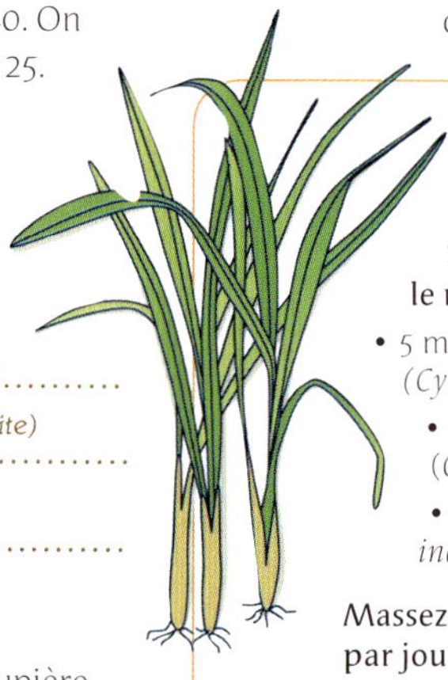

LA RECETTE
Pour une action reminéralisante

> En externe, préparez ou faites préparer le mélange suivant :

- 5 ml d'HE de lemongrass *(Cymbopogon flexuosus)*
- 10 ml d'HE de citronnelle à myrcène (*Cymbopogon citratus* ct myrcène)
- HV de tamanu *(Calophyllum inophyllum)* qsp 30 ml

Massez le long de la colonne vertébrale 1 à 2 fois par jour pendant 20 jours.

Coût : €

CONTRE-INDICATIONS : peut être un peu irritant, et évitez l'exposition au soleil après application.

ⓘ CONSEIL

Contrairement à une idée répandue, les laitages (lait, fromages, yaourts) ne sont pas forcément reminéralisants : 60 % des Européens sont déficitaires en enzymes permettant l'absorption du calcium, et ce pourcentage monte à 90 % pour les populations d'origine asiatique, africaine ou antillaise. De plus, un excès de consommation en protéines est acidifiant et entraîne une déminéralisation (l'organisme puise dans ses sels minéraux pour rééquilibrer le terrain acido-basique). En tout cas, il est conseillé de réduire la consommation d'excitants (café, tabac, alcools...), d'avoir une activité physique régulière (marche, marche nordique), de surveiller l'équilibre acido-basique, de se complémenter au besoin en vitamine D et en silice (prêle, bambou, ortie...) et d'augmenter la part de fruits secs et de légumes à feuilles vertes, riches en sels minéraux.

Otite

(> Voir aussi Maladies infectieuses)

L'otite est une inflammation de l'oreille moyenne (cavité, muqueuses) et du tympan. L'otite aiguë se traduit par une douleur intense de l'oreille et de la fièvre, avec présence éventuelle de pus dans la caisse du tympan. L'otite subaiguë est une otite séreuse, avec inflammation de l'oreille accompagnée d'un épanchement de liquide sans pus. L'otite chronique se traduit par une baisse de l'audition et un écoulement ; elle est due soit à une perforation du tympan, soit à un kyste.

LA RECETTE
Pour soigner une otite séreuse

> En externe, préparez le mélange suivant :

- 1 ml d'HE de lavande aspic *(Lavandula latifolia spica)*
- 1 ml d'HE de niaouli *(Melaleuca quinquenervia)*
- 1 ml d'HE de palmarosa *(Cymbopogon martinii)*
- HV de noyau d'abricot *(Prunus armeniaca)* qsp 10 ml

Appliquez en onction autour de l'oreille 2 fois par jour pendant 7 jours. Associez éventuellement à la lavande stoechade *(Lavandula stoechas)*, à raison de 1 goutte sur un coton-tige introduit dans l'oreille.

Coût : €

PENSEZ AUSSI au drainage du foie car, derrière l'inflammation des voies ORL, il peut y avoir un foie engorgé *(voir Congestion du foie)*.

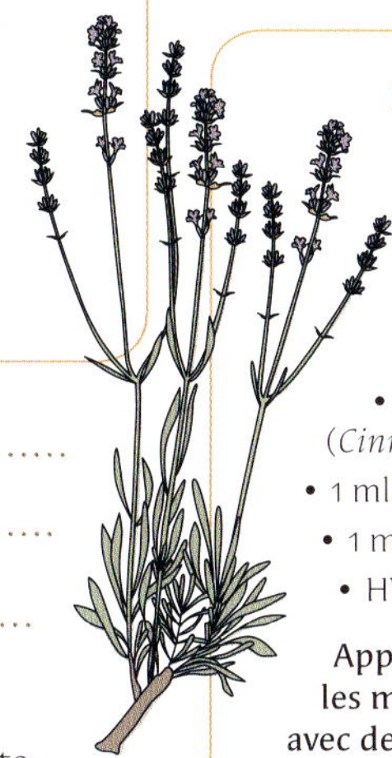

Oxyures (> voir Vers)

Palpitations

Les palpitations provoquent la sensation de battements du cœur plus rapides ou moins réguliers qu'à l'ordinaire. Elles peuvent traduire un trouble du rythme cardiaque, mais peuvent aussi résulter d'un effort intense, d'une émotion ou d'une bouffée d'angoisse.

LA RECETTE
En première intention

> Appliquez simplement 1 à 2 gouttes d'huile essentielle d'ylang-ylang *(Cananga odorata)* dans la zone du cœur.

Pour une action plus en profondeur

> En externe, préparez le mélange suivant :

- 1 ml d'HE de lavandin abrial *(Lavandula x burnatii cv. abrialis)*
- 1 ml d'HE de marjolaine *(Origanum majorana)*
- 1 ml d'HE de menthe bergamote *(Mentha citrata)*
- 2 ml d'HE d'ylang-ylang *(Cananga odorata)*
- HV d'amande douce *(Prunus dulcis)* qsp 15 ml

Appliquez au plexus dans la zone du cœur, 2 à 3 fois par jour pendant 20 jours. À renouveler si besoin. **ASSOCIEZ** à des tisanes de fleurs d'aubépine *(Crataegus oxyacantha)*, 2 à 3 bols par jour, pendant 3 semaines par mois.

Coût : €

Panaris

(> Voir aussi Abcès)

Un panaris est une infection aiguë d'un doigt ou d'un orteil, qui se développe autour de l'ongle ou au niveau de la pulpe du doigt. Il est provoqué par une bactérie de type streptocoque ou staphylocoque. Un panaris superficiel peut s'étendre en profondeur et entraîner une septicémie, c'est-à-dire une infection généralisée avec de nombreux germes dans le sang, accompagnés de leurs toxines. Un panaris profond implique en général un traitement chirurgical.

LA RECETTE
Avant le rendez-vous avec le médecin

> En externe, préparez le mélange suivant :

- 1 ml d'HE de thym à linalol (*Thymus vulgaris* ct. linalol)
- 1 ml d'HE de niaouli *(Melaleuca quinquenervia)*
- 1 ml d'HE de bois de Hô (*Cinnamomum camphora* ct linalol)
- 1 ml d'HE de lavande aspic *(Lavandula latifolia spica)*
- 1 ml d'HE de serpolet *(Thymus serpyllum)*
- HV de lys blanc *(Lilium candidum)* qsp 15 ml

Appliquez 2 à 3 fois par jour en se lavant bien les mains avant et après, et **EN ALTERNANCE** avec des compresses imbibées de quelques gouttes d'extrait de pépins de pamplemousse *(Citrus paradisi)*.

Coût : € €

Parasites cutanés

(> Voir aussi Maladie de Lyme, Poux, Tiques)

Ce sont des acariens (tiques, aoûtats, sarcoptes de la gale...) qui viennent se loger sur ou sous la peau, pour pondre des œufs (gale) ou se nourrir, des champignons (teigne) ou encore des insectes (puces, punaises...). Outre la démangeaison causée par ces parasites, qui peut être très forte, certains peuvent transmettent des germes infectieux responsables de maladies graves (maladie de Lyme, par exemple).

LA RECETTE
Pour atténuer les effets du parasite, ou de surcroît tuer une bactérie si le parasite en est porteur

> En externe, préparez ou faites préparer le mélange suivant :

- 1 ml d'HE manuka *(Leptospermum scoparium)*
- 1 ml d'HE de bay de Saint-Thomas *(Pimenta racemosa)*
- 1 ml d'HE de cade *(Juniperus oxycedrus)*

>>

importante de la prostate, qui peut être favorisée par un adénome (hypertrophie bénigne de la prostate).

LA RECETTE
Pour lutter contre l'inflammation

> En externe, associez les huiles essentielles suivantes :

- 2 ml d'HE myrte vert à cineole (*Myrtus communis* ct cinéole)
- 2 ml d'HE d'épinette noire *(Picea mariana)*
- 2 ml d'HE d'achillée millefeuille *(Achillea millefolium)*
- HV d'amande douce *(Prunus dulcis)*

Appliquez 2 fois par jour sur le bas-ventre et au périnée.

Coût : € € € (achillée millefeuille)

Pour combattre l'infection

> En interne, faites préparer en pharmacie les gélules suivantes :

- 25 mg d'HE lavande vraie *(Lavandula angustifolia)* :
- 25 mg d'HE de myrte vert à cineole (*Myrtus communis* ct cinéole)
- 25 mg d'HE d'origan Kaliteri (*Origanum vulgaris* var. Kaliteri)
- 25 mg d'HE de cyprès *(Cupressus sempervirens)*
- 300 mg d'HV de cumin noir *(Nigella sativa)*
- 1 gélule n°0 dt 40

Prenez 1 gélule matin et soir pendant 20 jours, à renouveler après 1 semaine de pause si besoin. ASSOCIEZ cette prise avec un mélange à parts égales en tisane de lavande vraie *(Lavandula angustifolia)* et de mélisse *(Melissa officinalis)*, à raison de 3 bols à boire par jour. Mesurez 3 cuillères à soupe pour ¾ de litre, à faire infuser 10 minutes.

Coût : € €

Prurit vulvaire, vulvite

Ce sont des démangeaisons siégeant au niveau de la vulve. Elles peuvent être le signe d'une infection (herpès ou candidose, par exemple), d'une maladie de peau, d'une maladie générale (diabète ou hyperthyroïdie) ou d'une réaction allergique à certains produits cosmétiques, au latex du préservatif ou encore à certains tissus.

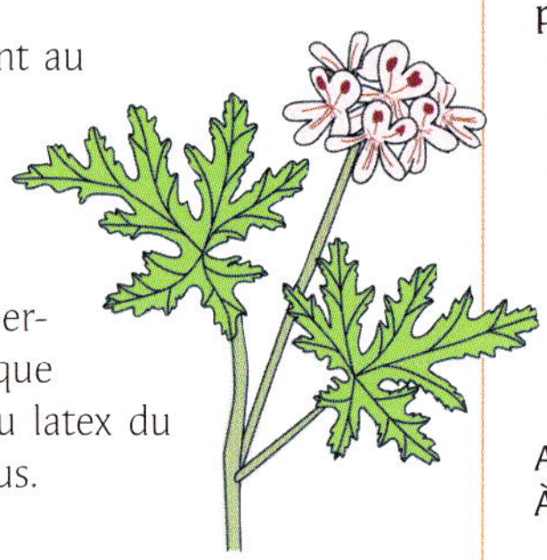

LA RECETTE
Pour apaiser les démangeaisons

> En externe, préparez le mélange suivant dans un flacon de 30 ml :

- 1 ml d'HE d'eucalyptus citronné *(Eucalyptus citriodora)*
- 1 ml d'HE de tanaisie annuelle *(Tanacetum annuum)*
- 1 ml d'HE de géranium rosat *(Pelargonium x asperum)*
- HV d'amande douce *(Prunus dulcis)* qsp 30 ml

Appliquez 2 à 3 fois par jour. Évitez les vêtements trop serrés et privilégiez les produits les plus naturels possibles.

Coût : € € € (tanaisie annuelle)

Psoriasis

Le psoriasis est une maladie chronique de la peau, d'origine mal connue (stress, génétique ou toxines). Elle est caractérisée par l'éruption de plaques de taches rouges couvertes de squames. C'est une affection très fréquente, qui touche 2 % de la population. Elle est surtout localisée sur le cuir chevelu, la face postérieure des coudes, la face antérieure des genoux, la paume des mains ou la plante des pieds. Il peut y avoir un facteur déclenchant comme une émotion, le surmenage ou la prise de médicaments.

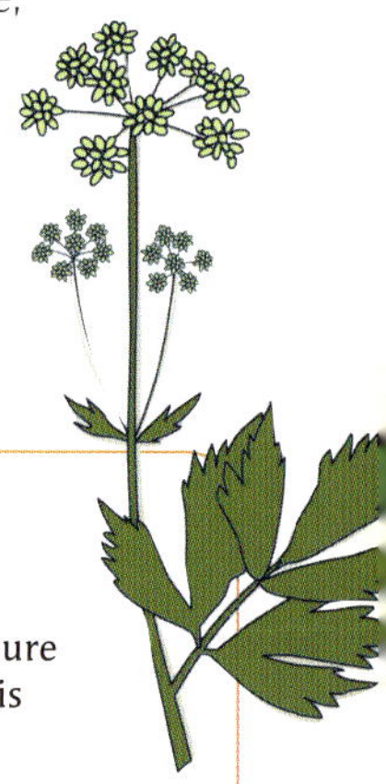

LA RECETTE
En première intention

> En externe, appliquez localement 1 goutte pure d'HE de niaouli *(Melaleuca quinquenervia)*, 2 fois par jour jusqu'à la cicatrisation.

Pour un soin plus profond

> En externe, préparez ou faites préparer ce mélange plus élaboré :

- 1 ml d'HE de pin sylvestre *(Pinus sylvestris)*
- 1 ml d'HE matricaire *(Matricaria recutita)*
- 1 ml d'HE de racine de livèche *(Levistimum officinalis)*
- 1 ml d'HE de benjoin de Sumatra *(Styrax benzoe)*
- 1 ml d'HE de nard *(Nardostachys jatamansi)*
- 5 ml d'HV de souci *(Caldendula officinalis)*
- HV de tamanu *(Calophyllum inophyllum)* qsp 30 ml

Appliquez 2 à 3 fois, à raison de 20 jours par mois. À renouveler autant que nécessaire.

Coût : € € (livèche)

>>

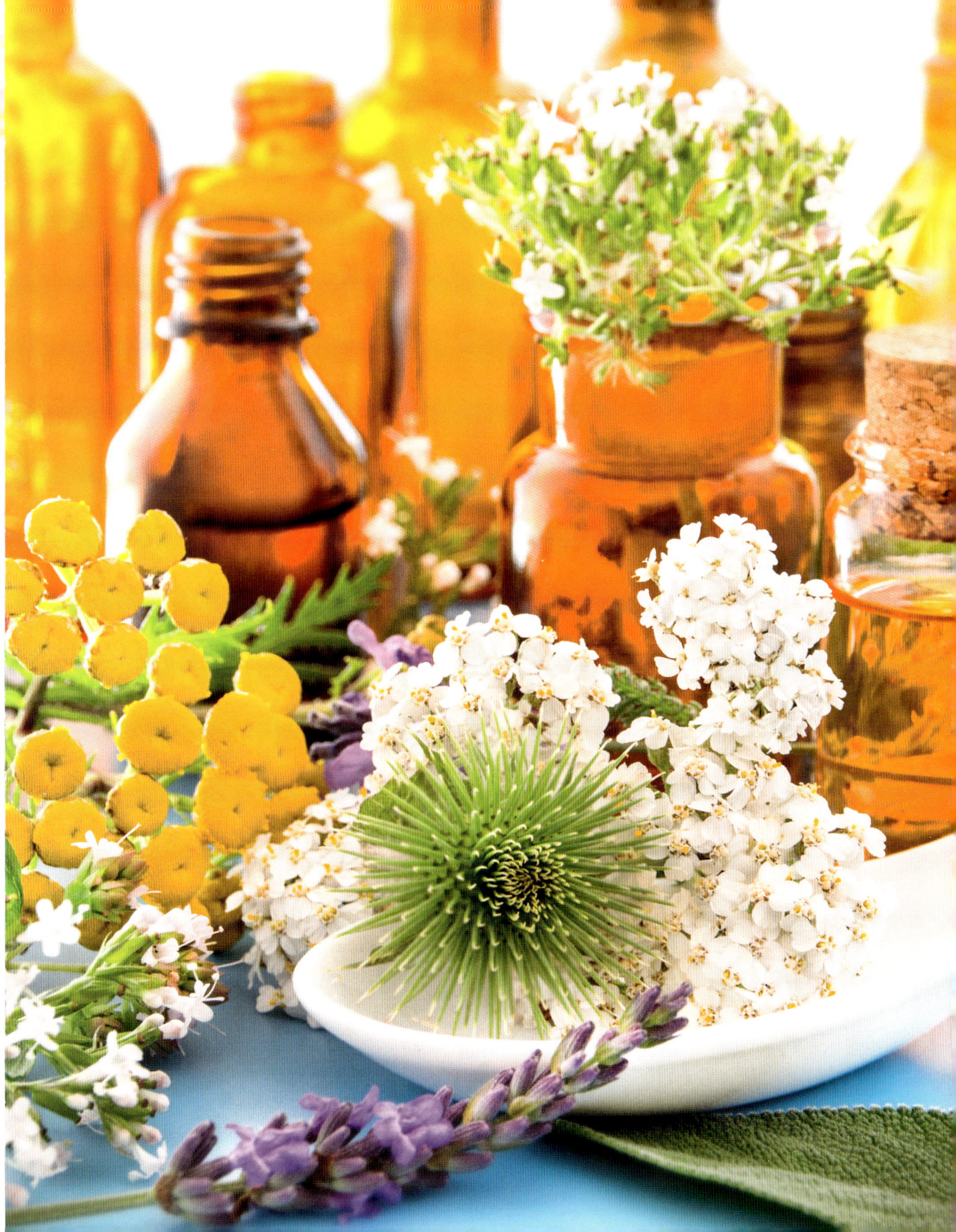

- 0,5 ml d'HE de matricaire *(Matricaria recutita)*
- HV d'amande douce *(Prunus dulcis)* qsp 60 ml

Instillez 2 gouttes dans chaque narine, 2 fois pendant 7 jours.

Coût : € €

ASSOCIEZ ces préparations à des tisanes de plantain *(Plantago lanceolata)* et de *Desmodium adscendens*, à raison de 2 à 3 bols à boire par jour. Ou associez à du macérat mère de bourgeons de cassis *(Ribes nigrum)*, à raison de 5 gouttes 3 fois par jour dans un verre d'eau.

Rhumatismes

Ce sont des affections très diverses touchant les os et les articulations, les muscles et leurs tendons, ainsi que les nerfs sensitifs ou moteurs, caractérisées par la douleur et la gêne fonctionnelle de l'appareil locomoteur. Les rhumatismes peuvent être dus à un agent infectieux, à une inflammation, à la présence de petits cristaux dans les articulations et les tendons (goutte, par exemple), liés à une cause mécanique (arthrose) ou périarticulaire (tendinite, bursite, capsulite...).

LA RECETTE

Pour soulager les douleurs articulaires et musculaires

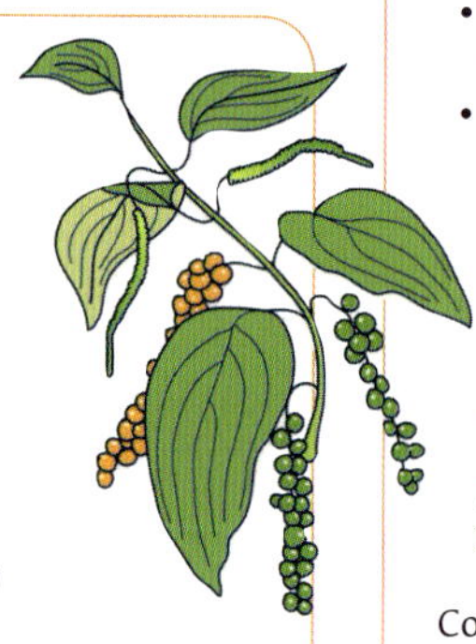

> En externe, préparez le mélange suivant dans un flacon de 30 ml :

- 1 ml d'HE de thym à bornéol *(Thymus satureioides)*
- 2 ml d'HE de gaulthérie odorante *(Gaultheria fragrantissima)*
- 1 ml d'HE de katrafay *(Cedrelopsis grevei)*
- 1 ml d'HE de poivre noir *(Piper nigrum)*
- 2 ml d'HE de copahier *(Copaifera officinalis)*
- 1 ml d'HE de romarin à camphre *(Rosmarinus officinalis* ct camphre)
- 1 ml d'HE d'eucalyptus citronné *(Eucalyptus citriodora)*
- 1 ml d'HE de genévrier *(Juniperus communis)*
- HV d'arnica *(Arnica montana)* qsp 30 ml

Appliquez 2 à 3 fois par jour jusqu'à la disparition des douleurs. Cette préparation peut être ASSOCIÉE à des tisanes d'aubier de tilleul *(Tilia cordata)*, de cassis *(Ribes nigrum)* en feuilles ou bourgeons, de reine-des-prés *(Filipendula ulmaria)* ou de frêne *Fraxinus excelsior*), à raison de 3 bols à boire par jour pendant 3 semaines.

Coût : € €

Rhume, rhinite

(> Voir aussi Grippe, Maladies infectieuses, Toux)

C'est une inflammation aiguë de la muqueuse du nez, provoquant un écoulement nasal, une congestion nasale (sensation de nez bouché) et des maux de gorge *(voir Maux de gorge)*. Il existe deux formes de rhinites : aiguë ou chronique. La rhinite aiguë, également appelée « rhume de cerveau » ou coryza, est en général d'origine virale et survient par épidémie. Elle se complique souvent d'une surinfection : l'écoulement clair et fluide devient jaune et épais, et peut entraîner une sinusite. La rhinite chronique non allergique, à la différence de sa forme allergique *(voir Rhinite allergique)*, n'a pas de cause bien définie, mais résulte d'une fragilité de la muqueuse nasale, du tabagisme, de la pollution aérienne ou de l'abus de médicaments locaux vasocontricteurs.

LA RECETTE

Contre la rhinite aiguë infectieuse, pour désinfecter les voies nasales

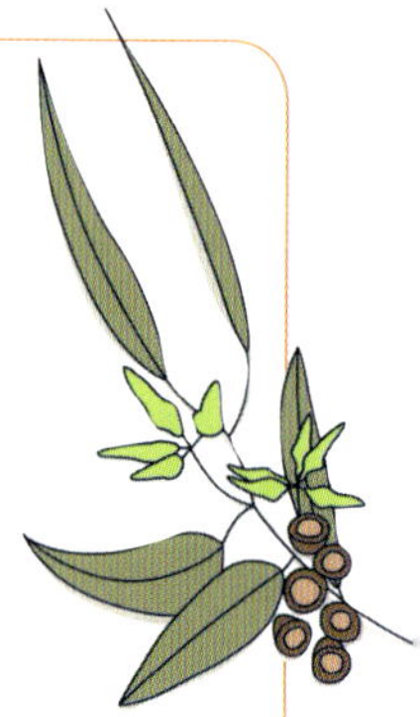

> En externe, préparez le mélange suivant :

- 2 ml d'HE de mandravasarotra ou saro *(Cinnamosma fragrans)*
- 1 ml d'HE de laurier noble *(Laurus nobilis)*
- 2 ml d'HE de sapin baumier *(Abies balsamea)*
- 1 ml d'HE d'eucalyptus radié *(Eucalyptus radiata)*
- 1 ml d'HE de bois de Hô *(Cinnamomum camphora* ct linalol)
- HV de noisette *(Corylus avellana)* qsp 30 ml

Appliquez 2 fois par jour sur le torse et le dos et sur la voûte plantaire (à partir de 3 ans), pendant 7 jours.

Coût : € €

> Préparez des inhalations avec 1 à 2 gouttes de baume du Pérou *(Myroxylon balsamum* var. *pereirae)* dans un bol d'eau chaude.

Coût : € €

ASSOCIEZ au besoin à des tisanes de thym *(Thymus vulgaris)* ou de sureau noir *(Sambucus nigra)*. Buvez 3 bols par jour pendant 7 jours. Associez-les éventuellement à la prise d'échinacée pourpre *(Echinacea purpurea)*, de propolis et de vitamine C sous forme de compléments alimentaires.

ⓘ CONSEIL

Pratiquez une douche des fosses nasales avec un petit arrosoir appelé « lota », rempli d'eau tiède additionnée d'une cuillère à soupe de sel et d'une demi-cuillère à café de sel de chlorure de magnésium (nigari). Et protégez votre flore intestinale en faisant une cure de probiotiques (levure, Lactobacillus, Bifidobacterium, etc.).

Rhume des foins (> voir Rhinite allergique)

Rides, ridules

Les rides sont des sillons plus ou moins profonds qui apparaissent avec l'âge sur la peau du visage. Elles sont dues à une rupture des fibres élastiques du derme et à une fragilité du tissu conjonctif lié à l'âge, à l'amaigrissement ou à un froncement excessif. Les rides d'expression apparaissent tôt. Elles sont liées à une activité des muscles peauciers ; les rides de vieillesse sont constantes après 50 ans.

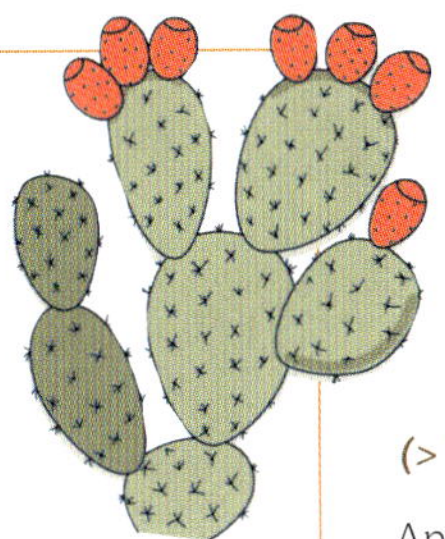

LA RECETTE

Pour réparer les outrages du temps

> En externe, mélangez dans un flacon de 10 ml :

- 0,5 ml d'HE de bois de Hô *(Cinnamomum camphora* ct linalol), de préférence à l'HE de bois de rose *(Aniba rosaeodora)*
- 0,5 ml d'HE de rose de Damas *(Rosa damascena)*
- 6 ml d'HV de rose musquée du Chili *(Rosa rubiginosa)*
- 3 ml d'HV de figuier de Barbarie *(Opuntia ficus-indica)*

Coût : €€€€, **qui peut être réduit (€€) en remplaçant l'HE de rose de Damas** *(Rosa damascena)* **par l'HE de géranium rosat** *(Pelargonium* x *asperum)* **et l'HV de figuier de Barbarie** *(Opuntia ficus-indica)* **par l'HV de rose musquée du Chili** *(Rosa rubiginosa)*.

Ronflements

Ce bruit respiratoire émis lors du sommeil est dû à différentes causes : hypertrophie des amygdales ou des végétations chez le jeune enfant, déviation de la cloison nasale, rhinite ou sinusite, anomalie anatomique, consommation excessive d'aliments gras (laitages), etc. Le ronflement peut se compliquer d'une apnée du sommeil et nécessiter parfois une opération chirurgicale.

LA RECETTE

Pour apaiser l'irritation de la muqueuse nasale et atténuer les ronflements

> En interne, prenez 1 goutte d'HE d'estragon *(Artemisia dracunculus)* dans une cuillère à café d'huile végétale de cumin noir *(Nigella sativa)*, 2 fois par jour pendant 7 jours. À renouveler.

Coût : €€

PENSEZ ÉGALEMENT aux graines de cumin noir *(Nigella sativa)*. Prenez 1 cuillère à café à avaler avec un verre d'eau, ou préparez une tisane en versant de l'eau chaude sur les graines, à boire 1 à 2 fois par jour. Évitez l'alcool, le tabac, les laitages ou les plats trop riches et trop gras, notamment en soirée.

Rots (> voir Éructations)

Rougeurs (> voir Irritations de la peau)

Saignements de nez

(> Voir aussi Engorgement des seins)

Appelé médicalement « épistaxis », le saignement de nez est fréquent à la puberté, chez les femmes enceintes pendant les 6 premiers mois de grossesse et chez les personnes âgées atteintes d'athéromatose (maladie artérielle). Il peut être causé par l'hypertension artérielle, un trouble de la coagulation (hémophilie), la prise de médicaments anti-coagulants, un traumatisme des fosses nasales ou une affection des sinus.

LA RECETTE

Pour freiner ou stopper un saignement

> Prenez 2 gouttes d'HE de ciste ladanifère *(Cistus ladaniferus)* et 2 gouttes d'HE de géranium rosat *(Pelargonium* x *asperum)* sur un coton-tige ou un coton à insérer dans le nez.

CONSEIL

Consultez un médecin si ces saignements persistent (risque d'hypertension, prise d'anticoagulants…).

Sciatique (> voir Névralgie)

Seins (> voir Crevasses des seins, Engorgement des seins, Lactation insuffisante, Sevrage)

Sevrage

Le sevrage signifie l'arrêt de l'allaitement au sein du nourrisson.

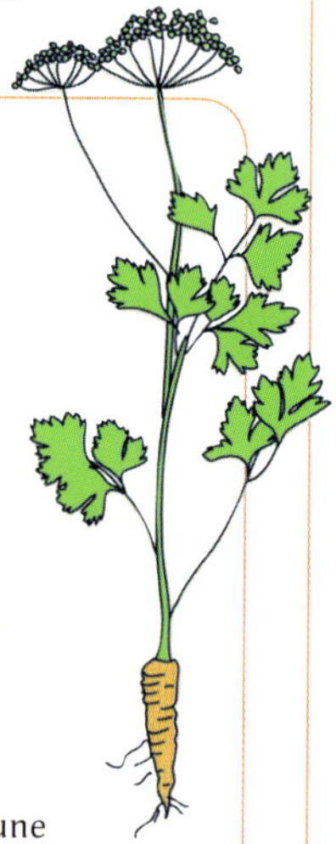

LA RECETTE

Pour inhiber la sécrétion de lait (mais en arrêtant complètement d'allaiter, car ce mélange est toxique pour l'enfant)

> En externe, mélangez les huiles essentielles suivantes :

- 1 ml d'HE d'eucalyptus dives ou mentholé *(Eucalyptus dives)*
- 1 ml d'HE de persil *(Petroselinum sativum)*
- 1 ml d'HE de patchouli *(Pogostemon cablin)*
- HV de noyau d'abricot *(Prunus armeniaca)* qsp 10 ml

Appliquez sur les seins 1 à 2 fois par jour pendant le sevrage. **ASSOCIEZ** au besoin à une infusion de semences de persil *(Petroselinum sativum)* pour freiner la lactation. Mesurez 1 cuillère à soupe pour 1 bol, à faire infuser 10 minutes, et buvez 2 à 3 bols par jour pendant 3 semaines.

Coût : € €

CONTRE-INDICATIONS : allaitement. Comme indiqué ci-dessus, cette préparation ne convient pas pour l'enfant.

Sinusite

(> Voir aussi Maladies infectieuses, Rhume, Rhinite allergique)

La sinusite est l'inflammation des sinus de la face. Elle atteint soit un sinus isolé, soit l'ensemble des sinus, et peut être aiguë ou chronique. La sinusite aiguë résulte d'une infection des fosses nasales ou d'une racine d'une dent supérieure, et se manifeste par un écoulement nasal purulent avec fièvre et fatigue. La sinusite chronique est une inflammation qui dure plus de 3 mois, avec écoulement ou obstruction nasal(e) et toux chronique – notamment la nuit.

LA RECETTE

Une huile essentielle particulièrement efficace, mais très coûteuse

> En externe, respirez de l'HE d'inule odorante *(Inula graveolens)* et appliquez 1 goutte sur le front *(sinus frontal)*, 2 fois par jour. Faites attention : une forte réaction d'élimination peut se produire, qui est appelée « choc à l'inule ».

Coût : € € € €

Moins coûteux, un mélange pour dégager les sinus

> En externe, préparez le mélange suivant :

- 1 goutte d'HE de menthe poivrée *(Mentha* x *piperita)*
- 1 goutte d'HE de ravintsara (*Cinnamomum camphora* ct cinéole)
- 1 goutte d'HE de pin sylvestre *(Pinus sylvestris)*

Pratiquez des inhalations en versant le mélange dans un bol d'eau chaude.

Coût : €

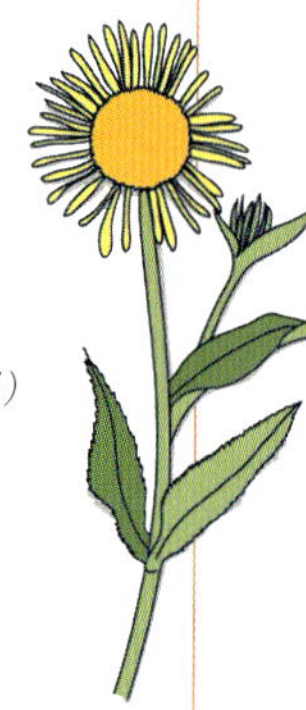

La formule suivante, plus élaborée, utilisée par voie nasale

> Faites préparer le mélange suivant dans un flacon de 60 ml :

- 0,5 ml d'HE de palmarosa *(Cymbopogon martinii)*
- 0,5 ml d'HE de mandravasarotra ou saro *(Cinnamosma fragrans)*
- 0,5 ml d'HE d'eucalyptus radié *(Eucalyptus radiata)*
- 0,5 ml d'HE d'inule odorante *(Inula graveolens)*
- HV d'amande douce *(Prunus dulcis)* qsp 60 ml

Instillez 2 gouttes dans chaque narine, 3 fois par jour pendant 3 jours.

Coût : € € € (inule odorante)

DRAINEZ LE FOIE avec une tisane de romarin *(Rosmarinus officinalis)*, de boldo *(Peumus boldus)*, d'artichaut *(Cynara scolymus)* ou de racine de pissenlit *(Taraxacum dens-leonis)*. Buvez 3 bols par jour pendant 3 semaines *(voir Congestion du foie)*.

CONSEIL

Réduisez les laitages, en particulier de vache, ainsi que les féculents et farineux.

Sommeil (> voir Insomnie)

• 1 ml d'HE de millepertuis *(Hypericum perforatum)*
• 3 ml d'HV de rose musquée du Chili *(Rosa rubiginosa)*
• HV de millepertuis *(Hypericum perforatum)* qsp 10 ml

Faites 2 à 3 applications par jour pendant 7 jours. À renouveler si besoin.

Coût : € €

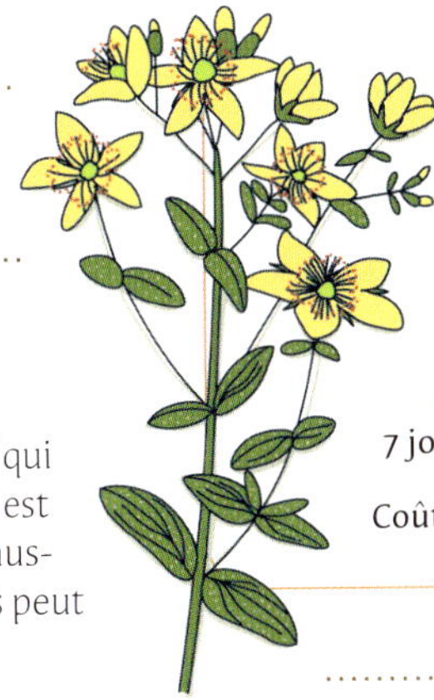

Somnolence *(> voir Digestion difficile, Faiblesse)*

Spasmes digestifs

(> Voir aussi Ballonnements, Digestion difficile)

Ce sont des douleurs spasmodiques du tube digestif qui accompagnent une digestion difficile. Le spasme est une contraction involontaire, non rythmée, d'un muscle. Il est souvent spontané, sans cause définie, mais peut traduire un état de stress ou de nervosité.

LA RECETTE
Pour détendre le plexus

> En externe, appliquez 1 goutte pure d'HE de basilic *(Ocimum basilicum)* **ou de marjolaine** *(Origanum majorana)* **au plexus et sur l'abdomen, 2 à 3 fois par jour jusqu'à l'amélioration des symptômes.**

Coût : € €

Spasmophilie

(> voir Agitation, Anxiété, Angoisse, Excitation nerveuse, Faiblesse, Fatigue anormale, Nervosité, Stress)

Il s'agit de contractions musculaires spasmodiques, dues au stress et aux carences de magnésium qui en résulte. Elles peuvent être liées à un problème physiologique (hyperexcitabilité neuromusculaire chronique) ou découler d'une hyperventilation, traduisant un état d'angoisse ou d'anxiété.

Stomatite

(> Voir aussi Aphtes)

La stomatite est une inflammation de la muqueuse de la bouche. Elle peut avoir des origines très différentes : une infection d'origine virale (un herpès, par exemple) ou bactérienne, une allergie, un frottement mécanique, une mycose (muguet) ou...plus grave, un cancer buccal. Dans tous les cas, c'est le signe d'un terrain affaibli.

LA RECETTE
Pour apaiser l'inflammation

> En externe, préparez le mélange suivant :

• 1 ml d'HE de laurier noble *(Laurus nobilis)*
• 1 ml d'HE de myrrhe *(Commiphora molmol)*

Stress

(> Voir Agitation, Anxiété, Angoisse, Excitation nerveuse, Faiblesse, Fatigue anormale, Nervosité)

Le stress s'apparente à une tension nerveuse, à un état réactionnel de l'organisme, si ce dernier est soumis à une agression. Des troubles divers peuvent apparaître en cas de stress prolongé : fatigue, troubles psychiques (anxiété, insomnie ou dépression), cutanés (eczéma ou chutes de cheveux), gynécologiques (troubles de l'ovulation et/ou des menstruations)...

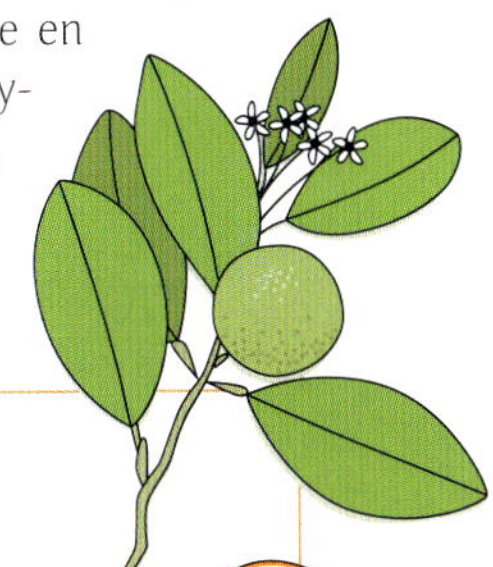

LA RECETTE
Pour agir favorablement sur le système nerveux

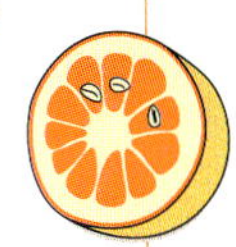

> En externe, préparez le mélange suivant d'huiles essentielles relaxantes :

• 1 ml d'HE de kunzea *(Kunzea ambigua)*
• 1 ml d'HE de feuilles ou petit grain combava *(Citrus hystrix)* ou de feuilles ou petit grain bigaradier *(Citrus aurantium)*
• 2 ml d'HE de litsée citronnée *(Litsea citrata)*
• HV de noyau d'abricot *(Prunus armeniaca)* qsp 10 ml

Appliquez 2 à 3 fois par jour sur le plexus, l'intérieur des poignets et la voûte plantaire, à raison de 20 jours par mois.

Surmenage *(> voir Agitation, Anxiété, Angoisse, Excitation nerveuse, Faiblesse, Fatigue anormale, Nervosité, Stress)*

Surpoids *(> voir Amaigrissement, Obésité)*

Contre un excès d'hormones thyroïdiennes

> En externe, préparez ou faites préparer le mélange suivant dans un flacon de 10 ml :

- 1 ml d'HE de marjolaine *(Origanum majorana)*
- 1 ml d'HE de myrrhe *(Commiphora molmol)*
- 0,5 ml d'HE de cumin *(Cuminum cyminum)*
- 0,5 ml d'HE de lédon du Groenland *(Ledum groenlandicum)*
- HV d'amande douce *(Prunus dulcis)* qsp 15 ml

Appliquez 2 fois par jour sur la gorge à hauteur de la thyroïde, pendant 20 jours. À renouveler au besoin après 1 semaine de pause.

Coût : € € € (lédon du Groenland)

Tics

Ces mouvements anormaux, involontaires et répétitifs, soudains et brefs, apparaissent généralement dans l'enfance (ils sont 3 à 4 fois plus fréquents chez les garçons et ont un caractère héréditaire). Ils peuvent s'estomper avec l'âge au repos, mais peuvent aussi s'accentuer sous l'effet des émotions.

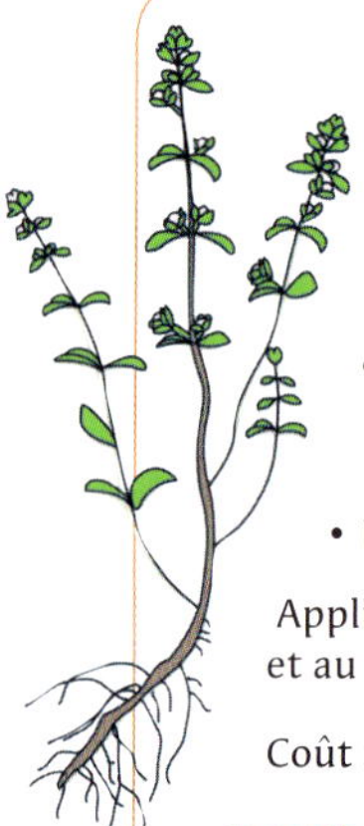

LA RECETTE

Pour apaiser certaines réactions du système nerveux

> En externe, préparez le mélange suivant dans un flacon de 10 ml :

- 1 ml d'HE de marjolaine *(Origanum majorana)*
- 1 ml d'HE de zeste de mandarine *(Citrus reticulata* var. *mandarin)*
- HV noisette *(Corylus avellana)* qsp 10 ml

Appliquez 2 fois par jour à l'intérieur des poignets et au plexus pendant 20 jours. À renouveler.

Coût : €

CONTRE-INDICATIONS : pas d'exposition au soleil après application.

Tiques

(> Voir aussi Lyme [maladie de], Parasites cutanés)

Les tiques sont des acariens parasites externes. Elles s'accrochent à la peau et se nourrissent du sang en infligeant des piqûres. La salive des tiques est irritante, et les morsures de tiques provoquent une forte rougeur circulaire (érythème), parfois même des réactions allergiques. En outre, les tiques peuvent transmettre des maladies graves, comme la borréliose (maladie de Lyme), causée par une bactérie.

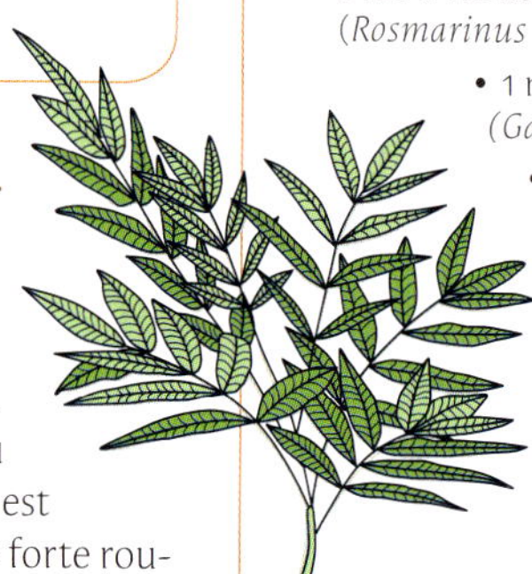

LA RECETTE

Pour désinfecter la zone de la piqûre et apaiser l'irritation

> En premier lieu, retirer la tique avec une pince appropriée, avant d'appliquer 1 goutte d'huile d'essentielle de tea tree ou arbre à thé *(Melaleuca alternifolia)*, de manuka *(Leptospermum scoparium)*, d'iary *(Psiadia altissima)* ou de palo santo *(Bursera graveolens)*.

Coût : € (tea tree, ou arbre à thé) à € € € (palo santo)

CONSEIL

Il faut retirer les tiques au moyen d'une pince à épiler ou d'un tire-tique (petit crochet, vendu en pharmacie). Pour éviter tout risque que la tique ne régurgite sa salive (irritante, voire infectée par un germe) au moment de l'extraction, on ne doit pas presser le corps de la tique ni tenter de l'étouffer ou de l'endormir avec de l'alcool ou de l'éther.

Torticolis

Le torticolis est une contracture plus ou moins douloureuse des muscles du cou, limitant les mouvements de rotation de la tête. Le torticolis banal est dû soit à un mouvement brutal du cou, soit à une mauvaise position du cou pendant le sommeil.

LA RECETTE

Pour atténuer les symptômes

> En externe, préparez ou faites préparer le mélange suivant dans un flacon de 10 ml :

- 2 ml d'HE de romarin à camphre *(Rosmarinus officinalis* ct camphre)
- 1 ml d'HE de gaulthérie couchée ou odorante *(Gaultheria procumbens* ou *G. fragrantissima)*
- 1 ml d'HE de katrafay *(Cedrelopsis grevei)*
- HE de copahier *(Copaifera officinalis)* qsp 10 ml

Faites 2 à 3 applications par jour jusqu'à ce que les symptômes disparaissent, souvent en moins de 3 jours.

Coût : € €

Toux

(> Voir aussi Bronchite, Maux de gorge)

La toux se manifeste par une expiration brusque et bruyante, réflexe ou volontaire, aiguë ou chronique, sèche ou grasse, qui favorise l'expulsion de l'air contenu dans les poumons. Elle peut avoir des origines très diverses, bénignes ou graves. Une toux grasse doit être soignée par des substances expectorantes pour favoriser l'élimination des sécrétions bronchiques. Les substances antitussives ne doivent être employées que pour une toux sèche.

LA RECETTE

Contre la toux grasse

> En externe, préparez ou faites préparer le mélange suivant :

- 1 ml d'HE de baume du pérou *(Myroxylon balsamum* var. *pereirae)*
- 2 ml d'HE de pin sylvestre *(Pinus sylvestris)*
- 1 ml d'HE de basilic grand vert *(Ocimum basilicum* ct linalol)
- 1 ml d'HE de rosalina *(Melaleuca ericifolia)*
- 1 ml d'HE d'inule odorante *(Inula graveolens)*
- HV de noisette *(Corylus avellana)* qsp 30 ml

Appliquez sur le torse et le dos 2 fois par jour jusqu'à la disparition des symptômes.

Coût : €€€ (inule odorante)

> En interne, faites préparer le mélange suivant :

- 0,5 ml d'HE de rosalina *(Melaleuca ericifolia)*
- 0,5 ml d'HE de cyprès *(Cupressus sempervirens)*
- 0,5 ml d'HE d'eucalyptus staigeriana *(Eucalyptus staigeriana)*
- 0,5 ml d'HE de serpolet *(Thymus serpyllum)*
- Dispersant de type Solubol™ ou Disper™ qsp 10 ml

Prenez 10 gouttes dans une cuillère d'huile d'olive, 3 fois par jour pendant 7 jours.

Coût : €€

CONTRE-INDICATIONS : grossesse, allaitement, cancers hormono-dépendants

> En interne, pour les nourrissons et les enfants, faites préparer les suppositoires :

- HE de basilic grand vert *(Ocimum basilicum* ct linalol) : nourrisson 10 mg / enfant 25 mg
- HE de mandravasarotra ou saro *(Cinnamosma fragrans)* : nourrisson 30 mg / enfant 25 mg
- HE de pin sylvestre *(Pinus sylvestris)* : nourrisson 10 mg / enfant 25 mg
- Excipient de type Suppocire™ qsp 1 suppositoire 1 g dt 14

Prenez 1 suppositoire 2 fois par jour pendant 7 jours.

Coût : €€

Pour traiter la toux sèche

> En interne ou en externe, faites préparer le mélange suivant :

- 0,5 ml d'HE d'eucalyptus staigeriana *(Eucalyptus staigeriana)*
- 1 ml d'HE d'hélichryse mâle *(Helichrysum bracteifeum)*
- 0,5 ml d'HE de rosalina *(Melaleuca ericifolia)*
- HV de cumin noir *(Nigella sativa)* qsp 10 ml

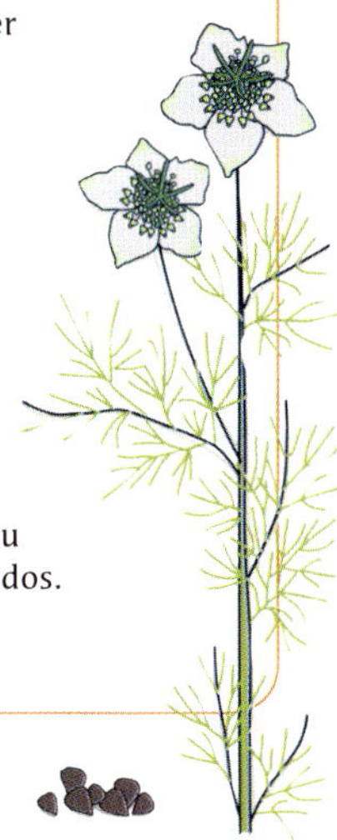

Prenez 10 gouttes dans une cuillère de miel, 3 fois par jour pendant 7 jours, et/ou appliquez 2 fois par jour sur le torse et le dos.

Coût : €€€

Triglycérides (> voir Cholestérol, Congestion du foie)

Troubles de la ménopause (> voir Bouffées de chaleur, Ménopause, Vertiges)

Troubles menstruels (> voir Règles)

Troubles sexuels (> voir Excitation sexuelle, Impuissance)

Ulcère cutané

C'est une plaie de la peau qui ne cicatrise pas. Sur les jambes, les ulcères sont généralement dus à une insuffisance veineuse à un stade avancé (ulcère variqueux), qu'il vaut mieux traiter à un stade précoce *(voir Fragilité capillaire, Insuffisance veineuse, Varices)*. En effet, ils résultent d'une phlébite ancienne ou de varices qui n'ont pas été traitées correctement.

LA RECETTE

Pour traiter un ulcère de la peau, en alternance avec les soins médicaux conventionnels

> En externe, mélangez dans un flacon de 30 ml :

- 2 ml d'HE de ciste ladanifère *(Cistus ladaniferus)*
- 2 ml d'HE de géranium rosat *(Pelargonium* x *asperum)*
- 2 ml d'HE d'hélichryse italienne *(Helichrysum italicum)*
- 7 ml d'HV de rose musquée du Chili *(Rosa rubiginosa)*
- 7 ml d'HV de ricin *(Ricinus communis)*
- 10 ml d'HV de tamanu *(Calophyllum inophyllum)*

Appliquez 2 à 3 fois par jour jusqu'à la cicatrisation.

>>

Coût : €€€ (hélichryse italienne, ciste ladanifère)

> En interne, prévoyez un drainage du foie en tisane pendant 3 semaines : mélangez artichaut *(Cynara scolymus)*, **romarin** *(Rosmarinus officinalis)* **et boldo** *(Peumus boldus)*. **Buvez 3 bols par jour, en faisant infuser 1 cuillère à soupe pour un bol. Puis prenez pendant 3 mois une tisane de plantes vaso-constrictrices à parts égales : marron d'Inde** *(Aesculus hippocastanum)*, **vigne rouge** *(Vitis vinifera)*, **cyprès** *(Cupressus sempervirens)* **et hamamélis de Virginie** *(Hamamelis virginiana)*. **Buvez 3 bols par jour à raison de 3 semaines par mois.**

Ulcère gastrique

Plaie qui se forme dans la muqueuse de l'estomac. Le symptôme est généralement une douleur de type crampe ou brûlure, parfois intense, qui apparaît 2 à 3 heures après les repas et est calmée par l'alimentation.

> Les huiles essentielles n'interviennent ici qu'en amont, à titre préventif, en cas de gastrite *(Voir Acidité gastrique)*.

ASSOCIEZ à des tisanes de racine de réglisse *(Glycyrrhiza glabra)* **sauf en cas d'hypertension, du macérat mère de bourgeons de figuier** *(Ficus carica)*, **5 gouttes 3 fois par jour, en alternance avec un verre d'eau d'argile blanche.**

Urémie

(> voir Insuffisance rénale)

Taux d'urée dans le sang. L'urémie est anormalement élevée en cas d'insuffisance rénale, anormalement basse en cas d'insuffisance hépatique grave. Le taux normal est compris entre 0,25 à 0,45 g/litre de sang, ce chiffre pouvant être un peu plus élevé chez une personne avec une alimentation riche en viandes, ou ne buvant pas assez.

Urétrite

(> voir Infections urinaires)

Inflammation de l'urètre d'origine infectieuse (bactérie, parasite), le plus souvent sexuellement transmissible (gonocoques responsables de la blennorragie, mycoplasmes, chlamydias). Elle atteint surtout l'homme jeune.

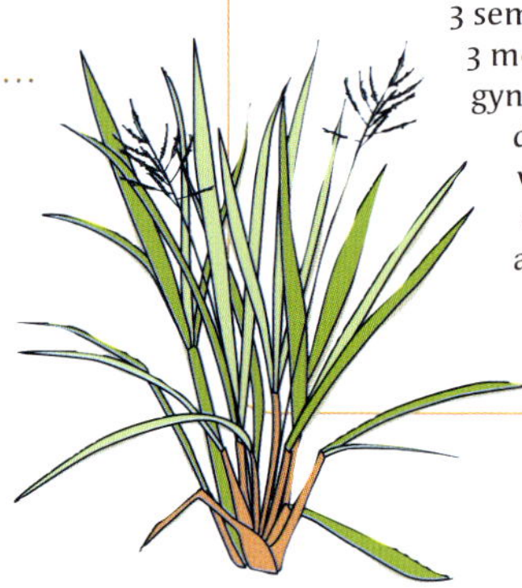

Vaginite

(> Voir aussi Leucorrhée, Prurit vulvaire)

C'est une inflammation des parois vaginales. Elle peut être due à une infection (bactérie, champignon) ou résulter de la présence d'un corps étranger, d'une allergie ou d'une diminution des sécrétions de la muqueuse vaginale à la ménopause. Elle peut se traduire par des pertes vaginales (leucorrhées), des sensations de brûlures, des démangeaisons ou des douleurs lors des rapports sexuels.

LA RECETTE

Pour apaiser l'inflammation

> En externe, en application locale, préparez le mélange suivant :

- 1 ml d'HE de fragonia *(Agonis fragrans)*
- 1 ml d'HE d'eucalyptus citronné *(Eucalyptus citriodora)*
- 1 ml d'HE de palmarosa *(Cymbopogon martinii)*
- 1 ml d'HE de millepertuis *(Hypericum perforatum)*
- HV de millepertuis *(Hypericum perforatum)* qsp 15 ml

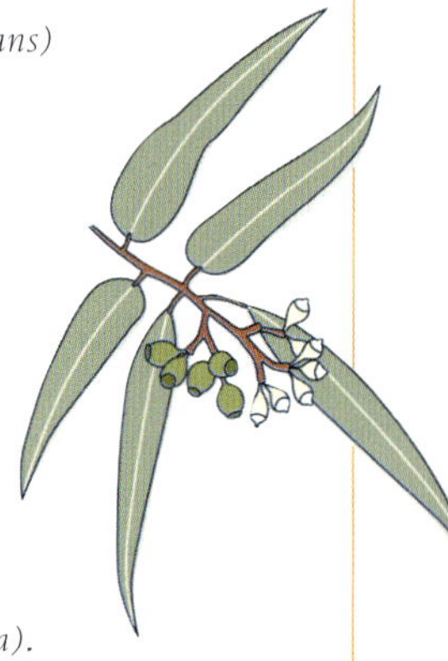

Faites 2 à 3 applications par jour, en alternance avec des douches vaginales d'eau florale de camomille *(Anthemis nobilis)* **ou de lavande fine** *(Lavandula angustifolia)*.

Coût : €€

À faire préparer en pharmacie

> En interne, des ovules contenant :

- 100 mg d'HE de fragonia *(Agonis fragrans)*
- 50 mg d'HE d'eucalyptus citronné *(Eucalyptus citriodora)*
- 50 mg d'HE de palmarosa *(Cymbopogon martinii)*
- 50 mg d'HE de millepertuis *(Hypericum perforatum)*
- Excipient de type Whitepsol™ qsp 1 ovule de 4 g dt 40

Placez 1 ovule matin (avec un tampon) et soir pendant 3 semaines. À renouveler au besoin sur 3 mois après 1 semaine de pause avec suivi gynécologique. Il est également conseillé de pratiquer tous les jours des douches vaginales avec de l'argent colloïdal, et de reconstituer la flore vaginale avec des probiotiques appropriés.

Coût : €€

Varicelle

(> Voir aussi Zona, Herpès)

Cette maladie infectieuse contagieuse est due au virus varicelle-zona-herpès (3 pathologies liées au même virus). Elle survient en général dans l'enfance, entre 2 et 10 ans. Elle est plus rare à l'âge adulte, mais ressurgit à cet âge sous forme d'herpès ou de zona. Transmise par voie respiratoire, la maladie se manifeste par une éruption, précédée d'une fièvre modérée de 38 °C et d'une rougeur de la peau. Les tâches rouges, accompagnées de démangeaisons, deviennent des vésicules au bout de 24 heures, qui se dessèchent en 2 jours pour former des croûtes.

LA RECETTE

Pour traiter la peau et faciliter la cicatrisation

> En application locale, utilisez l'huile essentielle de tea tree ou arbre à thé *(Melaleuca alternifolia)* ou de niaouli *(Melaleuca quinquenervia)*, pure ou de préférence diluée à 20 % dans de l'huile végétale telle que celle de tamanu *(Calophyllum inophyllum)*, en évitant soigneusement de toucher la peau avec les doigts (prenez un coton-tige).

Coût : €

Varices

(> Voir Fragilité capillaire, Insuffisance veineuse, Phlébite)

Une varice est la dilatation pathologique permanente d'une veine, en général sur un membre inférieur (cuisse ou jambe). Plusieurs facteurs favorisent la survenue des varices : la sédentarité, l'hérédité, un déséquilibre hormonal, une surcharge pondérale, et la station debout prolongée – notamment en période de chaleur. Les varices sont dues à une stagnation du sang dans les veines, qui perturbent le retour veineux vers le cœur car les valvules « anti-retour » ne sont plus étanches. En naturopathie, les varices sont généralement associées à un engorgement du foie *(voir Congestion du foie et Insuffisance hépatique)*.

LA RECETTE

Pour favoriser le retour veineux

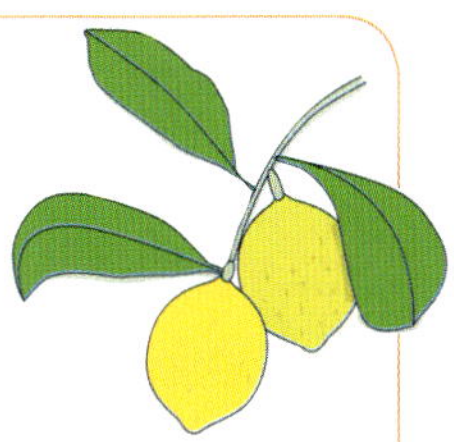

> En externe, préparez le mélange suivant dans un flacon de 30 ml :

- 3 ml d'HE de cyprès *(Cupressus sempervirens)*
- 2 ml d'HE de patchouli *(Pogostemon cablin)*
- 3 ml d'HE de citron *(Citrus limonum)*
- 2 ml d'HE de cèdre de l'Atlas *(Cedrus atlantica)*
- HV de tamanu *(Calophyllum inophyllum)* qsp 30 ml

Massez-vous, en particulier les jambes, en remontant par la face interne et en redescendant par la face externe.

Coût : €

CONTRE-INDICATIONS : cancers hormono-dépendants, grossesse, allaitement. Ne vous exposez pas au soleil après application.

ASSOCIEZ cette préparation à des tisanes de vigne rouge *(Vitis vinifera)*, d'hamamélis *(Hamamelis virginiana)*, de marron d'Inde *(Aesculus hippocastanum)*, de noisetier *(Corylus avellana)* ou de gingko biloba, à raison de 3 bols par jour à boire pendant 3 semaines, et à renouveler sur 2 à 3 mois après 1 semaine de pause.

Commencez par drainer le foie, notamment à l'automne et au printemps, en buvant 2 à 3 bols par jour d'un mélange de tisane à base de plantes cholagogues (qui stimulent la sécrétion de bile) et cholérétiques (qui stimulent l'excrétion de bile) : artichaut *(Cynara scolymus)*, boldo *(Peumus boldus)*, fumeterre *(Fumaria officinalis)*, chardon-Marie *(Silybum marianum)*, romarin *(Rosmarinus officinalis)*...

ⓘ CONSEILS

Pratiquez de temps à autre des douches écossaises (alternance d'eau chaude et d'eau froide en affusion avec la pomme de douche), en remontant le long de la face interne des jambes, des bains de pieds et de mains, et ayez une activité physique régulière.

Vergetures

Les vergetures forment des stries parallèles sur la peau. Elles correspondent à une altération des fibres du derme, en raison de la distension de la peau accompagnant une prise de poids brusque et excessive (croissance rapide à la puberté, obésité ou grossesse). Rouge violacé au début, elles deviennent ensuite blanc nacré.

LA RECETTE

Pour prévenir les vergetures

> En externe, préparez le mélange suivant (utilisable pendant la grossesse, mais seulement à partir du 4e mois) :

- 1 ml d'HE de bois de rose *(Aniba rosaeodora)*
- 1 ml d'HE de ciste *(Cistus ladaniferus)*
- 1 ml d'HE de rosalina *(Melaleuca ericifolia)*
- 5 ml d'HV d'avocat *(Persea grattissima)*

>>

- HV de rose musquée du Chili *(Rosa rubiginosa)* qsp 15 ml

Faites 2 à 3 applications par jour, pendant 3 semaines.

Coût : € € (ciste)

Il est possible de remplacer le bois de rose, qui est en voie de disparition, par le bois de Hô (*Cinnamomum camphora* ct linalol)

PRENEZ UNE TISANE « drainage détox », que vous trouverez en herboristerie, et buvez-en 3 bols par jour pendant 3 semaines au changement de saison.

ⓘ CONSEIL

Au niveau alimentaire, favorisez les huiles de bonne qualité, bien équilibrées en oméga-3 (colza, noix, chanvre...), et prenez des compléments alimentaires riches en silice, qui nourrit et assouplit les tissus conjonctifs. Surveillez la prise de poids en ayant un régime alimentaire approprié.

Verrues

(> Voir aussi, pour d'autres problèmes cutanés proches des verrues : Cors, Molluscum contagiosum)

Ce sont des petites tumeurs bénignes (non cancéreuses) de la peau, contagieuses et dues à un virus (papillomavirus). Les verrues vulgaires sont localisées sur le dos des mains et des doigts et les verrues plantaires, plus profondes, au niveau des points d'appui du pied. Les verrues planes touchent surtout les jeunes et les personnes dont le système immunitaire est affaibli. Elles sont localisées sur le visage, le dos des mains, les bras, les genoux et la face antérieure des jambes. Enfin, les condylomes *(voir Condylomes)* sont des verrues génitales. Les verrues séborrhéiques (ou kératoses séborrhéiques) sont des petites protubérances brunes de la peau, absolument bénignes, qui ne sont pas d'origine infectieuse. Elles touchent plutôt des personnes de plus de 50 ans sur le visage, le dos et la poitrine.

LA RECETTE
Pour brûler les verrues

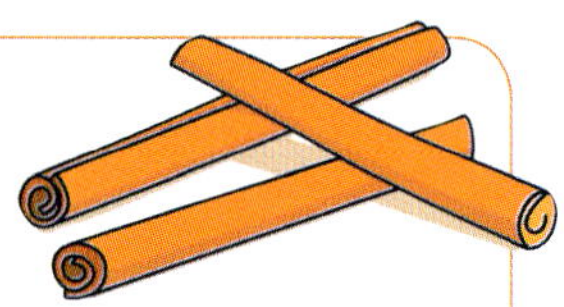

> En externe, préparez ou faites préparer le mélange suivant :

- 3 ml d'HE de tea tree ou arbre à thé *(Melaleuca alternifolia)*
- 3 ml d'HE de sarriette *(Satureja montana)*
- 2 ml d'HE de citron *(Citrus limonum)*
- 2 ml d'HE de cannelle *(Cinnamomum zeylanicum)*

Pratiquez 2 à 3 applications sur la verrue avec un coton-tige ou un pinceau, en évitant soigneusement la peau alentour (ces HE sont dermocaustiques). Lavez-vous soigneusement les mains avant et après avec du savon.

Coût : € €

EN COMPLÉMENT : faites macérer des morceaux d'écorce d'orange pendant 3 jours dans du vinaigre de cidre. Appliquez un morceau du côté blanc (imbibé de vinaigre) sur la verrue et maintenez-le avec un sparadrap pour la nuit. À renouveler pendant 3 jours.

Vers

Les oxyures et les ascaris sont des vers parasites de l'intestin. C'est une parasitose répandue, notamment l'oxyurose, qui touche les jeunes enfants (transmission par les bacs à sable), les personnes âgées et les personnes placées en hôpital psychiatrique.

LA RECETTE
Pour détruire les vers

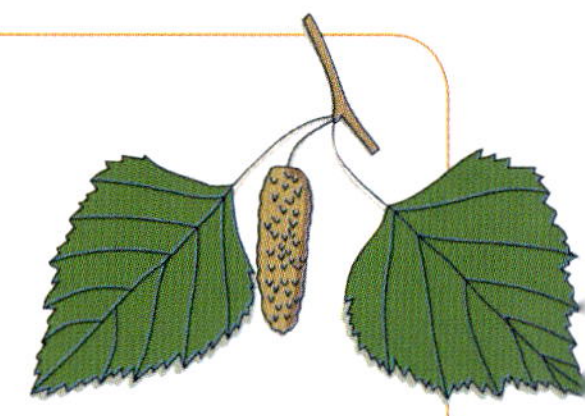

> En interne, pour les adultes, préparez le mélange suivant :

- 1 ml d'HE de myrrhe *(Commiphora molmol)*
- 1 ml d'HE de thym à bornéol *(Thymus satureioides)*
- 1 ml d'HE de bouleau jaune *(Betula alleghaniensis)*
- 1 ml d'HE de cardamome *(Elettaria cardamomum)*
- 1 ml d'HE de criste marine *(Crithmum maritimum)*
- HV de courge *(Cucurbita pepo)* qsp 30 ml

Prenez 10 gouttes avec une cuillère à café de miel 2 à 3 fois par jour, en particulier 4 jours avant et après la pleine lune ou la nouvelle lune.

Coût : € € € (criste marine)

> En externe, et pour les enfants, préparez le mélange suivant :

- 1 ml d'HE de basilic fin vert tropical *(Ocimum basilicum* var. *minimum)*
- 1 ml d'HE de thym à linalol (*Thymus vulgaris* ct linalol)
- 1 ml d'HE d'ail *(Allium sativum)*
- 1 ml d'HE de bouleau jaune *(Betula alleghaniensis)*
- 1 ml d'HE de cardamome *(Elettaria cardamomum)*
- HV d'amande douce *(Prunus dulcis)* qsp 30 ml

Appliquez 2 à 3 fois par jour autour du nombril. **ASSOCIEZ** à un mélange de 2 cuillères à soupe de graines de courge *(Cucurbita pepo)* mélangées avec du miel, en particulier 4 jours avant et après la pleine lune ou la nouvelle lune. Donnez une tisane laxative de graines de plantain psyllium *(Plantago psyllium)* et de fleurs de mauve *(Malva sylvestris)*, 2 heures après la prise.

Coût : € €

Vitiligo

Le vitiligo est une maladie de peau d'origine inconnue qui se manifeste par une dépigmentation de la peau. En effet, elle provoque une diminution ou une absence de mélanine (pigment noir qui colore la peau). C'est une affection fréquente, qui touchant 1 % de la population. L'exposition au soleil (rayons ultraviolets) apporte une amélioration.

LA RECETTE
Avec des huiles essentielles photosensibilisantes

> En externe, préparez ou faites préparer le mélange suivant dans un flacon de 15 ml :

- 1 ml d'HE de khella *(Ammi visnaga)*
- 1 ml d'HE de millepertuis *(Hypericum perforatum)*
- 1 ml d'HE de zeste de bergamote *(Citrus bergamia)*
- 1 ml d'HE de racine d'angélique *(Angelica archangelica)*
- 5 ml d'HV de millepertuis *(Hypericum perforatum)*
- HV de rose musquée du Chili *(Rosa rubiginosa)* qsp 15 ml

Appliquez 2 fois par jour sur les plaques seules (sans toucher la peau alentour) et exposez votre peau une demi-heure au soleil par jour, pendant 20 jours.

Coût : € € € (angélique)

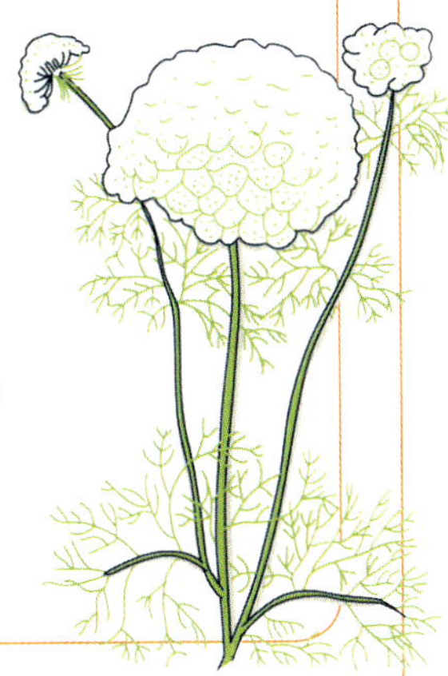

CONSEIL

Pour éviter tout risque de brûlures, il est impératif de limiter l'application aux seules zones à traiter ! En effet, ces huiles essentielles sensibilisent fortement la peau aux effets des rayons ultraviolets.

Vomissements (> voir Mal des transports, Nausées)

Vulvite (> voir Prurit vulvaire)

Yeux (> voir Conjonctivite, Irritation des paupières, Orgelet)

Zona

Le zona est une maladie infectieuse due à la réactivation du virus varicelle-zona, caractérisée par une sensation très douloureuse de brûlure sur le trajet d'un nerf et une éruption, au bout de quelques jours, de petites taches rouges surmontées de vésicules. Le virus reste à l'état latent dans l'organisme, notamment si la personne a eu la varicelle dans l'enfance, et ressurgit à l'âge adulte en cas de stress ou de baisse des défenses immunitaires. C'est une maladie contagieuse par contact cutané avec les lésions.

LA RECETTE
Pour favoriser la guérison et la cicatrisation des lésions

> En externe, préparez le mélange suivant :

- 3 ml d'HE de tea tree ou arbre à thé *(Melaleuca alternifolia)*
- 1 ml d'HE d'eucalyptus citronné *(Eucalyptus citriodora)*
- 1 ml d'HE de fragonia *(Agonis fragrans)*
- 1 ml d'HE de manuka *(Leptospermum scoparium)*
- 1 ml d'HE de menthe poivrée *(Mentha* x *piperita)*
- 1 ml d'HE de giroflier *(Eugenia caryophyllata)*
- HV de tamanu *(Calophyllum inophyllum)* qsp 15 ml

Appliquez 5 à 6 fois par jour jusqu'à la disparition des symptômes, en évitant soigneusement de toucher les lésions avec vos mains. Lavez-vous soigneusement les mains avant et après.

Coût : € €

> En interne, préparez le mélange antiviral suivant :

- 2 ml d'HE de basilic *(Ocimum basilicum)*
- 2 ml d'HE de mandravasarotra ou saro *(Cinnamosma fragrans)*
- 2 ml d'HE de laurier noble *(Laurus nobilis)*
- 2 ml d'HE de niaouli *(Melaleuca quiquenervia)*
- 2 ml d'HE de tea tree ou arbre à thé *(Melaleuca alternifolia)*

Prenez 1 à 2 gouttes dans une cuillère à café de miel, d'huile d'olive ou de purée de sésame, 3 fois par jour pendant 7 jours. À renouveler.

Coût : € €

ASSOCIEZ cette prise à des tisanes de plantes immunostimulantes et antivirales : lapacho *(Tabebuia avellanedae)*, échinacée pourpre *(Echinacea purpurea)* ou griffe du chat *(Uncaria tomentosa)*, à raison de 3 bols à boire par jour pendant 3 semaines. Mesurez 1 cuillère à soupe pour 1 bol, à faire bouillir 5 minutes et à laisser infuser encore 15 minutes.

Index

A

B

C

D

E

J-K

L

M

N

O

P

R

S

T

V-W

Y-Z

Bibliographie et sites internet

Ouvrages de référence

- Baudoux D., *l'aromathérapie, se soigner par les huiles essentielles*, Amyris, Bruxelles 2008
- Baudoux D., Dr Zhiri A., Breda M.L., *huiles essentielles chémotypées*, Inspir Develoment, Luxembourg, 2008
- Bosson L., Dietz G., *l'aromathérapie énergétique*, Amyris, Bruxelles 2004
- Bosson L., *l'hydrolathérapie, thérapie des eaux florales*, Amyris, Bruxelles 2005
- Festy D., *ma bible des huiles essentielles*, Leduc.s éditions, Paris 2008
- Folliard T., *ABC de l'herboristerie familiale*, Grancher, Paris 2009.
- Franchomme P., Dr Pénoël D., *l'aromathérapie exactement*, Robert Jollois, Limoges 2001
- Mulot M.-A., *les secrets d'une herboriste*, éditions du Dauphin, Paris 1999
- Chevalier, Andrew, *Encyclopédie des plantes médicinales, identification, préparations, soins*, Larousse, Paris 2001
- Ouvrage collectif des enseignants du Dumenat de Bobigny, faculté de médecine Paris XIII, *phytothérapie, la santé par les plantes*, sélection du Reader's Digest, Bagneux 2007
- Dr Pénoël D., *l'aromathérapie quantique*, Guy Trédaniel, Paris 2010
- Roulier G., *les huiles essentielles pour votre santé*, Dangles, Saint-Jean-de- Braye 2005
- Sommerard M., *le chemin des arômes*, Médicis, Paris 2006
- Dr Staub H., Bayer L, *Traité approfondie de phyto-aromathérapie*, Grancher, Paris 2009
- Valnet J., *Aromathérapie*, Maloine, Paris 1972
- Valnet J., Phytothérapie et Aromathérapie, Lpd pratique (poches)
- Werner M., Von Braunschweig R., *l'aromathérapie*, Vigot, Paris 2007 pour l'édition française
- Dr Willem J.P., *les huiles essentielles, médecine d'avenir*, éditions du Dauphin, Paris 2002

Phytothérapie et aromathérapie

- Debuigne G., Couplan F., *petit Larousse des plantes qui guérissent*, Larousse, Paris 2013
- Minker, C, *200 plantes qui vous veulent du bien*, Larousse, Paris, 2013

Quelques sites internet

Il s'agit tous de sites qui commercialisent des produits d'aromathérapie et/ou de phytothérapie. Mais certains d'entre eux proposent en plus une information complète et de qualité.

- http://www.abiessence.com
- http://www.aroma-zone.com
- http://www.amabilia.com
- http:// www.asterale.com (Simon Lemesle)
- http://www.aromalium.com
- http://www.aromalves.com
- http://www.biofeeling.com
- http://www.bivea.fr
- http://www.florame.com
- http://www.rm-gattefosse.com/
- http://www.golgemma.com
- http://harmonisanatura.com
- http://www.homeophyto.com
- http://www.labogravier.com/huit/
- http://www.le gatillier.com : *production d'huiles essentielle bio*
- http://www.osmobiose.com (école du Dr Pénoël)
- http://www.pranarom.com.com

Sources complémentaires

> Simon LEMESLE
Astérale, 21 rue de Beauce 41 600 LAMOTTE BEUVRON.
Tél/fax 02 54 83 01 35. www.asterale.com

Pour les huiles essentielles de Madagascar (composition et vertus ; liste ci-dessous) :

- Baie rose *(Schinus terebinthifolia)*
- Famonty *(Pluchea grevei)*
- Gingembre papillon *(Hedychium coronarium)*
- Hélichryse faradifani *(Helichrysum faradifani)*
- Hélichryse femelle *(Helichrysum gymnocephalum)* : Simon Lemesle et Dr Daniel Pénoël
- Hélichryse mâle *(Helichrysum bracteiferum)*
- Iary *(Psiadia altisima)*
- Issa *(Rhus taratana)*
- Katrafay *(Cedrelopsis grevei)*
- Maniguette *(Aframomum angustifolium)*
- Ravensare *(Ravensara aromatica)*
- Saro *(Cinnamosma fragrans)*

> Dr Daniel Pénoël, Amanda Pénoël & Magali Viselthier-Pénoël
ecolepenoel@orange.fr, www.ecolepenoel.com
Tél : 04 75 25 68 06.
Résultats d'analyse effectuée par Osmobiose (www.osmobiose.com)

Pour les huiles essentielles ci-après (composition et vertus) :

- Origan kalitéri *(Origanum vulgaris var. kalitéri)*
- Fragonia *(Agonis fragrans)*
- Kunzea *(Kunzea ambigua)*

Crédits des illustrations

Tous les dessins : © Clémence Daniel

Photographies

© **Corbis** / Charles et Josette Lenars : 12

© **Digitalice** / H. Verspieren : 59, 139

© **Larousse / Olivier Ploton :** 46, 47

© **MAP** / Frédéric Didillon : 123 • © MAP / Friedrich Strauss : 133 • © MAP / Nicole et Patrick Mioulane : 98

© **Simon Lemesle** : 15, 75, 102, 120, 128

© **Shutterstock** / Africa Studio : 124 • © Shutterstock / anat chant : 19 (5) • © Shutterstock / andreasnikolas : 89 • © Shutterstock / Andrii Orlov : 74 • © Shutterstock / botamochy : 45 (au c.), 224 • © Shutterstock / C. Gissemann : 63, 97, 131, 150 • © Shutterstock / Calvste : 64 • © Shutterstock / Chalya Danchalyaphum : 113 • © Shutterstock / Chris Christou : 137 • © Shutterstock / Czesnak Zsolt : 151 • © Shutterstock / Donjiy : 112 • © Shutterstock / Emily Goodwin : 101 • © Shutterstock / F. Mann : 36 • © Shutterstock / Fattan Dehghani : 11 • © Shutterstock / Floydine : 259 • © Shutterstock / Fotographische : 155 • © Shutterstock / FR : 135 • © Shutterstock / freya_photographer : 26 (à dr.) • © Shutterstock / Gtranquillity : 134 • © Shutterstock / Heike Rau : 148 • © Shutterstock / Hein Nouwens : 13, 22 • © Shutterstock / Helen E. Grose : 30 (au c.) • © Shutterstock / hjschneider : 26 (au c.) • © Shutterstock / Iakov Filimonov : 82 • © Shutterstock / islavicek : 29 (au c.) • © Shutterstock / itman_47 26 (à g.) • © Shutterstock / janaph : 85 • © Shutterstock / Janelle Lugge : 17, 153 • © Shutterstock / joloei : 146, 156 • © Shutterstock / JPC_PROD : 69 • © Shutterstock / kanusommer : 55 • © Shutterstock / Kati Molin : 45 (à dr.) • © Shutterstock / Liane M : 92 • © Shutterstock / Lijam : 58 • © Shutterstock / Luisa Puccini : 41 • © Shutterstock / Mag Yip : 61 • © Shutterstock / mama_mia : 70, 107, 119 • © Shutterstock / marilyn barbone : 122 • © Shutterstock / Marina Zohrbach : 43 • © Shutterstock / Martin Fowler : 25 (à g.), 29 (à g.) • © Shutterstock / matka_Wariatka : 65, 81 • © Shutterstock / Mauro Pezzotta : 67 • © Shutterstock / maxriesgo : 42 • © Shutterstock / Mazzzur : 62 • © Shutterstock / Morphart creation : 28 • © Shutterstock / mrfotos : 68 • © Shutterstock / Natalia Klenova : 25 (à dr.), : 109 • © Shutterstock / ntdanai : 29 (à dr.) • © Shutterstock / Olaf Speier : 84 • © Shutterstock / Olga Miltsova : 17, 34-35, 39, 45 (à g.), 110, 116 • © Shutterstock / (coll. iStock) / ooktee : 138 • © Shutterstock / pavla : 19 (1)

>>

• © Shutterstock / Pep Fuster : 19 (3), 141 • © Shutterstock / Philip Lange : 48 • © Shutterstock / Photo SGH : 07 (en haut), 86, 93, 108, 115, 279 • © Shutterstock / Photo Wegas : 30 (à dr.) • © Shutterstock / pittaya : 157 • © Shutterstock / Repina Valeriya : 13, 14 • © Shutterstock / Sea Wave : 99 • © Shutterstock / Serena Carminati : 132 • © Shutterstock / Silver-John : 118 • © Shutterstock / Ta Khum : 73 • © Shutterstock / Thomas Klee : 106 • © Shutterstock / Tobias Arheiger 83 • © Shutterstock / Vahan Abrahamyan : 30 (à g.) • © Shutterstock / Valentina G: 54 • © Shutterstock / Valentyna Chukhlyebova: 25 (au c.) • © Shutterstock / Vladimir Melnik : 78 • © Shutterstock / Vesna Cvorovic : 04 (en bas) • © Shutterstock / WhiteTag: 241 • © Shutterstock / Xiebiyun: 72 • © Shutterstock / Yellowj : 71 • © Shutterstock / yonibunga: 57 • © Shutterstock / Zhukov Oleg : 52-53, 103, 121 • © Shutterstock / Zigzag Mountain Art : 96

© **Thinkstock** (coll. iStock) : 66 • Thinkstock (coll. iStock) akiyoko : 143 • © Thinkstock (coll. iStock) Art_of_Photo : 130 • © Thinkstock (coll. iStock) Aurélien Brusini : 33 • © Thinkstock (coll. iStock) bgfoto126 : 100 • © Thinkstock (coll. iStock) Bhubatet : 145 • © Thinkstock (coll. iStock) botamochy : 08 • © Thinkstock (coll. iStock) george tsartsianidis : 95 • © Thinkstock (coll. iStock) Jelena Jovanovic : 07 (en bas) • © Thinkstock (coll. iStock) joloei : 142 • © Thinkstock (coll. Hemera) Lucie Rihova : 152 • © Thinkstock (coll. Hemera) Maria Radeva : 06 • © Thinkstock (coll. iStock) marilyna : 154 • © Thinkstock (coll. iStock) matka_Wariatka : 140 • © Thinkstock (coll. iStock) nanka-stalker : 158 • © Thinkstock (coll. iStock) Olga Miltsova : 147 • © Thinkstock (coll. iStock) paveigr : 77 • © Thinkstock (coll. iStock) ryuyamasaki : 126 • © Thinkstock (coll. iStock) Sally Scott : 56 • © Thinkstock (coll. iStock) Santje09 : 136 • © Thinkstock (coll. iStock) Tom Coultas : 19 (4) • © Thinkstock (coll. iStock) Tracy Hebden : 91 • © Thinkstock (coll. iStock) Valenaphoto : 144 • © Thinkstock (coll. iStock) Xiebiyun : 79 • © Thinkstock (coll. iStock) yannich : 04 (en haut) • © Thinkstock (coll. iStock) Yelena Yemchuk : 105 • © Thinkstock (coll. iStock) yonoyo : 53

© **Wikimedia** / Bildtankstelle : 111 • © Wikimedia / Centre Arôme : 117 • © Wikimedia / Chemical Heritage Foundation : 14 • © Wikimedia / Drow male : 19 (2) • © Wikimedia / ecosalon.com : 37 • © Wikimedia / Ethel Aardvark : 60 • © Wikimedia / Flagstaffotos.com : 129 • © Wikimedia / Forest et Kim Starr 87, 127 • © Wikimedia / H. Zell : 104, 125 • © Wikimedia / John Delano: 90 • © Wikimedia / John Tann 88 • © Wikimedia / Kyloe Woods 80 • © Wikimedia / Nova : 149 • © Wikimedia / Stan Shebs: 94 • © Wikimedia / Taoujouti Abdehrouhaïmen: 76 • © Wikimedia / Xemenendura : 114

Crédits de la couverture

En haut à gauche : © Shutterstock / Kirschner
En haut à droite : © Shutterstock / Matka Wariatka
En bas à gauche : © Shutterstock / Matka Wariatka
En bas à droite : © Thinkstock / coll. iStockphoto.com

Achevé d'imprimé
Photogravure IGS, L'Isle d'Espagnac
Imprimé en Espagne par Graficas Estella, Estella
Dépôt légal : mars 2014
312073/02 – 11033978 août 2016